DICTIONNAIRE DES SOINS INFIRMIERS ET DE LA PROFESSION INFIRMIÈRE

AMIEC Recherche

3e édition
révisée, actualisée et augmentée

MASSON

Chez le même éditeur

Dictionnaire médical de poche, par J. Quevauvilliers. 2005, 528 pages.

Dictionnaire médical de l'infirmière, par J. Quevauvilliers, L. Perlemuter. 2001, 3e édition, 1120 pages.

Diplôme d'État infirmier : le travail de fin d'études, par G. Roberton, C. Cateau. 2004, 192 pages.

Fiches de soins infirmiers, par P. Hallouët, J. Eggers, E. Malaquin-Pavan. 2004, 644 pages.

Guide de thérapeutique, par G. Perlemuter, L. Perlemuter. 2003, 3e édition, 2016 pages.

Maquette intérieure : Cécile Declercq

ISBN: 2-294-01760-9

MASSON S.A.S. - 21, rue Camille-Desmoulins, 92789 Issy-les-Moulineaux Cedex 9

PLAN DU DICTIONNAIRE

D'UNE ASSOCIATION À L'AUTRE, UNE VOLONTÉ DE CONTINUITÉ

S'il fallait caractériser l'association Amiec Recherche par un mot, nous retiendrions « Écriture ».

Beaucoup d'infirmières et d'infirmiers ont eu connaissance ou ont eu l'occasion d'utiliser *Les Cahiers de l'Amiec* ; cette publication annuelle, très riche, éditée à partir de 1975 par l'Association des amis de l'École internationale d'enseignement infirmier supérieur (Amiec) avait permis la diffusion de travaux de recherche choisis, réalisés par les étudiants de l'École internationale d'enseignement infirmier supérieur (EIEIS), contribuant ainsi à une meilleure formalisation et reconnaissance des soins infirmiers.

Cette école de formation universitaire et professionnelle fut créée en 1965, à Lyon, sous l'égide de l'Organisation mondiale de la santé, des universités lyonnaises et des Hospices civils de Lyon pour former des cadres de direction des soins et de l'enseignement. Si en 1994 elle a fermé ses portes, l'association qui lui était liée a poursuivi en partie sa mission, jusqu'en 1999.

La recherche de terminologie en soins infirmiers devenue au fil des ans la seule activité de l'association Amiec, ses statuts ont été actualisés et ont donné naissance à l'association Amiec Recherche qui a pris le relais.

Cette appellation rend compte à la fois de la nouveauté recherchée mais aussi du lien et de l'héritage pour cette jeune association, d'une culture de la recherche, de la transmission, de l'engagement professionnel et de la valorisation des pratiques, des acteurs et de la profession infirmière. Ainsi se poursuit et se renouvelle le sillon tracé.

C'est donc Amiec Recherche qui a le plaisir et l'honneur de produire la troisième édition du Dictionnaire des soins infirmiers vingt ans après les premiers travaux de terminologie soutenus pendant les dix premières années par les ministères en charge de la santé.

Les membres de l'association sont aujourd'hui non seulement les gestionnaires du Dictionnaire des soins infirmiers, mais aussi les auteurs. Ayant mis au point cette troisième édition, ils vont pouvoir se consacrer désormais à la fonction d'actualisation et d'enrichissement de cette production, confiant aux Éditions Masson la charge de son impression, de sa diffusion et de sa commercialisation. Cette collaboration va permettre une plus grande connaissance, utilisation et diffusion de ce document.

Par sa fonction de formalisation du socle commun que constitue le langage professionnel, le Dictionnaire des soins infirmiers est un outil permettant, outre de mieux communiquer, de contribuer à l'émergence de la discipline des soins infirmiers et à la construction identitaire de notre profession.

Mercédès Chaboissier
Présidente Amiec Recherche

AUTEURS

PREMIÈRE ET/OU DEUXIÈME ÉDITION(S)

Françoise ARAMON, directrice des soins, coordonnatrice générale des soins. Arlette BAGILET cadre supérieur infirmier. Janine BEC, directrice institut de formation en soins infirmiers. Michèle BELLIOT, cadre de santé infirmier. Marie-Claude BODILLARD, directrice des soins. Michèle CALS, directrice établissement public de santé. Mercédes CHABOISSIER, directrice institut de formation de cadres de santé. Marie-Thérèse CHATELAIN, cadre de santé infirmier. Simone CHAZE †, cadre infirmier santé publique. Nicole CHEVALIER, directrice de soins, coordonatrice générale des soins. Mireille COLEVRAY, infirmière. Patrick CORNU, directeur des soins. Marie-Ange COUDRAY, directrice institut de formation de cadres de santé. Hélène DAUMUR, directrice institut de formation en soins infirmiers. Geneviève DÉCHANOZ, directrice du centre collaborant OMS français pour les soins infirmiers. Christine DESHAYES, infirmière enseignante. Pierre DOUSSOT, directeur institut de formation en soins infirmiers, chargé de mission à l'Institut national de formation de l'infirmier et du personnel psychiatriques. Danielle DUFRAYSSE, infirmière enseignante. Anne DUTRONC, infirmière enseignante. Annick FAVEL, directrice des soins. Marie-Jo FOURNIER, cadre supérieur de santé infirmier. Marie GALLAND-BONNET, cadre supérieur de santé. Michèle GAILLARD, cadre de santé infirmier. Françoise GALLAS, directrice-adjointe organisme de formation continue. Marielle JANUARD, cadre infirmier de santé publique. Jacqueline LADOUE-ROUDIÈRE, infirmière documentaliste. Françoise LALAQUE, infirmière enseignante. Françoise LEGRAND, conseillère technique départementale. Maryvonne LEPESQUEUX, directrice des soins, coordonatrice générale de soins. Nicole LORAUX, conseillère technique à la direction de la santé. René MAGNON, infirmier général, directeur des soins. Monique MARTIN, cadre supérieur de santé infirmier. Françoise MARTEL, directrice institut de formation des cadres de santé. Éliane MERCIER †, directrice institut de formation des cadres de santé. Josette NEVO, infirmière enseignante. Anny PARROT, directrice institut de formation en soins infirmiers. Georgette PERRIN, conseillère technique à la direction des hôpitaux. Michel PUPIER, infirmier enseignant documentaliste. Anne-Marie RABIET-CAPDEVILLE, directrice des soins. Odile RADENAC, infirmière documentaliste. Anne REINBOLD, professeur en soins infirmiers, Belgique. Micheline RIBAUT, directrice des soins. Arlette RICHARD, infirmière. Marie-Andrée RIPOCHE, infirmière enseignante en santé publique. Sibylle de ROQUEFEUIL-MATARD, directrice institut de formation en soins infirmiers. Suzanne ROUGIS cadre supérieur de santé infirmier. Aliette SALVIAT, cadre supérieur de santé infirmier. Josiane SOFFIETTI-BRUYANT, directrice institut de formation en soins infirmiers. Élisabeth STUSSI, fonctionnaire régionale pour les soins infirmiers, Bureau régional pour les soins infirmiers, Copenhague. Annie TALON, cadre de santé infirmier. Danielle VAILLAND, conseillère technique à la Direction des hôpitaux. Marie VALETTE D'OSIA, conseillère pédagogique. Marie-José VEGA, directrice des soins. Christiane YEU, cadre supérieur de santé infirmier.

Ont participé à titre d'experts :

Albert EZBAN, ancien chef de service de traduction et d'édition du Bureau régional de l'OMS pour l'Europe. Copenhague, 1re et 2e éditions. Guy JOURNET †, maître de conférences Université Lyon II. Président de l'Amiec (1983/1989), 1e édition. Robert VALLET, maître de conférences Université Lumière II 1re et 2e éditions.

AUTEURS

TROISIÈME ÉDITION

Françoise ALBA, cadre de santé infirmier. Françoise ARAMON, directrice des soins, coordinatrice générale des soins. Michel CAZAUX directeur de service de soins infirmiers pour personnes âgées. Mercédès CHABOISSIER, directrice institut de formation de cadres de santé/chargée de mission Arhif-Drassif. Marie-Christine CHASSAIGNE, cadre supérieur de santé infirmier. Nicole CHEVALIER, directrice des soins, coordonatrice générale des soins. Régine DELPLANQUE, directrice des soins. Pierre DOUSSOT, directeur institut de formation en soins infirmiers. Anne VICHARD-DUTRONC, infirmière. Marie Josèphe FOURNIER, cadre supérieur de santé infirmier. Michèle GAILLARD, cadre de santé infirmier. Maryvonne LEPESQUEUX, directrice des soins, coordonatrice générale des soins. René MAGNON, infirmier général, directeur des soins. Marion PESCHEUX, linguiste. Gisèle VEYRIER, cadre supérieur de santé formateur. Christiane YEU, cadre supérieur de santé infirmier.

INTRODUCTION

Fondée en 1984 par Danielle Vailland, infirmière générale, conseillère technique à la direction des hôpitaux, René Magnon, infirmier général, directeur technique du département d'enseignement infirmier supérieur à Lyon, Geneviève Déchanoz, infirmière générale, directrice du centre collaborant avec l'Organisation mondiale de la santé à Lyon, cette recherche de terminologie en soins infirmiers fut une première en France, comme en Europe.

Sa réalisation et sa publication n'ont été possibles, au cours de ces vingt dernières années, que grâce à l'engagement des membres de l'Association des amis de l'école internationale d'enseignement infirmier supérieur (Amiec), à l'octroi d'une subvention annuelle attribuée par la Direction des hôpitaux pendant dix ans et surtout grâce à l'implication et au travail bénévole de plus d'une cinquantaine d'experts infirmiers.

Des tentatives de ce genre pour aider les infirmières et les infirmiers à mieux comprendre leur action, à mieux la décrire, à mieux la penser avaient été réalisées à la fin du XIXe et au début du XXe siècle, à l'instar des pionniers de l'époque, le Dr Désiré Magloire Bourneville, le fondateur du modèle infirmier français et Léonie Chaptal, la cofondatrice de la profession infirmière en France. Le premier avait édité un dictionnaire médical à l'usage des infirmières, la seconde avait tenté vers 1931 de mettre en évidence leur vocabulaire propre.

LE DICTIONNAIRE DES SOINS INFIRMIERS ET DE LA PROFESSION INFIRMIÈRE

Cette édition propose aujourd'hui aux professionnels infirmiers et à tous ceux qui travaillent avec eux, une nouvelle formule dans laquelle sont inclus de nombreux termes utilisés dans la pratique quotidienne comme dans l'enseignement. Certes ce n'est encore pas la totalité du langage infirmier, mais cette édition réalisée en partenariat avec les Éditions Masson, autorisée par le ministère de la Santé et de la protection sociale (Direction de l'hospitalisation et de l'organisation des soins), comporte 724 entrées et définitions, preuve tangible de l'existence d'une discipline, les soins infirmiers.

Les premières publications de cette recherche de terminologie en soins infirmiers ont été réalisées dans des glossaires provisoires édités entre 1986 et 1993 par les *Journaux officiels*. Révisées et enrichies, elles firent l'objet par la suite de deux éditions d'un *Dictionnaire des soins infirmiers* publiées en 1995 et 2000, par l'Association des anciens et amis de l'École internationale d'enseignement infirmier supérieur (Amiec).

Au début du XXIe siècle, la publication de ce nouveau *Dictionnaire des soins infirmiers et de la profession infirmière*, totalement révisé et augmenté de nouvelles entrées et définitions, suit la mutation qui s'est produite dans le monde de la santé depuis les années 1950, mais aussi dans les deux dernières décennies. Le vocabulaire infirmier n'a fait que s'enrichir au fil des ans, de l'apparition des progrès techniques et scientifiques, de la médecine, de la demande et des besoins des usagers, des aspects juridiques et organisationnels, de la recherche et des programmes de formation successifs qui ont jalonné la vie des infirmières et infirmiers.

Suivant l'intention première des fondateurs, le groupe des auteurs actuel a recensé et retenu les mots dont l'usage est fréquent : des termes utilisés par écrit, ou oralement, ou bien attestés par un texte officiel introduisant de nouvelles organisations et techniques, notamment dans les domaines de l'hygiène hospitalière et de la qualité des soins infirmiers.

Certains d'entre eux, employés oralement et non encore suffisamment repris dans la littérature infirmière, ont été accompagnés de *corpus* oraux (des énoncés aussi naturels que possible), communiqués par des groupes de professionnels infirmiers, par exemple les termes : *infirmier(ère) de salle d'opération, acte conservatoire.* Les actes professionnels mentionnés dans l'annexe au décret n° 2004-802 du 29 juillet 2004 portant dispositions réglementaires des parties IV et V du Code de la Santé publique (exercice de la profession d'infirmier ou d'infirmière et actes professionnels) et dans le décret n° 2002-194 du 11 février 2002, ont été définis ou revus de cette manière et pour certains validés par des équipes médicales et soignantes.

Le langage recensé ici, caractérisé d'ordinaire par des noms ou des groupes nominaux, rarement par des verbes ou des adjectifs, a le plus souvent un emploi spécifique dans les soins infirmiers. Il a trait dans l'ensemble aux soins infirmiers, aux patients, aux emplois infirmiers, aux structures et organisations de soins et d'enseignement, à la recherche infirmière et à la profession infirmière en général. Mais d'autres termes couramment utilisés ne sont pas propres aux soins infirmiers. Deux cas peuvent se produire et ont conduit à deux attitudes :

- lorsqu'ils sont employés dans les soins infirmiers au sens général, la définition est celle donnée par un dictionnaire d'usage courant, exemple : *épidémiologie ; prévalence ;*

- employés avec un sens particulier, la définition s'est attachée à préciser la particularité de l'emploi dans les soins infirmiers. Exemple : *besoin, Code de Déontologie, norme, recueil de données.*

Il faut reconnaître que les auteurs ont été dans l'obligation d'entrer également des termes tels que : *maladie, morbidité, file active* non spécifiques aux soins infirmiers, mais dont la connaissance est indispensable à tout infirmier et infirmière.

Par ailleurs, en ce qui concerne les actes de soins infirmiers et techniques de soins, les entrées retenues sont conformes à l'annexe au décret n° 2004-802 du 29 juillet 2004, dispositions réglementaires des parties IV et V du Code de la Santé publique, titre 1er, Profession d'infirmier ou d'infirmière. Lorsque cela s'est avéré nécessaire, des définitions de termes médicaux ou de techniques médicales ont été proposées pour une plus grande compréhension des définitions de soins infirmiers. Par exemple : *fistule, plaie, hémodialyse, nutrition entérale.*

LES NOUVEAUTÉS DE CETTE ÉDITION

Cette édition revue, corrigée et augmentée offre dans une nouvelle présentation, en complément des définitions, des éléments destinés à guider les recherches. Sont proposés : une liste alphabétique des termes définis, une liste des abréviations, une liste des sigles utilisés et un tableau de correspondance des références des actes professionnels contenus dans les dispositions réglementaires des parties IV et V du Code de la Santé publique, chapitre II, livre III, Auxiliaires médicaux, titre 1er, Profession d'infirmier ou d'infirmière, section 1 et dans le décret n° 2002-194 du 11 février 2002 relatif aux actes professionnels et à l'exercice de la profession d'infirmier(ère). Ce tableau, publié en annexe, permet aux lecteurs de retrouver la double codification des actes, celle du décret de compétence datant de 2002 et celle du Code de la Santé publique adoptée en 2004.

Les domaines et sous-domaines ne sont plus mentionnés, de même que les équivalents en différentes langues. À l'usage, les premiers se sont révélés peu utiles, parfois redondants et les seconds sujets à discussion et difficiles à appréhender, tant la pratique des soins infirmiers peut être différente d'un pays à un autre.

CHAQUE DÉFINITION COMPORTE

- **Le mot défini et la formulation du sens :** la définition tient compte de l'attente de ceux à qui elle s'adresse, en premier lieu, les infirmières, infirmiers et aides-soignant(e)s. En ce qui concerne les emplois infirmiers à forte dominante féminine, le terme vedette comporte, lorsque cela s'impose une double entrée, au masculin et au féminin, pour ne pas être en désaccord avec la grammaire. Elles ont été aussi souvent que possible allégées.

- **Sa forme grammaticale :** la catégorie grammaticale, le genre et le nombre sont indiqués à la suite du terme (catégorie grammaticale seule et éventuellement le nombre, quand le terme présente à la fois une forme masculine et une forme féminine).

- **des notes :** elles contiennent des informations d'ordre encyclopédique. Leur hiérarchisation tient compte de l'éclairage le plus explicite par rapport à la définition, puis d'une caractéristique d'évolution récente, d'une ou des références réglementaires et en dernier lieu de la date d'apparition du terme dans la langue française si c'est le cas et/ou dans les soins infirmiers. On trouve parfois deux dates, l'une entre-crochets qui indique l'apparition de la chose ou de la pratique et l'autre qui est la date d'utilisation du terme dans la profession. Toutefois quand la date est suivie de la mention : *Robert, Dictionnaire historique,* il s'agit de l'apparition du mot dans la langue française.

Une rubrique « Voir aussi » indique au lecteur que des termes du même champ sémantique ont été définis et l'invite ainsi à enrichir sa connaissance et sa réflexion. Certains termes non encore suffisamment attestés dans le langage courant, ou remplacés par d'autres, sont mentionnés sous une simple entrée avec la mention « Voir ». Ces deux mentions n'indiquent pas qu'il s'agit d'un synonyme.

QUEL BON USAGE PEUT-ON FAIRE DU *DICTIONNAIRE DES SOINS INFIRMIERS* ?

Outre le dictionnaire médical de base que tout étudiant ou professionnel doit posséder, ce *Dictionnaire des soins infirmiers et de la profession infirmière* est un outil désormais indispensable.

Utilisé habituellement pour la recherche de la définition d'un terme, ce genre d'ouvrage ainsi conçu se prête à divers autres usages dans la pratique professionnelle et l'enseignement. Il s'avère nécessaire à tout infirmier ou infirmière qui, dans son exercice quotidien, est confronté à une réflexion, à une recherche personnelle du sens qu'il donne à son action pour lui permettre de s'acquitter au mieux de sa tâche. Il concourt à mieux collaborer avec le corps médical et les autres professionnels de la santé et à mettre en œuvre une organisation et une administration des soins efficientes.

Il s'avère tout aussi nécessaire à tout cadre de santé infirmier ou directeur(trice) des soins soucieux de conduire son activité d'animation, de conseil, de recherche et d'enseignement dans les meilleures conditions. Il sera utile également à tous ceux qui entreprennent une formation en institut de formation en soins infirmiers, en institut de formation de cadres de santé ou dans une formation supérieure, ainsi qu'à tous les professionnels partenaires de la profession infirmière.

Enfin cette nouvelle édition publiée par un éditeur spécialisé dans le domaine de la santé présente un double intérêt : elle révèle un savoir professionnel reconnu et se situe dans le courant actuel du développement des langages de spécialités.

René Magnon

LISTE DES SIGLES UTILISÉS

a

AES	Accident par exposition au sang
Afedi	Association francophone européenne du diagnostic infirmier
Afssa	Agence française de sécurité sanitaire des aliments
Afssaps	Agence française de sécurité sanitaire des produits de santé
AIS	Acte infirmier de soins
AMI	Acte médical infirmier
AMP	Aide médicopsychologique
Anaes	Agence nationale d'accréditation et d'évaluation en santé
Andem	Agence nationale pour le développement de l'évaluation médicale
Anfiide	Association nationale française des infirmières infirmiers diplômés et étudiants
Anidef	Association nationale des infirmières de l'État français
ARH	Agence régionale de l'hospitalisation
AS	Aide-soignant(e)
ASHQ	Agent de service hospitalier qualifié

b

BCG	Bacille de Calmette et Guérin
BK	Bacille de Koch
BMR	Bacille multirésistant
BO	Bulletin officiel

c

Cafamp	Certificat d'aptitude aux fonctions d'aide médicopsychologique
Cafas	Certificat d'aptitude aux fonctions d'aide-soignant(e)
Cafap	Certificat d'aptitude aux fonctions d'auxiliaire de puériculture
Cafim	Certificat d'aptitude aux fonctions d'infirmier(ère) moniteur(trice)
Cafis	Certificat d'aptitude aux fonctions d'infirmier(ère) surveillant(e)
CAT	Centre d'aide par le travail
CATTP	Centre d'accueil thérapeutique à temps partiel

CCI	Certificat cadre infirmier
CCISP	Certificat cadre infirmier de secteur psychiatrique
CCNE	Comité consultatif national d'éthique
Cclin	Comité de coordination de lutte contre les infections nosocomiales
CCPPRB	Comité consultatif de protection des personnes dans la recherche biomédicale
CDAG	Centre de dépistage anonyme et gratuit
CEE	Communauté économique européenne
CEC	Circulation extracorporelle
Ceeiec	Comité d'entente des écoles d'infirmières et des écoles de cadres
Cefiec	Comité d'entente des formations infirmières et cadres
Clin	Comité de lutte contre les infections nosocomiales
CHSCT	Comité d'hygiène de sécurité et des conditions de travail
CII	Conseil international des infirmières
CME	Commission médicale d'établissement
CMP	Centre médicopsychologique
CRF	Croix-Rouge française
CSSI	Commission du service de soins infirmiers
CSPPM	Conseil supérieur des professions paramédicales
CSTH	Comité de sécurité transfusionnelle et d'hémovigilance
CTIN	Comité technique des infections nosocomiales
CTRS	Conseiller(ère) technique régional(e) en soins
CTRSI	Conseiller(ère) technique régional(e) en soins infirmiers
Com	Contrat d'objectifs et de moyens
Cotorep	Commission technique d'orientation et de reclassement professionnel
Clud	Comité de lutte contre la douleur

d

DCS	Diplôme cadre de santé
Ddass	Direction départementale des affaires sanitaires et sociales
DGS	Direction générale de la santé
DH	Direction des hôpitaux
DHOS	Direction de l'hospitalisation et de l'offre de soins
DI	Lettre clé de démarche de soins infirmiers
DPCA	Dialyse péritonéale continue ambulatoire
DPAP	Diplôme professionnel d'auxiliaire de puériculture
DPAS	Diplôme professionnel d'aide-soignant(e)
Drass	Direction régionale des affaires sanitaires et sociales
DSA	Défibrillateur semi-automatique

DSI — Démarche de soins infirmiers
DUEIS — Diplôme universitaire d'enseignement infirmier supérieur

e

EFS — Établissement français du sang
EHPAD — Établissement d'hébergement des personnes âgées dépendantes
EMSP — Équipe mobile de soins palliatifs
ENSP — École nationale de la santé publique
ETS — Établissement de transfusion sanguine

f

FiO_2 — Fraction inspirée d'oxygène

g

GBEA — Guide de bonne exécution des analyses de biologie médicale
GHM — Groupe homogène de malades

h

Had — Hospitalisation à domicile
Has — Haute autorité de santé

i

Iade — Infirmier(ère) anesthésiste diplômé(e) d'État
Ibode — Infirmier(ère) de bloc opératoire diplômé(e) d'État
ICN — *International council of nurses*
IDE — Infirmier(ère) diplômé(e) d'État
IFCS — Institut de formation des cadres de santé
Ifsi — Institut de formation en soins infirmiers
IME — Institut médico-éducatif
IMP — Institut médicopédagogique
IMPPro — Institut médicopédagogique et professionnel
IMPro — Institut médicoprofessionnel
IN — Infection nosocomiale
IVS — Institut de veille sanitaire
IVG — Interruption volontaire de grossesse

j

JO	Journal officiel

m

Mas	Maison d'accueil spécialisée
MSTSS	Maîtrise des sciences et techniques sanitaires et sociales
Mitha	Militaire infirmier(ère) technicien (ne) des hôpitaux de l'Armée

n

Nanda	*North américan nursing diagnosis association*

o

OIT	Organisation internationale du travail
OMS	Organisation mondiale de la santé

p

Pap	Pression artérielle pulmonaire
Pep	Pression expiratoire positive
PCAP	Pression capillaire artérielle pulmonaire
PCMF	Personnels cadres militaires féminins
PCP	Pression capillaire pulmonaire
PMFSSA	Personnels militaires féminins du service de santé des armées
PMI	Protection maternelle et infantile
PMSI	Programme de médicalisation du système d'information
PRN	Programme de recherche en nursing
PVC	Pression veineuse centrale

s

Sfar	Société française d'anesthésie et de réanimation
Sics	Service infirmier de compensation et de suppléance
Siips	Soins infirmiers individualisés à la personne soignée
SMPR	Service médicopsychologique régional
Smur	Service mobile d'urgence et de réanimation

Sros	Schéma régional d'organisation sanitaire
Ssiadpa	Service de soins infirmiers à domicile pour personnes âgées

t

TAA	Tarification à l'activité

u

Ucsa	Unité de consultations et de soins ambulatoires
UCSS	Union catholique des services de santé et des services sociaux
UE	Union européenne
UFR	Unité fonctionnelle de recherche
UMD	Unité pour malades difficiles
Uncash	Union nationale des congrégations d'action sociale et hospitalière
USP	Unité de soins palliatifs

ABRÉVIATIONS ET SIGNES

adj.	adjectf.
Déb.	début.
f.	féminin.
m.	masculin.
Mil.	milieu.
n.	nom.
n. f.	nom féminin.
n. f. p.	nom féminin pluriel.
n. m.	nom masculin.
n. m. p.	nom masculin pluriel.
v.	verbe.

Voir : renvoie à un terme dont le sens est proche.

Voir aussi : renvoie à un ou des termes dont la définition apporte des compléments utiles.

[Déb. xxe siècle] : les dates mises en crochets indiquent que la chose existait mais qu'elle n'était pas forcément dénommée de la même manière.

Vers 1970 : indique que le terme est apparu dans la décennie indiquée. Ici les années 1960 à 1970.

1982 : lorsque la date est donnée aussi précisément la source est généralement indiquée dans les notes.

* : Dans les définitions, l'**astérisque** indique que le terme ainsi signalé est défini dans le dictionnaire.

Les **citations** apparaissent en italique.

LISTE ALPHABÉTIQUE DES TERMES DÉFINIS

a

b

c

d

e

l

m

n

o

p

q

r

S

V

AVERTISSEMENT

Depuis la fin du travail de recherche entrepris pour cette troisième édition de nombreux textes sont parus et n'ont pu être pris en compte exceptés :

– la loi n° 2005-370 du 22 avril 2005 relative aux droits des malades et à la fin de vie ;

– le décret n° 2004-802 du 29 juillet 2004 qui intègre dans le Code de la Santé publique les textes relatifs à la profession infirmière notamment,

– le décret n° 2002-194 du 11 février 2002 relatif aux actes professionnels et à l'exercice de la profession d'infirmier(ère).

Voir la table de correspondance des références des actes professionnels inscrits dans le décret du 11 février 2002 avec celles du Code de la Santé publique, en fin d'ouvrage p. 311 à 322.

a

ABLATION DE CATHÉTER INTRATHÉCAL n. f.

DÉFINITION
Acte de soins infirmiers*, sur prescription médicale* à condition qu'un médecin puisse intervenir à tout moment, qui consiste à retirer le cathéter placé par un médecin dans le canal rachidien.

NOTES
1. Le cathéter intrathécal est posé par un médecin dans le but de réaliser une anesthésie locorégionale ou à des fins d'analgésie.
2. Cet acte peut être accompli sur prescription médicale par un(e) infirmier(ère), depuis février 2002, à condition qu'un médecin puisse intervenir à tout moment.
3. Décret n° 2002-194 du 11 février 2002 relatif aux actes professionnels et à l'exercice de la profession d'infirmier(ère), art. 8.
4. [1980] – 2002.

➢ **VOIR AUSSI** Injection de médicaments à des fins analgésiques dans des cathéters péridurаux et intrathécaux ou placés à proximité d'un tronc ou d'un plexus nerveux, mis en place par un médecin.

ABLATION DE CATHÉTERS CENTRAUX n. f.

DÉFINITION
Acte de soins infirmiers*, sur prescription médicale* à condition qu'un médecin puisse intervenir à tout moment, qui consiste à retirer les cathéters placés par un médecin dans les gros vaisseaux.

NOTES
1. Les gros vaisseaux cathétérisés pour administrer des solutions médicamenteuses sont principalement les veines sous-clavières, jugulaires et fémorales.
2. Ce soin a été reconnu, en 1993, comme acte de soins infirmiers sur prescription médicale, à condition qu'un médecin puisse intervenir à tout moment. (décret n° 93-345 du 15 mars 1993 abrogé).
3. Décret n° 2002-194 du 11 février 2002 relatif aux actes professionnels et à l'exercice de la profession d'infirmier(ère), art. 8.
4. [Vers 1970] – 1993.

➢ **VOIR AUSSI** Surveillance de cathéters veineux centraux et de montage d'accès vasculaires implantables mis en place par un médecin.

ABLATION DE CATHÉTERS CENTRAUX ET INTRATHÉCAUX n. f.

➢ **VOIR** Ablation de cathéters centraux. Ablation de cathéter intrathécal.

ABLATION DE DISPOSITIF D'IMMOBILISATION ET DE CONTENTION n. f.

DÉFINITION
Acte de soins infirmiers*, sur prescription médicale*, consistant à enlever le dispositif

d'immobilisation ou de contention qui maintient une partie du corps, afin de permettre au patient de récupérer sa mobilité, de renouveler ou de modifier cette contention.

NOTES

1. La technique d'ablation diffère selon le dispositif utilisé qui peut être notamment un bandage, une attelle, un plâtre ou une orthèse moulée en matière synthétique.
2. Enseigné et pratiqué depuis la fin du XIXe siècle, ce soin a été reconnu en 1993, comme acte de soins infirmiers sur prescription médicale (décret n° 93-345 du 15 mars 1993 abrogé).
3. Décret n° 2002-194 du 11 février 2002 relatif aux actes professionnels et à l'exercice de la profession d'infirmier(ère), art. 6.
4. [Fin XIXe siècle] – 1993.

➢ **VOIR AUSSI** Pose de bandage de contention. Pose de dispositif d'immobilisation. Pose de système d'immobilisation après réduction. Recherche des signes de complications pouvant survenir chez un patient porteur d'un dispositif d'immobilisation ou de contention.

ABLATION DE PLÂTRE n. f.

➢ **VOIR** Ablation de dispositif d'immobilisation et de contention.

ABLATION DU MATÉRIEL DE RÉPARATION CUTANÉE n. f.

DÉFINITION

Acte de soins infirmiers*, sur prescription médicale*, qui consiste à retirer le matériel posé après incision chirurgicale ou sur une plaie d'origine traumatique.

NOTES

1. Les matériels utilisés sont principalement des fils, des agrafes, des tuiles, des bandelettes, des plaques adhésives stériles ou des mousses, selon la prescription.
2. Ce soin infirmier peut faire l'objet d'un protocole de soins.
3. Enseigné et pratiqué depuis le début du XXe siècle, ce soin a été reconnu, en 1993, comme acte de soins infirmiers sur prescription médicale (décret n° 93-345 du 15 mars 1993 abrogé).
4. Décret n° 2002-194 du 11 février 2002 relatif aux actes professionnels et à l'exercice de la profession d'infirmier(ère), art. 6.
5. [Déb. XXe siècle] – 1993.

ACCIDENT D'EXPOSITION AU SANG (AES) n. m.

DÉFINITION

Tout contact direct percutané, muqueux ou sur une peau lésée, avec du sang ou avec un autre liquide biologique contenant du sang.

NOTES

1. L'AES est une situation d'urgence, elle nécessite une prise en charge immédiate selon la procédure en vigueur dans l'établissement.
2. L'AES fait l'objet d'une déclaration d'accident de travail. La notification au service de médecine du travail permet de mettre en œuvre le suivi sérologique VIH, VHC et VHB de la personne accidentée et d'analyser les causes de l'accident afin d'éviter qu'il ne se reproduise pas.
3. La prévention des AES s'intègre dans le cadre de l'amélioration des conditions de travail du personnel. La direction de l'éta-

blissement est dans l'obligation de fournir aux personnels des mesures de protection collectives et individuelles.

La prévention des AES et risques afférents comprend :

– l'information et la formation ;
– le respect de précautions standard d'hygiène ;
– la vaccination contre l'hépatite B ;
– un système de surveillance des AES ;
– le choix rationnel des dispositifs médicaux ;
– la prise en charge rapide des AES.

4. Arrêté du 15 mars 1991 fixant la liste des établissements ou organismes publics ou privés de prévention ou de soins dans lesquels le personnel exposé doit être vacciné.

Arrêté du 23 août 1991 relatif à la liste des professions médicales et des autres professions de santé.

Décret n° 94-6352 du 4 mai 1994 relatif à la protection des travailleurs contre le risque résultant de leur exposition à des agents biologiques.

Circulaire DGS/DH/DSS n° 98/228 du 9 avril 1998 relative aux recommandations de mise en œuvre d'un traitement antirétroviral après exposition au risque de transmission du VIH.

Circulaire DGS/DH n° 98/249 du 20 avril 1998 relative à la prévention de la transmission des agents infectieux véhiculés par le sang ou les autres liquides biologiques lors des soins.

Circulaire DGS/DH n° 99-680 du 8 décembre 1999 relative aux recommandations à mettre en œuvre devant un risque de transmission du VHB et du VHC par le sang et les liquides biologiques.

Circulaire DGS/DHOS/DRT/DSS n° 2003/165 du 2 avril 2003 relative aux recommandations de mise en œuvre d'un traitement antirétroviral après exposition au risque de transmission du VIH.

5. Vers 1990.

ACCOMPAGNEMENT n. m.

DÉFINITION

Démarche de soutien thérapeutique fondée sur une relation soignant-soigné* et qui assure la continuité des soins* en liaison avec l'environnement* social, que ce soit à l'hôpital ou à l'extérieur.

NOTES

1. Cette démarche comprend l'apprentissage ou le réapprentissage des gestes quotidiens et une action de prévention et d'orientation, en concertation avec la famille, l'environnement social et/ou d'autres soignants.

2. Dans le cadre de la sectorisation psychiatrique et sous la responsabilité médicale, l'accompagnement a pour but la réinsertion familiale et sociale du patient par la restauration et le développement de son autonomie. La durée de cette action dépend de la nature du projet thérapeutique.

3. Vers 1960.

➢ **VOIR AUSSI** Aide et soutien psychologiques. Soins d'accompagnement aux personnes en fin de vie. Sectorisation psychiatrique. Soins palliatifs. Suivi.

ACCRÉDITATION n. f.

DÉFINITION

Procédure d'évaluation externe de l'ensemble du fonctionnement et des pratiques d'un établissement de santé. Conduite par l'Agence nationale d'accréditation et d'évaluation en santé* (Anaes), elle est effectuée par des professionnels indépendants.

NOTES

1. L'accréditation s'intéresse en premier lieu au parcours du patient et à la coordination des soins au sein de l'établissement de santé et du réseau de soins.

2. La démarche d'accréditation poursuit six objectifs :

– apprécier la qualité et la sécurité des soins dans les établissements de santé ;

– évaluer la capacité des établissements à améliorer de façon continue la qualité des soins ;

– impliquer les professionnels ;

– formuler des recommandations ;

– assurer une reconnaissance externe de la qualité des soins ;

– améliorer la confiance du public.

3. La procédure d'accréditation se décline en huit étapes :

– demande d'engagement de l'établissement adressée à l'Anaes avec le dossier de présentation ;

– proposition par l'Anaes d'un contrat d'engagement et envoi des documents d'analyse (référentiels du manuel d'accréditation) ;

– autoévaluation réalisée par les professionnels de l'établissement de santé, envoi des documents à l'Anaes ;

– visite de l'établissement effectuée par une équipe d'experts visiteurs qui rédigent un rapport ;

– communication du rapport des experts visiteurs à l'établissement qui peut formuler des observations ;

– examen puis validation du rapport par le collège d'accréditation, formulation du résultat avec d'éventuelles recommandations ou réserves ;

– transmission du rapport à l'Agence régionale de l'hospitalisation (ARH) et au directeur de l'établissement ;

– édition du compte rendu de la procédure consultable par le public et les établissements de santé.

4. Cette approche a débuté aux États-Unis vers les années 1980 en lien avec le système de financement des établissements. Elle s'est étendue à des pays comme le Canada, le Royaume-Uni et l'Australie. À l'origine, les réflexions ont porté sur la définition de standards de qualité des soins qui sont devenus de plus en plus nombreux, la plupart portant sur les processus et les procédures. Il y a une dizaine d'années, les standards ont évolué vers la recherche de la qualité du produit hospitalier et plus récemment sur la qualité vécue au travers de l'expérience du malade. Ces transformations ont entraîné des évolutions très sensibles des manuels d'accréditation américains et canadiens : l'approche devient moins structurelle et plus fonctionnelle, les critères sont moins centrés sur les moyens et plus sur les résultats.

5. En France, le manuel d'accréditation est structuré en trois domaines :

– le patient et sa prise en charge ;

– le management et la gestion au service du patient ;

– la qualité et la prévention des risques.

Il est décliné en référentiels, références et critères.

Chaque référentiel est construit sur un modèle identique :

a

– politique de l'établissement ;
– engagement des acteurs pour la mise en œuvre de cette politique ;
– moyens, outils, pratiques mis en œuvre ;
– évaluation des résultats par la mesure de la satisfaction aux engagements.

6. Ordonnance n° 96-346 du 24 avril 1996 portant réforme de l'hospitalisation publique et privée. Depuis janvier 2005, l'Anaes a été intégré à la Haute autorité de santé créée par la loi n° 2004-810 relative à l'assurance-maladie.

7. 1996.

➢ **VOIR AUSSI** Critère. Évaluation de la qualité des soins infirmiers. Expert visiteur. Indicateur. Indicateur de la qualité des soins infirmiers. Norme de soins infirmiers. Protocole de soins infirmiers. Qualité des soins infirmiers.

ACHARNEMENT THÉRAPEUTIQUE n. m.

DÉFINITION

Obstination de l'équipe médicale lorsque celle-ci poursuit des traitements sur des malades* manifestement condamnés, sans espoir réel d'amélioration.

NOTES

1. Le Comité consultatif national d'éthique (CCNE) dénonce l'acharnement thérapeutique qu'il qualifie d'« obstination déraisonnable » (rapport du CCNE n° 63, 27 janvier 2000).

2. Au regard de la loi n° 2005-370 du 22 avril 2005 relative aux droits des patients et à la fin de vie : « Les actes de prévention, d'investigation ou de soins ne doivent pas être poursuivis par une obstination déraisonnable, » art. 1 et 2.

3. Certaines personnes expriment leur choix dans un document écrit parfois appelé « testament de vie ».

4. Annexe à l'ordonnance n° 2000-548 du 15 juin 2000 relative à la partie législative du *Code de la Santé publique*.
Loi n° 2005-370 du 22 avril 2005 relative aux droits des malades et à la fin de vie.

5. Fin XXe siècle.

➢ **VOIR AUSSI** Consentement éclairé. Droits du patient. Euthanasie. Soins palliatifs. Soins d'accompagnement des personnes en fin de vie.

ACTE DE SOINS INFIRMIERS n. m.

DÉFINITION

Toute intervention reconnue légalement qu'un(e) infirmier(ère)* accomplit dans l'exercice de sa fonction.

NOTES

1. Depuis 1981, les actes de soins infirmiers ont été classés selon le niveau de responsabilité de l'infirmier(ère) dans les décrets successifs concernant l'exercice de la profession d'infirmier(ère).

2. Les actes de soins infirmiers remboursés par la Sécurité sociale figurent dans la nomenclature générale des actes professionnels des médecins, des chirurgiens dentistes, des sages-femmes et des auxiliaires médicaux.

3. Dans cette nomenclature, les actes de soins infirmiers sont cotés en AIS et AMI. La lettre-clé AIS (Acte infirmier de soins) instaurée au 1er mars 1992 a remplacé la lettre-clé AMI (Acte médical infirmier) pour certains soins infirmiers.

4. Décret n° 2002-194 du 11 février 2002 relatif aux actes professionnels et à l'exercice de la profession d'infirmier(ère).
5. Vers 1980.

➢ **VOIR AUSSI** AIS. AMI. *Code de Déontologie*. Décret de compétence infirmière. Démarche de soins infirmiers. Exercice de la profession d'infirmier(ère). Fonction infirmière. Rôle propre de l'infirmier(ère). Règles professionnelles. Responsabilité infirmière. Soins infirmiers.

ACTE INFIRMIER n. m.

➢ **VOIR** Acte de soins infirmiers.

ACTE INFIRMIER DE SOINS (AIS) n. m.

DÉFINITION

Sigle désignant la lettre clé utilisée pour codifier, dans la nomenclature générale des actes professionnels, les actes de soins infirmiers* relevant du rôle propre*, dispensés par un(e) infirmier(ère) exerçant à domicile dans le cadre d'une prise en charge à l'acte par l'assurance-maladie.

NOTES

1. Ces actes comprennent les séances de soins infirmiers, les séances de surveillance clinique, l'élaboration de programmes d'aide personnalisée et leur mise en œuvre ainsi que les gardes à domicile. Ils sont cotés en AIS et remboursés par les organismes de Sécurité sociale s'ils ont fait l'objet d'une démarche de soins infirmiers et d'une ordonnance.
2. La séance de soins infirmiers remboursée forfaitairement comprend :
– l'ensemble des actes relevant de la compétence des infirmiers(ères) réalisés au cours de la séance ;
– la tenue du dossier de soins infirmiers et de la fiche de liaison éventuelle.
3. La séance hebdomadaire de surveillance clinique et de prévention est remboursée forfaitairement en AIS, à raison d'une demi-heure par séance, hors la période durant laquelle est dispensée la séance de soins infirmiers et hors la mise en œuvre d'un programme d'aide personnalisée.
4. Le programme d'aide personnalisée qui vise à maintenir le patient dans son cadre de vie, pendant lequel l'infirmier(ère) l'aide à accomplir les actes quotidiens de la vie, éduque son entourage ou organise les relations avec les travailleurs sociaux, est remboursé forfaitairement en AIS, par séance d'une demi-heure. Codifiée et remboursée sous la lettre clé (DI), elle doit faire l'objet d'une prescription médicale établie sur un imprimé intitulé : « Démarche de soins infirmiers - Prescription ». Elle est prescrite pour une durée maximale de trois mois.
5. En cas d'urgence mentionnée sur l'imprimé « Démarche de soins infirmiers – Prescription », l'infirmier(ère) peut réaliser des séances de soins infirmiers ou de surveillance clinique et de prévention avant la concertation avec le médecin.
6. L'infirmier(ère) peut demander jusqu'à cinq prescriptions par an pour un patient. Ces nouvelles dispositions refondent totalement l'article 11 de la nomenclature, relatif aux soins infirmiers. Dans sa démarche de soins, l'infirmier(ère) propose un objectif global de soins à réaliser et le pro-

gramme qu'il(elle) juge nécessaire : soins infirmiers et/ou séances de surveillance clinique et/ou de prévention et/ou programmes d'aide personnalisée. Il(elle) transmet au médecin un imprimé intitulé « Démarche de soins infirmiers - Résumé » qui tient lieu d'entente préalable. Sur cet imprimé, il(elle) mentionne les diagnostics infirmiers, les objectifs de soins, les interventions infirmières et formule précisément leur nombre, leur fréquence, leur durée. Au terme d'un délai de 72 heures, l'infirmier(ère) peut considérer avoir l'accord tacite du médecin pour la première démarche de soins infirmiers.

7. Loi n° 93-8 du 4 janvier 1993 relative aux relations entre les professions de santé et l'assurance-maladie.

Décret n° 2002-194 du 11 février 2002 relatif aux actes professionnels et à l'exercice de la profession d'infirmier(ère).

Arrêté du 28 juin 2002 modifiant la nomenclature générale des actes professionnels des médecins, des chirurgiens-dentistes, des sages-femmes et des auxiliaires médicaux de l'Union des caisses de Sécurité sociale et portant approbation d'un avenant à la convention nationale des infirmiers.

Avenant n° 3 à la convention nationale destinée à organiser les rapports entre les infirmiers(ères) et les caisses d'assurance-maladie, JO du 27 février 2003.

8. 1993.

➢ **VOIR AUSSI** AMI (Acte médical infirmier). Démarche de soins infirmiers. Diagnostic infirmier. Infirmier(ère) libéral(e). Infirmier(ère) à domicile. Ordonnance. Soins d'entretien et de continuité de la vie. Soins infirmiers.

ACTE MÉDICAL INFIRMIER (AMI) n. m.

DÉFINITION

Sigle désignant la lettre-clé dans la nomenclature générale des actes professionnels, utilisé pour codifier les actes de soins infirmiers* dispensés sur prescription médicale*, par un(e) infirmier(ère) exerçant à domicile, en vue de leur remboursement.

NOTES

1. Arrêté du 27 mars 1972 relatif à la nomenclature générale des actes professionnels des médecins, des chirurgiens-dentistes, des sages-femmes, des auxiliaires médicaux de l'Union des caisses de Sécurité sociale.

Arrêté du 29 juillet 1992 portant approbation de la convention nationale des infirmiers.

Loi n° 93-8 du 4 janvier 1993 relative aux relations entre les professions de santé et l'assurance-maladie.

Décret n° 2002-194 du 11 février 2002 relatif aux actes professionnels et à l'exercice de la profession d'infirmier(ère).

Arrêté du 28 juin 2002 modifiant la nomenclature générale des actes professionnels des médecins, des chirurgiens-dentistes, des sages-femmes et des auxiliaires médicaux de l'Union des caisses de Sécurité sociale et portant approbation d'un avenant à la convention nationale des infirmiers(ères).

Avenant n° 3 à la convention nationale destinée à organiser les rapports entre les infirmiers(ères) et les caisses d'assurance-maladie. JO du 27 février 2003.

2. 1947.

➢ **VOIR AUSSI** AIS (Acte infirmier de soins). Auxiliaire médical. Infirmier(ère) libérale. Infirmier(ère) à domicile. Ordonnance.

ACTES CONSERVATOIRES n. m. pl.

DÉFINITION
Ensemble d'actes de soins qu'un(e) infirmier(ère)* accomplit en situation d'urgence jusqu'à l'intervention d'un médecin en vue de maintenir les fonctions vitales.

NOTES
1. Cette notion fait l'objet de l'article 29 du décret n° 93-221 du 16 février 1993 relatif aux règles professionnelles des infirmiers et infirmières et de l'article 13 du décret n° 2002-194 du 11 février 2002 relatif aux actes professionnels et à l'exercice de la profession d'infirmier(ère).
2. Ces actes ont été reconnus comme actes de soins infirmiers en 1981, (décret n° 81-539 du 12 mai 1981 et dans les décrets successifs en 1984 et 1993 relatifs aux actes professionnels et à l'exercice de la profession d'infirmier(ère), abrogés).
3. Décret n° 2002-194 du 11 février 2002 relatif aux actes professionnels et à l'exercice de la profession d'infirmier(ère), art. 13.
4. 1981.

➢ **VOIR AUSSI** Décision infirmière. Maintien de la liberté des voies aériennes supérieures. Surveillance des fonctions vitales et maintien de ces fonctions par des moyens non invasifs et n'impliquant pas le recours à des médicaments.

ACTION COMMUNAUTAIRE n. f.

DÉFINITION
Ensemble d'interventions qui, avec le concours des professionnels sanitaires et sociaux, permet à une population déterminée et à ses représentants d'identifier et de répondre à leurs besoins de santé*.

NOTE
1. Vers 1970.

➢ **VOIR AUSSI** Démarche en santé communautaire.

ACTION CONCERTÉE n. f.

DÉFINITION
Mode de collaboration par lequel différents professionnels de la santé* et acteurs socio-économiques planifient et réalisent ensemble un projet de soins et/ou un programme de santé*.

NOTES
1. Ce concept a été d'abord utilisé en France par les travailleurs sociaux dans les années soixante ; il a été introduit dans le langage professionnel infirmier par l'enseignement de santé publique dispensé à l'École internationale d'enseignement infirmier supérieur par Marie-Françoise Collière (*Cahier AMIEC, Santé et milieu de vie*, n° 4, 1978).
2. Vers 1970.

➢ **VOIR AUSSI** Équipe de secteur. Équipe pluridisciplinaire. Équipe soignante. Projet de soins individualisé.

ACTION ÉDUCATIVE n. f.

➢ **VOIR** Soins éducatifs.

ACTIONS MISES EN ŒUVRE EN VUE DE FAIRE FACE À DES SITUATIONS D'URGENCE VITALE n. f. pl.

➢ **VOIR** Actes conservatoires.

ACTIVITÉ INFIRMIÈRE n. f.

➢ **VOIR** Prestation de soins infirmiers.

ACTIVITÉS À VISÉE SOCIOTHÉRAPEUTIQUE INDIVIDUELLE OU DE GROUPE n. f. pl.

DÉFINITION

Ensemble d'actes de soins infirmiers*, relevant du rôle propre*, inscrit dans un projet de soins individualisé*. Ces activités ont une fonction de médiation dans la relation avec le patient* et elles visent à modifier son état psychique en mobilisant ses capacités d'investissement physique, intellectuel et affectif. Elles se déroulent le plus souvent en groupe.

NOTES

1. À partir de 1950, elles se développent avec l'évolution des moyens d'action en santé mentale et des thérapies relationnelles.

2. Elles ont été reconnues comme acte de soins infirmiers relevant du rôle propre en 1993, sous le terme « d'activité thérapeutique » (décret n° 93-345 du 15 mars 1993 relatif aux actes professionnels et à l'exercice de la profession d'infirmier, abrogé).

3. Décret n° 2002-194 du 11 février 2002 relatif aux actes professionnels et à l'exercice de la profession d'infirmier(ère), art. 5.

4. Vers 1960.

➢ **VOIR AUSSI** Activités occupationnelles. Entretien individuel à visée psychothérapique. Utilisation au sein d'une équipe pluridisciplinaire de techniques de médiation à visée thérapeutique ou psychothérapique.

ACTIVITÉS DE SECTEUR n. f. pl.

DÉFINITION

Ensemble d'interventions coordonnées d'une équipe de secteur* qui, dans le cadre de la politique de santé mentale et dans une zone géodémographique définie, contribue à la prévention des troubles mentaux, au traitement et à la prise en charge des patients*, notamment par des actions d'éducation, d'information et de conseil.

NOTES

1. Le plus souvent, cette expression est employée improprement pour ne désigner que les activités extra-hospitalières.

2. Sur le modèle des dispensaires antivénériens et antituberculeux, un réseau de dispensaires d'hygiène mentale a été préconisé par la circulaire ministérielle du 13 octobre 1937. La deuxième guerre interrompt quelques expériences constituant les premières activités de secteur. En 1960, la nouvelle politique de lutte contre les maladies mentales met en place un programme d'organisation et d'équipement ; elle préconise la division de chaque département en secteurs et sous-secteurs. À l'intérieur de chacun d'eux, une même équipe médico-sociale assure la continuité des soins, avec ou sans hospitalisation, par le moyen d'un réseau comprenant dispensaires, hôpitaux de jour, foyers de post-cure, ateliers protégés. Les activités soignantes ne se limitent plus à l'hôpital et les soins hospitaliers ne sont plus qu'un élément des activités de secteur.

3. 1960.

➢ **VOIR AUSSI** Action concertée. Équipe pluridisciplinaire. Équipe soignante. Secteur psychiatrique. Sectorisation psychiatrique.

ACTIVITÉS OCCUPATIONNELLES n. f. pl.

DÉFINITION

Ensemble d'actions offert au patient* dans le cadre de sa prise en charge pour préserver ses capacités de vie. Les activités occupationnelles comprennent des travaux artisanaux, des activités de la vie quotidienne, des activités de loisirs ou culturelles.

NOTES

1. Vers la fin du XVIIIe siècle, Pinel se rend à Saragosse où il rencontre le père Murillo qui propose aux malades mentaux des occupations (travaux agricoles), comme mode de traitement.

Au cours de la première moitié du XIXe siècle, dès lors que la personne atteinte de troubles mentaux n'est plus considérée comme incurable et qu'elle est placée dans une institution destinée à la soigner et à l'enfermer pour sa protection et celle d'autrui, des occupations lui sont offertes. Au XIXe et au début du XXe siècle, elles sont constituées par des travaux agricoles, puis à partir du milieu du XXe siècle, avec les progrès des thérapeutiques, elles comprennent aussi des activités ménagères et d'entretien, des promenades, des jeux de société, du sport, des activités récréatives.

2. À partir de 1970, ces activités se sont développées également dans d'autres champs de la pratique infirmière, notamment auprès des personnes âgées et des enfants.

3. [XIXe siècle] – 1951.

➢ **VOIR AUSSI** Activités à visée sociothérapeutique individuelle ou de groupe.

ADMINISTRATION DE L'ALIMENTATION PAR SONDE GASTRIQUE n. f.

DÉFINITION

Acte de soins infirmiers*, relevant du rôle propre*, qui consiste à apporter au patient sa ration alimentaire, au moyen d'une sonde nasogastrique ou d'une sonde de gastrostomie, permettant d'introduire dans l'estomac des produits nutritifs, afin de maintenir ou de rétablir un état nutritionnel satisfaisant.

NOTES

1. Ce mode d'alimentation est indiqué notamment en cas d'obstacle au niveau des voies digestives supérieures, de troubles de la déglutition ou de refus alimentaire. La pose d'une sonde nasogastrique fait l'objet d'une prescription médicale.

2. Les aliments liquides ou semi-liquides sont introduits dans la sonde à l'aide d'une seringue, d'une nutripompe ou d'un goutte-à-goutte.

3. Enseigné et pratiqué depuis le début du XXe siècle, ce soin a évolué avec les nouvelles connaissances et techniques médicales. Il est reconnu comme acte de soins infirmiers relevant du rôle propre infirmier depuis 1984 (décret n° 84-689 du 17 juillet 1984 repris en 1993, abrogés).

4. Décret n° 2002-194 du 11 février 2002 relatif aux actes professionnels et à l'exercice de la profession d'infirmier(ère), art. 5.
5. [Déb. XXe siècle] – 1984.

➢ **VOIR AUSSI** Changement de sonde d'alimentation gastrique. Nutrition entérale. Pose d'une sonde gastrique en vue de tubage, d'aspiration, de lavage ou d'alimentation gastrique. Soins et surveillance des patients en assistance nutritive entérale. Surveillance de l'hygiène et de l'équilibre alimentaire.

ADMINISTRATION DE L'ALIMENTATION PAR SONDE GASTRIQUE ET CHANGEMENT DE SONDE D'ALIMENTATION GASTRIQUE n.

➢ **VOIR** Administration de l'alimentation par sonde gastrique. Changement de sonde d'alimentation gastrique.

ADMINISTRATION DES MÉDICAMENTS n. f.

DÉFINITION

Acte de soins infirmiers*, sur prescription médicale*, qui consiste à dispenser au patient* le traitement médicamenteux prescrit.

NOTES

1. L'administration des médicaments est soumise à une réglementation précise qui stipule notamment que la prescription doit être qualitative et quantitative, écrite, horodatée et signée par le médecin et que les dates de péremption des médicaments doivent être contrôlées.
2. Les voies d'administration sont internes (orale, sublinguale, rectale, intradermique, sous cutanée, intramusculaire, intraveineuse, intra-artérielle, intracavitaire, intrathécale, péridurale) ou externes (cutanée, oculaire, auriculaire, génito-urinaire).
3. L'infirmier(ère) est habilité(e) à demander au prescripteur un complément d'information chaque fois qu'il(elle) le juge utile (décret n° 93-221 du 16 février 1993 relatif aux règles professionnelles, art. 29).
4. Depuis la fin du XVIIIe siècle, ce soin a fait l'objet de l'instruction et de la pratique des soignants. Il a été reconnu en 1981 comme acte de soins infirmiers sur prescription médicale (décret n° 81-539 du 12 mai 1981 et dans les décrets successifs de 1984 et 1993, abrogés).
5. Décret n° 93-221 du 16 février 1993 relatif aux règles professionnelles.
Décret n° 2002-194 du 11 février 2002 relatif aux actes professionnels et à l'exercice de la profession d'infirmier(ère), art. 6. Décret n° 2003-462 du 21 mai 2003 relatif à certaines dispositions réglementaires des parties I, II et III du *Code de la Santé publique*.
6. [XVIIIe siècle] – 1981.

➢ **VOIR AUSSI** Aide à la prise des médicaments présentés sous forme non injectable. Vérification de la prise des médicaments présentés sous forme non injectable, surveillance de leurs effets et éducation du patient.

ADMINISTRATION DES SOINS INFIRMIERS n. f.

DÉFINITION

Action de gérer et/ou de dispenser des soins infirmiers*.

NOTE
Vers 1970.

➢ **VOIR AUSSI** Gestion du service infirmier. Gestionnaire des soins infirmiers. Prestation de soins infirmiers.

ADMINISTRATION EN AÉROSOLS DE PRODUITS MÉDICAMENTEUX n. f.

DÉFINITION
Acte de soins infirmiers*, sur prescription médicale*, consistant à faire inhaler à une personne qui présente ou risque de présenter une altération des voies aériennes, une solution médicamenteuse sous forme de pulvérisation, à l'aide d'un nébuliseur. Ce procédé utilise des particules solides ou liquides suffisamment petites pour se maintenir en suspension dans l'air grâce à l'action de l'air comprimé ou de l'oxygène.

NOTES
1. Le microbrouillard ainsi obtenu a pour but notamment de :
– fluidifier les sécrétions ;
– provoquer une bronchodilatation ;
– traiter des pathologies inflammatoires et infectieuses.
2. Le développement technologique permet d'utiliser des nébuliseurs ultrasoniques et des aérosols doseurs.
3. Enseigné et pratiqué depuis la fin du XIXe siècle, ce soin a été reconnu comme acte de soins infirmiers relevant des actes de soins infirmiers sur prescription médicale en 1981 (décret n° 81-539 du 12 mai 1981 et repris dans les décrets successifs en 1984 et 1993, abrogés).
4. Décret n° 2002-194 du 11 février 2002 relatif aux actes professionnels et à l'exercice de la profession d'infirmier(ère), art. 6.
5. [Fin XIXe siècle] – 1981.

➢ **VOIR AUSSI** Administration en aérosols de produits non médicamenteux. Pulvérisation de produits médicamenteux.

ADMINISTRATION EN AÉROSOLS DE PRODUITS NON MÉDICAMENTEUX n. f.

DÉFINITION
Acte de soins infirmiers*, relevant du rôle propre*, consistant à faire inhaler à une personne qui risque de présenter ou qui présente une altération des voies aériennes, une solution non médicamenteuse sous forme de pulvérisation, à l'aide d'un nébuliseur.

NOTES
1. Ce procédé utilise des particules solides ou liquides suffisamment petites pour se maintenir en suspension dans l'air grâce à l'action de l'air comprimé ou de l'oxygène. Le microbrouillard ainsi obtenu a pour but :
– d'humidifier l'air ;
– de fluidifier les sécrétions ;
– de réaliser une détersion.
2. Enseigné et pratiqué depuis le début du XXe siècle, ce soin a été reconnu comme acte de soins infirmiers relevant du rôle propre infirmier en 1981 (décret n° 81-539 du 12 mai 1981 et repris dans les décrets successifs en 1984 et 1993, abrogés).
3. Décret n° 2002-194 du 11 février 2002 relatif aux actes professionnels et à l'exercice de la profession d'infirmier(ère), art. 5.
4. [Déb. XXe siècle] – 1981.

➢ **VOIR AUSSI** Administration en aérosols de produits médicamenteux. Pulvérisation de produits médicamenteux.

ADMINISTRATION EN AÉROSOLS ET PULVÉRISATIONS DE PRODUITS MÉDICAMENTEUX n. f.

➢ **VOIR** Administration en aérosols de produits médicamenteux. Pulvérisation de produits médicamenteux.

AGENCE NATIONALE D'ACCRÉDITATION ET D'ÉVALUATION EN SANTÉ (ANAES) n. f.

DÉFINITION

Établissement public administratif de l'État, créé pour contribuer à l'amélioration de la qualité et de la sécurité des soins dans le secteur hospitalier public ou privé et en médecine de ville.

NOTES

1. Il a pour missions :
– l'accréditation des établissements de santé et des réseaux de soins ;
– l'évaluation des pratiques professionnelles et des connaissances en matière de stratégies diagnostiques et thérapeutiques ;
– la publication de recommandations pour la pratique clinique.

2. L'Anaes est composée de trois instances :
– un conseil d'administration ;
– un conseil scientifique ;
– un collège d'accréditation.

3. L'Anaes est une structure d'expertise, d'échanges et de partages d'expériences avec les professionnels de santé.

4. Michèle Barzach, ministre des Affaires sociales, de la santé et de la protection sociale, met en place la première instance officielle : le Comité d'évaluation médicale en 1987 qui devient en 1989 l'Agence nationale pour le développement de l'évaluation médicale (Andem), préconisée par le rapport de J. Armogathe. L'Anaes, créée en 1996, en est l'héritière et a été intégrée à la Haute autorité de santé, en 2004, créée par la loi n° 2004-810 relative à l'assurance-maladie.

5. Ordonnance n° 96-346 du 24 avril 1996 portant réforme de l'hospitalisation publique et privée.
Décret n° 97-311 du 7 avril 1997 relatif à l'organisation et au fonctionnement de l'agence nationale d'accréditation et d'évaluation en santé.

6. 1996.

➢ **VOIR AUSSI** Accréditation. Évaluation de la qualité des soins infirmiers. Expert visiteur. Qualité des soins infirmiers.

AGENT DE SERVICE HOSPITALIER (ASH) n. m.

DÉFINITION

Personne chargée des travaux matériels d'entretien et d'hygiène des locaux dans les services hospitaliers. Elle ne participe pas aux soins*.

NOTES

1. Depuis la fin du XIXe siècle et jusque vers la moitié du XXe siècle, cette fonction était assurée par des personnes dénom-

mées servantes, femmes de salle, femmes de service, filles de salle. Le qualificatif d'agent de service hospitalier leur a été accordé par le décret n° 70-1186 du 17 décembre 1970, art. 5, complété par la circulaire du 11 juin 1971. Le statut des agents de service hospitalier a été modifié par le décret n° 89-241 du 18 avril 1989, puis par celui du 14 mai 1991, n° 91-436, relatif à la création des grades d'agent de service hospitalier qualifié de 2e et 1re catégories.
Dans la fonction publique hospitalière, ce grade a été remplacé en 1996 par celui d'agent de service hospitalier qualifié pour tous les agents en fonction avant le 1er août 1990.
2. [Mil. XIXe siècle] – 1970.

➢ **VOIR AUSSI** Agent de service hospitalier qualifié.

2. Le décret n° 91-436 du 14 mai 1991 précise la fonction et crée les grades d'agent de service hospitalier qualifié de 2e et 1e catégories en vue de valoriser et d'améliorer la carrière des agents de service hospitalier de la fonction publique hospitalière placés en catégorie C.
Décret n° 2000-844 du 31 août 2000 modifiant le décret n° 89-241 du 18 avril 1989 modifié, portant statuts particuliers des aides-soignant(e)s et des agents des services hospitaliers de la fonction publique hospitalière.
Décret n° 2004-118 du 6 février 2004 relatif au recrutement sans concours dans certains corps de fonctionnaires de catégorie C de la fonction publique hospitalière.
3. 1991.

➢ **VOIR AUSSI** Agent de service hospitalier.

AGENT DE SERVICE HOSPITALIER QUALIFIÉ (ASHQ) n. m.

DÉFINITION
Personne chargée de l'entretien et de l'hygiène des locaux de soins et qui participe aux tâches permettant d'améliorer le confort des malades*. Elle ne participe pas aux soins directs* des personnes hospitalisées ou hébergées.

NOTES
1. Ce grade a été obtenu après une formation qualifiante de 60 heures jusqu'en 1996, pour les agents de service hospitalier qui étaient en fonction avant le 1er août 1990. Depuis, l'accès à ce grade se fait par concours ou par examen professionnel.

AIDE À LA PRISE DES MÉDICAMENTS PRÉSENTÉS SOUS FORME NON INJECTABLE n. f.

DÉFINITION
Acte de soins infirmiers*, relevant du rôle propre*, destiné à suppléer l'incapacité temporaire ou durable d'une personne à appliquer elle-même le traitement non injectable prescrit par le médecin.

NOTES
1. L'administration des médicaments présentés sous forme non injectable s'effectue par voie orale, transmuqueuse (buccale, rectale, vaginale, aérienne supérieure, oculaire...), cutanée, percutanée et transdermique.

2. Jusqu'au décret du 11 février 2002, cet acte n'était pas explicitement nommé dans les textes relatifs aux actes professionnels et à l'exercice de la profession d'infirmier(ère). L'administration du médicament était reconnue acte infirmier sur prescription médicale, mais en pratique, les médicaments présentés sous forme non injectable étaient souvent distribués par des personnels non infirmiers, en particulier dans les établissements sociaux, médico-sociaux et à domicile.
3. En 1999, le Conseil d'État a été saisi pour avis, dans l'attente d'une refonte du décret du 15 mars 1993. Il a estimé que la prise du médicament était *« un acte de la vie courante lorsque la prise du médicament est laissée par le médecin prescripteur à l'initiative d'une personne malade capable de l'accomplir seule et lorsque le mode de prise, compte tenu de la nature du médicament, ne présente pas de difficultés particulières ni ne nécessite un apprentissage »*, de ce fait, *« la distribution de médicaments dûment prescrits à des personnes empêchées temporairement ou durablement d'accomplir ce geste, peut être dans ce cas assurée, non seulement par l'infirmier, mais par toute personne chargée de l'aide aux actes de la vie courante, suffisamment informée des doses prescrites aux patients concernés et du moment de leur prise »*.
4. Le libellé de la prescription médicale doit permettre, selon qu'il est fait ou non référence à la nécessité de l'intervention d'auxiliaires médicaux, de distinguer s'il s'agit ou non d'acte de la vie courante.
5. L'avis du Conseil d'État a probablement généré l'introduction du terme « aide à la prise des médicaments présentés sous forme non injectable » dans la liste des actes relevant du rôle propre infirmier. Cet acte peut être assuré avec la collaboration d'aides-soignant(e)s, d'auxiliaires de puériculture et d'aides médicopsychologiques.
6. Circulaire DGS/DAS du 4 juin 1999 relative à la distribution des médicaments.
Décret n° 2002-194 du 11 février 2002 relatif aux actes professionnels et à l'exercice de la profession d'infirmier(ère), art. 5.
7. [Fin XVIIIe siècle] – 1993.

➢ **VOIR AUSSI** Administration des médicaments. Auxiliaire médical. Vérification de la prise des médicaments présentés sous forme non injectable, surveillance de leurs effets et éducation du patient.

AIDE À LA PRISE DES MÉDICAMENTS PRÉSENTÉS SOUS FORME NON INJECTABLE, VÉRIFICATION DE LEUR PRISE, SURVEILLANCE DE LEURS EFFETS ET ÉDUCATION DU PATIENT n. f.

➢ **VOIR** Aide à la prise des médicaments présentés sous forme non injectable. Vérification de la prise des médicaments présentés sous forme non injectable, surveillance de leurs effets et éducation du patient.

AIDE ET SOUTIEN PSYCHOLOGIQUES n.

☑ DÉFINITION

Actes de soins infirmiers* de nature relationnelle, relevant du rôle propre*, qui ont pour but d'aider une personne ou un groupe de personnes à surmonter des difficultés physiques et/ou mentales lors d'un état de crise, à l'occasion d'une pathologie, d'un handicap ou d'un traumatisme.

NOTES

1. Enseignés et pratiqués depuis les années soixante, ces actes ont été reconnus comme actes de soins infirmiers relevant du rôle propre infirmier en 1981 (décret n° 81-539 du 12 mai 1981 et repris dans les décrets successifs en 1984 et 1993, abrogés).

2. Décret n° 2002-194 du 11 février 2002 relatif aux actes professionnels et à l'exercice de la profession d'infirmier(ère), art. 5.

3. 1981.

➢ **VOIR AUSSI** Accompagnement. Entretien d'accueil privilégiant l'écoute de la personne avec orientation si nécessaire. Entretien individuel à visée thérapeutique et psychothérapique. Relation d'aide. Relation soignant-soigné. Suivi. Utilisation au sein d'une équipe pluridisciplinaire de techniques de médiation à visée thérapeutique ou psychothérapique.

AIDE MÉDICOPSYCHOLOGIQUE (AMP) n.

DÉFINITION

Personne qui participe à l'accompagnement* des personnes handicapées* et/ou âgées dépendantes au sein d'une équipe pluriprofessionnelle, sous la responsabilité d'un travailleur social ou d'un(e) infirmier(ère)* et dans les limites de la qualification reconnue du fait de sa formation.

NOTES

1. Cette fonction peut s'exercer en établissement ou en service à domicile, à caractère sanitaire, social ou médico-social.

2. La formation d'aide médicopsychologique s'effectue en cours d'emploi, sur deux années, comporte au minimum 350 heures d'enseignement théorique et un mois de stage et conduit au Certificat d'aptitude aux fonctions d'aide médicopsychologique (Cafamp).

3. Le diplôme d'aide maternelle à l'enfance inadaptée créé par le docteur François Tosquelles, devenu en 1962 le diplôme d'aide médicopédagogique, a précédé le certificat d'aptitude aux fonctions d'aide médicopsychologique institué en 1972.

4. L'aide médicopsychologique est placé(e) dans une catégorie de personnel définie par la convention collective ou le statut en vigueur dans le secteur où il exerce, notamment :

– la convention collective 1966 dite « de l'enfance inadaptée » le place dans l'annexe du personnel éducatif, pédagogique et social ;

– la convention collective 1951 (établissements sanitaires et sociaux à but non lucratif) le place dans celle des soignants.

Dans la fonction publique hospitalière depuis 1989, l'aide médicopsychologique figure dans le corps des aides-soignant(e)s au même titre que les auxiliaires de puériculture.

5. Arrêté du 4 septembre 1972 instituant un certificat d'aptitude aux fonctions d'aide médicopsychologique.

Arrêté du 30 avril 1992 instituant un certificat d'aptitude aux fonctions d'aide médicopsychologique.

Décret n° 94-246 du 25 mars 1994 modifiant le décret n° 89-241 du 18 avril 1989 modifié portant statuts particuliers des aides-soignant(e)s et des agents des services hospitaliers de la fonction publique hospitalière et portant statut particulier des agents des services hospitaliers qualifiés de la fonction publique hospitalière.

Décret n° 2002-194 du 11 février 2002, relatif aux actes professionnels et à l'exercice de la profession d'infirmier(ère), art. 4.

Circulaire DGAS/DGEFP n° 2002-99 du 19 février 2002 relative au développement de l'emploi dans le secteur de l'aide à domicile.

6. 1972.

➢ **VOIR AUSSI** Aide-soignant. Auxiliaire de puériculture. Auxiliaire de vie sociale diplômé(e) d'État. Travailleurs sanitaires et sociaux.

AIDE-SOIGNANT(E) (AS) n.

DÉFINITION

Personne qui, sous la responsabilité et le contrôle de l'infirmier(ère), collabore à la réalisation de certains soins relevant du rôle propre infirmier*, dans la limite des compétences que lui confère sa formation.

NOTES

1. L'exercice de cette fonction peut se faire en secteur hospitalier public ou privé ou dans les services de soins infirmiers à domicile pour personnes âgées (décret n° 81-448 du 8 mai 1981).

2. Dans la fonction publique hospitalière, le corps des aides-soignant(e)s comprend les aides-soignant(e)s, les auxiliaires de puériculture et les aides médicopsychologiques. Le grade d'aide-soignant(e) comprend trois classes : la classe normale, la classe supérieure, la classe exceptionnelle.

3. Le Certificat d'aptitude aux fonctions d'aide-soignant(e) (Cafas) créé par l'arrêté du 23 janvier 1956 a été remplacé en 1996 par le Diplôme professionnel d'aide-soignant(e) (DPAS).

4. La création de ce grade a été favorisée par l'arrêté du 3 février 1949 qui avait pour but de reclasser toutes les personnes ne pouvant prétendre à une reconnaissance officielle en tant qu'infirmier(ère) diplômé(e) d'État, ou autorisé(e) par le diplôme obtenu, et celles qui n'en possédaient pas, appelées « infirmiers(ères) auxiliaires ». En 1950, la Fédération hospitalière de France a présenté un projet de sélection et de formation qui a été approuvé par le Conseil supérieur des infirmières en 1953. Le premier programme de formation a été publié le 24 mai 1957. Les programmes suivants du 7 juillet 1971, du 2 février 1982 et du 22 juillet 1994 ont été adoptés en fonction des évolutions de la formation et de la fonction des infirmiers(ères). Outre cette mise à niveau, le programme de 1982, conformément au décret n° 81-448 du 8 mai 1981, a élargi le champ d'activité des aides-soignant(e)s aux soins infirmiers à domicile pour personnes âgées.

5. Décret n° 89-241 du 18 avril 1989 portant statuts particuliers des aides-soignant(e)s et des agents des services hospitaliers de la fonction publique hospitalière.

Décret n° 94-626 du 22 juillet 1994 relatif à la formation des aides-soignant(e)s et des auxiliaires de puériculture et modifiant le décret n° 47-1544 du 13 août 1947

modifié, instituant un diplôme d'État de puéricultrice.
Arrêté du 22 juillet 1994 relatif au certificat d'aptitude aux fonctions d'aide-soignant(e) et au certificat d'aptitude aux fonctions d'auxiliaire de puériculture.
Décret n° 96-729 du 12 août 1996 modifiant le décret n° 94-626 du 22 juillet 1994 relatif à la formation des aides-soignant(e)s et des auxiliaires de puériculture et modifiant le décret n° 47-1544 du 13 août 1947 modifié, instituant un diplôme d'État de puéricultrice.
Circulaire DGS/PS3/DH/FH1 n° 96-31 du 19 janvier 1996 relative au rôle et aux missions des aides-soignant(e)s et des auxiliaires de puériculture dans les établissements hospitaliers.
Circulaire DGS/PS3 n° 98-556 du 1er septembre 1998 relative à l'attestation d'aptitude aux fonctions d'aide-soignant(e) et à l'attestation d'aptitude aux fonctions d'auxiliaire de puériculture.
Arrêté du 5 janvier 2004 modifiant l'arrêté du 22 juillet 1994 relatif au certificat d'aptitude aux fonctions d'aide-soignant(e) et au certificat d'aptitude aux fonctions d'auxiliaire de puériculture.
6. [Vers 1950] – 1953.

➢ **VOIR AUSSI** Auxiliaire de puériculture. Aide médicopsychologique. Auxiliaire de vie sociale diplômé(e) d'État. Élève aide-soignant(e).

ALIÉNÉ(E) n.

DÉFINITION

Terme qui désignait une personne atteinte de troubles mentaux nécessitant son internement dans un asile d'aliénés*.

NOTES

1. Ce terme désignait le malade mental dans la loi du 30 juin 1838 relative aux établissements d'aliénés, aux placements faits dans les établissements d'aliénés et aux dépenses du service des aliénés. Sous l'influence de Philippe Pinel, il a remplacé le terme d'insensé à la fin du XVIIIe siècle.
2. [Fin XVIIIe siècle] – 1838.

➢ **VOIR AUSSI** Folie. Malade mental. Santé mentale.

ALTERNATIVES À L'HOSPITALISATION n. f. pl.

DÉFINITION

Toutes mesures et/ou structures qui permettent au patient de recevoir les soins* dont il a besoin, hors hospitalisation complète.

NOTES

1. Les alternatives à l'hospitalisation sont notamment les soins ambulatoires, les soins à domicile, l'hospitalisation à domicile, les hôpitaux de jour, de nuit, les appartements thérapeutiques.
2. Elles se sont développées à partir des années 1970, en réponse à une forte demande sociale en faveur d'un scénario de rupture avec une politique de santé « hospitalocentriste », grâce à l'évolution des techniques médicales, chirurgicales et de soins, et pour pallier l'inflation des dépenses de santé.
3. Loi n° 91-748 du 31 juillet 1991 portant réforme hospitalière.
Décrets n° 92-1100, 92-1101 et 92-1102 du 2 octobre 1992 relatifs aux structures de soins alternatives à l'hospitalisation et

à leurs conditions techniques de fonctionnement.
Décret n° 99-444 du 31 mai 1999 relatif aux conditions de création de place d'anesthésie et de chirurgie ambulatoires et modifiant le *Code de la Santé publique*.
Ordonnance n° 2003-850 du 4 septembre 2003 portant simplification de l'organisation et du fonctionnement du système de santé ainsi que des procédures de création d'établissements ou de services sociaux ou médico-sociaux, soumis à autorisation.
4. Vers 1980.

➢ **VOIR AUSSI** Appartement thérapeutique. Famille d'accueil. Hôpital de jour. Hôpital de nuit. Hospitalisation à domicile. Maintien à domicile pour personnes âgées. Placement familial. Sectorisation psychiatrique. Service de soins à domicile. Service de soins infirmiers à domicile pour personnes âgées. Soins ambulatoires.

ANALYSE DE SITUATION n. f.

DÉFINITION
Examen des informations recueillies en vue d'interpréter et de comprendre un contexte, d'identifier le ou les problèmes éventuels et de poser un diagnostic.

NOTES
1. L'analyse de situation est l'une des étapes de la démarche de soins infirmiers.
2. Vers 1970.

➢ **VOIR AUSSI** Anamnèse infirmière. Démarche de soins infirmiers. Diagnostic infirmier. Entretien d'accueil privilégiant l'écoute avec orientation si nécessaire.

ANAMNÈSE INFIRMIÈRE n. f.

DÉFINITION
Recueil d'informations effectué par l'infirmier(ère)* auprès de la personne soignée* et/ou de son entourage sur son histoire, ses habitudes de vie* et ses problèmes de santé, pour déterminer ses besoins de santé* et notamment ceux en soins infirmiers*.

NOTES
1. Ce terme apparaît dans la littérature professionnelle vers 1970 dans l'enseignement du plan de soins infirmiers avec le programme de formation des infirmières de 1972 ; il est cependant peu utilisé en France. L'usage lui a préféré l'expression recueil de données.
2. Vers 1970.

➢ **VOIR AUSSI** Analyse de situation. Besoins de soins infirmiers Démarche de soins infirmiers. Diagnostic infirmier. Entretien d'accueil privilégiant l'écoute avec orientation si nécessaire. Plan de soins infirmiers. Recueil de données.

ANIMATEUR(TRICE) n.

DÉFINITION
Toute personne qui, dans la conduite d'un groupe, donne une impulsion et favorise la participation de ses membres à la réalisation des objectifs fixés.

NOTES
1. L'activité d'animation peut concerner un groupe de patients, de professionnels ou d'étudiants.
2. Vers 1970.

APPAREILLAGE, IRRIGATION ET SURVEILLANCE D'UNE FISTULE n.

DÉFINITION

Ensemble d'actes de soins infirmiers*, sur prescription médicale*, qui consiste à mettre en place un dispositif adéquat de recueil sur l'orifice fistuleux, à injecter dans cet orifice un liquide additionné ou non d'un médicament et à observer les effets produits.

NOTES

1. La surveillance porte sur la qualité et la quantité des écoulements, sur l'état cutané du pourtour de la fistule, sur le fonctionnement de l'appareillage et sur les réactions du patient au soin.

2. L'appareillage doit être adapté au diamètre exact de l'orifice fistuleux. Il est occlusif et étanche, choisi en fonction de la qualité des excréta.

3. Ces soins ont été reconnus, en 1981, comme actes de soins infirmiers sur prescription médicale, (décret n° 81-539 du 12 mai 1981 et repris dans les décrets successifs en 1984 et 1993, abrogés).

4. Décret n° 2002-194 du 11 février 2002 relatif aux actes professionnels et à l'exercice de la profession d'infirmier(ère), art. 6.

5. [Déb. XXe siècle] – 1981.

➢ **VOIR AUSSI** Fistule. Réalisation et surveillance de pansements spécifiques. Renouvellement du matériel de pansements médicamenteux. Réalisation et renouvellement de pansements non médicamenteux. Surveillance et ablation des systèmes de drainage. Tamponnement.

APPAREILLAGE, IRRIGATION ET SURVEILLANCE D'UNE PLAIE n.

DÉFINITION

Ensemble d'actes de soins infirmiers*, sur prescription médicale*, qui consiste à mettre en place un dispositif adéquat permettant de laver une plaie* contuse ou anfractueuse, éventuellement infectée et à observer les effets produits.

NOTES

1. La surveillance porte sur l'évolution de la plaie, sur l'aspect des écoulements, sur le fonctionnement du dispositif d'irrigation et sur les réactions du patient au soin.

2. Le traitement des plaies par la méthode d'irrigation continue ou discontinue par perfusion ou par injections pluriquotidiennes, est inventé par le docteur Alexis Carrel au cours de la guerre de 1914-1918. Il est aidé dans ses applications pratiques par son épouse Anne, infirmière.

3. Enseignés et pratiqués depuis le début du XXe siècle, ces soins ont été reconnus, en 1981, comme acte de soins infirmiers sur prescription médicale (décret n° 81-539 du 12 mai 1981 et repris dans les décrets successifs de 1984 et 1993, abrogés).

4. Décret n° 2002-194 du 11 février 2002 relatif aux actes professionnels et à l'exercice de la profession d'infirmier(ère), art. 6.

5. [1914] – 1981.

➢ **VOIR AUSSI** Réalisation et surveillance d'un bandage. Réalisation et surveillance de pansements spécifiques. Renouvellement du matériel de pansements médicamenteux. Renouvellement des pansements non médicamenteux. Surveillance et ablation des systèmes de drainage. Tamponnement.

APPAREILLAGE, IRRIGATION ET SURVEILLANCE D'UNE PLAIE, D'UNE FISTULE OU D'UNE STOMIE n.

➢ **VOIR** Appareillage, irrigation et surveillance d'une fistule. Appareillage, irrigation et surveillance d'une plaie. Appareillage, irrigation et surveillance d'une stomie.

APPAREILLAGE, IRRIGATION ET SURVEILLANCE D'UNE STOMIE n.

☑ DÉFINITION

Ensemble d'actes de soins infirmiers*, sur prescription médicale*, qui consiste à adapter à l'orifice de la stomie* un dispositif permettant le recueil des excreta, à procéder au lavage de l'abouchement, à injecter dans l'orifice un liquide additionné ou non d'un médicament et à observer les effets produits.

NOTES

1. La surveillance consiste en une observation méthodique par l'infirmier(ère) du dispositif et de l'état cutané autour de la stomie. Elle porte sur les excreta, leur couleur, leur quantité et sur l'apparition de complications immédiates ou tardives liées à l'acte chirurgical ou à une mauvaise hygiène.

2. L'appareillage doit être non traumatique et spécifique du type de stomie ; il doit en outre s'adapter à la morphologie et au choix de la personne. Ce système de recueil est étanche, il peut être obturé ou vidangeable.

3. Ces soins ont été reconnus, en 1993, comme actes de soins infirmiers sur prescription médicale (décret n° 93-345 du 15 mars 1993, abrogé).

4. Décret n° 2002-194 du 11 février 2002 relatif aux actes professionnels et à l'exercice de la profession d'infirmier(ère), art. 6.

5. [Vers 1960] – 1993.

➢ **VOIR AUSSI** Infirmier(ère) stomathérapeute. Réalisation et surveillance de pansements spécifiques. Renouvellement du matériel de pansements médicamenteux. Renouvellement des pansements non médicamenteux.

APPARTEMENT ASSOCIATIF n. m.

☑ DÉFINITION

Structure d'hébergement gérée par une association régie par la loi de 1901, dont l'objectif est la réinsertion* sociale. Elle est louée à une ou plusieurs personnes qui sont dans une phase transitoire à la suite d'une hospitalisation et qui bénéficient d'un suivi sociothérapeutique.

NOTES

1. À la différence de l'appartement thérapeutique, il est considéré comme le véritable domicile des patients qui en sont locataires ; les prestations de soins sont alors assimilables à des interventions à domicile.

2. Historiquement, l'appartement associatif a été créé dans le champ de la psychiatrie.
3. Arrêté du 24 novembre 1986 portant modification de l'arrêté du 3 novembre 1980 relatif aux nomenclatures applicables aux établissements sanitaires et sociaux (catégories et statut juridique).
4. Vers 1970.

➢ **VOIR AUSSI** Alternatives à l'hospitalisation. Appartement thérapeutique.

APPARTEMENT THÉRAPEUTIQUE n. m.

DÉFINITION

Unité de soins extra-hospitalière* destinée à la réinsertion* sociale des patients*. Elle exige une présence importante, sinon continue du personnel soignant. L'appartement thérapeutique est caractérisé par la durée limitée du séjour, son insertion dans la ville, son adaptation aux besoins des patients.

NOTES

1. Dans le cadre de la sectorisation psychiatrique, le recours à cette structure, qui remplace l'hospitalisation, constitue une étape du projet thérapeutique individualisé.
2. Des appartements thérapeutiques apparaissent dans d'autres secteurs de la santé.
3. Arrêté du 14 mars 1986 relatif aux équipements et services de lutte contre les maladies mentales, comportant ou non des possibilités d'hébergement, art. 2.
4. Vers 1970.

➢ **VOIR AUSSI** Alternatives à l'hospitalisation. Appartement associatif. Projet thérapeutique.

APPLICATION D'UN GARROT PNEUMATIQUE D'USAGE CHIRURGICAL n. f.

DÉFINITION

Acte de soins infirmiers*, sur prescription médicale* à condition qu'un médecin puisse intervenir à tout moment, qui consiste à poser sur un membre une bande élastique dans le but d'interrompre, pour un temps limité, la circulation veineuse et/ou artérielle en fonction de la pression exercée.

NOTES

1. Le garrot est utilisé en orthopédie comme moyen d'hémostase pour faciliter l'acte chirurgical. En anesthésie, il permet de réaliser une anesthésie locale intraveineuse.
2. La peau doit être protégée par l'emploi d'un jersey ou par tout autre moyen permettant d'éviter des lésions cutanées.
3. Le garrot pneumatique décrit en 1718 sous le terme de tourniquet était plus connu au XIXe siècle et au début du XXe siècle sous celui de bande d'Esmarch et de Niçaise.
4. Cette technique de soins est devenue, en 1984, un acte de soins infirmiers à réaliser sur prescription médicale, à condition qu'un médecin puisse intervenir à tout moment (décret n° 84-689 du 17 juillet 1984 et repris dans le décret de 1993, abrogés).
5. Décret n° 2002-194 du 11 février 2002 relatif aux actes professionnels et à l'exercice de la profession d'infirmier(ère), art. 8.

6. [1718]-1814 – *Le Robert, Dictionnaire historique de la langue française*, Paris, 1992.

APPRÉCIATION DE LA PRESSION ARTÉRIELLE n. f.

DÉFINITION
Acte de soins infirmiers* relevant du rôle propre* qui consiste à mesurer la pression du sang sur la paroi des artères. Une courbe de la pression artérielle est tracée par l'infirmier(ère)*, sur la feuille de surveillance.

NOTES
1. La pression artérielle, couramment appelée tension artérielle, se mesure en centimètres ou en millimètres de mercure, au moyen d'un appareil mécanique ou électronique, le tensiomètre. Elle s'apprécie chez le sujet debout et/ou couché. La donnée maximale correspond à la pression systolique, la donnée minimale à la pression diastolique.
2. La norme varie en fonction de la taille et du poids de l'individu. Il peut y avoir hypotension ou hypertension.
3. Enseigné et pratiqué depuis la moitié du XXe siècle, ce soin a été reconnu comme acte de soins infirmiers relevant du rôle propre infirmier en 1981 (décret n° 81-539 du 12 mai 1981 et repris dans les décrets successifs de 1984 et 1993, abrogés).
4. Décret n° 2002-194 du 11 février 2002 relatif aux actes professionnels et à l'exercice de la profession d'infirmier(ère), art. 5.
5. [1859]-1981 – *Le Robert, Dictionnaire historique de la langue française*, Paris, 1992.

➢ **VOIR AUSSI** Constante. Paramètre.

APPRÉCIATION DES PRINCIPAUX PARAMÈTRES SERVANT À LA SURVEILLANCE DE L'ÉTAT DE SANTÉ DE LA PERSONNE n. f.

➢ **VOIR** Appréciation de la pression artérielle. Appréciation des réflexes de défense cutanée. Appréciation des réflexes pupillaires. Appréciation du pouls. Mesure de la respiration. Mesure du volume de la diurèse. Observation des manifestations de l'état de conscience. Prise de température. Surveillance des mensurations. Surveillance du poids.

APPRÉCIATION DES PULSATIONS n. f.

DÉFINITION
Acte de soins infirmiers* relevant du rôle propre* qui consiste à compter le nombre de pulsations artérielles par minute et à apprécier le rythme, l'amplitude, le caractère des battements cardiaques. Une courbe de pulsations est tracée par l'infirmier(ère)* sur la feuille de surveillance.

NOTES
1. Le pouls s'apprécie en plaçant la pulpe des doigts sur un trajet artériel ou à l'aide d'un appareil électronique.
2. Chez l'adulte, la norme se situe aux alentours de 80 pulsations par minute au repos. Il peut y avoir des troubles de la fréquence (tachycardie, bradycardie) ou du rythme (arythmie).
3. Depuis les premières instructions au XVIIIe siècle pour les personnes qui soignaient et gardaient les malades, ce soin a

fait l'objet de nombreux développements dans la pratique et l'enseignement infirmiers. Il a été reconnu comme acte de soins infirmiers relevant du rôle propre infirmier en 1981, (décret n° 81-539 du 12 mai 1981 et repris dans les décrets successifs de 1984 et 1993, abrogés).

4. Décret n° 2002-194 du 11 février 2002 relatif aux actes professionnels et à l'exercice de la profession d'infirmier(ère), art. 5.

5. [XVIIIe siècle] – 1981.

APPRÉCIATION DES RÉFLEXES DE DÉFENSE CUTANÉE n. f.

DÉFINITION

Acte de soins infirmiers* relevant du rôle propre* qui consiste à évaluer la réaction d'une zone musculaire à la stimulation. Les observations* sont notées par l'infirmier(ère)* sur une feuille de surveillance.

NOTES

1. Selon la zone explorée, l'appréciation s'effectue par le toucher ou à l'aide d'un objet médiateur (aiguille, marteau à réflexes, diapason...).

2. Enseigné et pratiqué depuis le début du XXe siècle, ce soin a été reconnu comme acte de soins infirmiers relevant du rôle propre infirmier en 1984 (décret n° 84-689 du 17 juillet 1984 et repris dans celui de 1993, abrogés).

3. Décret n° 2002-194 du 11 février 2002 relatif aux actes professionnels et à l'exercice de la profession d'infirmier(ère), art. 5.

4. [Déb. XXe siècle] – 1984.

➢ **VOIR AUSSI** Observation des manifestations de l'état de conscience.

APPRÉCIATION DES RÉFLEXES PUPILLAIRES n. f.

DÉFINITION

Acte de soins infirmiers* relevant du rôle propre* qui consiste à évaluer la capacité de réaction des pupilles à la lumière. Les observations* sont notées par l'infirmier(ère)* sur la feuille de surveillance.

NOTES

1. L'examen est systématiquement bilatéral ; il se fait par observation, en présence ou non d'une source lumineuse.

2. La norme est la réaction par contraction de la pupille à la lumière. Il peut y avoir des troubles permanents : dilatation (mydriase), contraction (myosis) ou une asymétrie pupillaire.

3. Enseigné et pratiqué depuis le début du XXe siècle, ce soin a été reconnu comme acte de soins infirmiers relevant du rôle propre infirmier en 1984 (décret n° 84-689 du 17 juillet 1984 et repris dans celui de 1993, abrogés).

4. Décret n° 2002-194 du 11 février 2002 relatif aux actes professionnels et à l'exercice de la profession d'infirmier(ère), art. 5.

5. [Déb. XXe siècle] – 1984.

➢ **VOIR AUSSI** Observation de l'état de conscience.

APPRÉCIATION DU POULS n. f.

➢ **VOIR** Appréciation des pulsations.

APPRÉCIATION DU RYTHME RESPIRATOIRE n. f.

DÉFINITION

Acte de soins infirmiers* relevant du rôle propre* qui consiste à mesurer la fréquence respiratoire et à apprécier la qualité de la ventilation, son rythme et son amplitude. Une courbe de respiration est tracée par l'infirmier(ère)* sur la feuille de surveillance.

NOTES

1. La respiration se mesure aux mouvements de la cage thoracique et de l'abdomen et s'apprécie par l'observation du faciès et de la coloration des téguments. La mesure peut se faire également par des appareils électroniques.

2. Normalement la respiration est souple, régulière et ample ; elle se fait par le nez lentement et profondément. Chez l'adulte, elle est comprise entre 15 et 20 mouvements par minute. Il peut y avoir des troubles de la fréquence (polypnée, bradypnée), du rythme (apnée) ou une gêne respiratoire (dyspnée).

3. Enseigné et pratiqué depuis la fin du XIXe siècle, ce soin a été reconnu comme acte de soins infirmiers relevant du rôle propre infirmier en 1981 (décret n° 81-539 du 12 mai 1981 et repris dans les décrets successifs de 1984 et 1993, abrogés).

4. Décret n° 2002-194 du 11 février 2002 relatif aux actes professionnels et à l'exercice de la profession d'infirmier(ère), art. 5.

5. [Fin XIXe siècle] – 1981.

➢ **VOIR AUSSI** Constante. Maintien de la liberté des voies aériennes supérieures. Paramètre.

APPRÉCIATION DU VOLUME DE LA DIURÈSE n. f.

DÉFINITION

Acte de soins infirmiers* relevant du rôle propre* qui consiste à évaluer le volume des urines émises dans un laps de temps donné et en apprécier la qualité. Une courbe de la diurèse est tracée par l'infirmier(ère)* sur la feuille de surveillance.

NOTES

1. Les urines sont mesurées à l'aide d'un contenant gradué ; lors de cette mesure on observe leur aspect, leur couleur et leur odeur.

2. La quantité d'urines émise en 24 heures varie en fonction du volume de liquide absorbé. Chez l'adulte elle est normalement de 1 litre à 1,5 litre. Les principaux troubles observés peuvent être notamment une polyurie, une oligurie, une anurie.

3. Enseigné et pratiqué depuis la fin du XIXe siècle, ce soin a été reconnu comme acte de soins infirmiers relevant du rôle propre infirmier en 1981 (décret n° 81-539 du 12 mai 1981 et repris dans les décrets successifs en 1984 et 1993, abrogés).

4. Décret n° 2002-194 du 11 février 2002 relatif aux actes professionnels et à l'exercice de la profession d'infirmier(ère), art. 5.

5. [Fin XIXe siècle] – 1981.

➢ **VOIR AUSSI** Paramètre. Pose d'une sonde vésicale en vue de prélèvement d'urine, d'instillation ou d'irrigation de la vessie. Soins et surveillance de l'élimination urinaire.

APPRENTISSAGE PROFESSIONNEL n. m.

DÉFINITION

Processus qui permet d'acquérir les connaissances et les comportements préparant à l'exercice d'une profession. Il suppose une mise en situation professionnelle* et s'élabore en interaction entre l'enseigné, l'enseignant et le milieu ou l'environnement*.

NOTE

XIXe siècle. *Le Robert, Dictionnaire historique de la langue française*, Paris, 1992.

➢ **VOIR AUSSI** Expérience d'apprentissage. Formation de base. Formation infirmière. Guidance. Institut de formation des cadres de santé. Institut de formation en soins infirmiers. Stage. Tuteur.

APPROCHE EN SANTÉ COMMUNAUTAIRE n. f.

➢ **VOIR** Démarche en santé communautaire.

APPROCHE EN SANTÉ PUBLIQUE n. f.

➢ **VOIR** Démarche en santé publique.

APPROCHE GLOBALE DE LA PERSONNE SOIGNÉE n. f.

DÉFINITION

Démarche visant à appréhender sous ses divers aspects la situation d'une personne, en vue de lui dispenser des soins* qui répondent à ses besoins de santé*.

NOTES

1. Ce terme tend à remplacer celui de soins globaux. L'expression « approche holistique » est également employée.
2. Vers 1980.

➢ **VOIR AUSSI** Démarche de soins infirmiers. Personne soignée.

ART INFIRMIER n. m.

DÉFINITION

Maîtrise de la pratique des soins infirmiers*, fondée sur un ensemble de connaissances, de capacités et de moyens, où l'intuition et la créativité de l'infirmier(ère)* ont leur place.

NOTES

1. C'est au début du XXe siècle que « la manière de gouverner et/ou d'assister les malades et de donner des soins » a été définie comme un art (Lebeaud, *Art de soigner les malades ou manuel des mères, des gardes-malades, des dames de charité ou des curés de campagne*, Paris, A. Eymery, 1825).
2. [1825] – Vers 1980.

➢ **VOIR AUSSI** Autonomie de l'infirmier(ère). Diagnostic infirmier. Rôle propre infirmier. Savoir infirmier. Science infirmière. Soins infirmiers.

ASILE D'ALIÉNÉS n. m.

DÉFINITION

Établissement départemental d'hospitalisation créé par la loi du 30 juin 1838 qui recevait, pour les enfermer et pour les soigner*, les personnes atteintes de troubles mentaux, dangereuses pour elles-mêmes et pour autrui.

NOTES

1. Avec l'évolution de la prise en charge thérapeutique des malades mentaux, ce terme a été remplacé en 1937 par celui d'hôpital psychiatrique départemental, puis par celui de centre hospitalier spécialisé à partir de la réforme hospitalière du 31 décembre 1970. Vers 1960, certains de ces établissements

ont pris la dénomination de centre psychothérapique. La loi portant réforme hospitalière du 30 juillet 1991 intègre les centres hospitaliers spécialisés dans la catégorie des établissements publics de santé.
2. [XVIIIe siècle] – 1838.

➢ **VOIR AUSSI** Aliéné. Folie. Malade mental. Santé mentale.

ASPIRATION DES SÉCRÉTIONS D'UN PATIENT QU'IL SOIT OU NON INTUBÉ OU TRACHÉOTOMISÉ n. f.

DÉFINITION
Acte de soins infirmiers* relevant du rôle propre* qui consiste à assurer la liberté des voies aériennes d'un patient* éventuellement intubé ou trachéotomisé, au moyen d'une sonde raccordée à un dispositif collecteur à dépression. Cette technique a pour but d'évacuer ou de recueillir les sécrétions séromuqueuses ou tout corps obstruant le tractus broncho-alvéolaire.

NOTES
1. Enseigné et pratiqué depuis la moitié du XXe siècle, ce soin a été reconnu comme acte de soins infirmiers relevant du rôle propre infirmier en 1981 (décret n° 81-539 du 12 mai 1981 et repris dans les décrets successifs de 1984 et 1993, abrogés).
2. Décret n° 2002-194 du 11 février 2002 relatif aux actes professionnels et à l'exercice de la profession d'infirmier(ère), art. 5.
3. [Fin XIXe siècle] – 1981.

➢ **VOIR AUSSI** Acte conservatoire. Intubation trachéale. Maintien de la liberté des voies aériennes supérieures. Soins et surveillance d'un patient intubé ou trachéotomisé. Trachéotomie.

ASPIRATION GASTRIQUE n. f.

DÉFINITION
Technique de soins visant à libérer l'estomac de son contenu, à l'aide d'une sonde gastrique reliée à un système aspiratif collecteur par gravité ou à dépression contrôlée par un manomètre.

NOTE
[Fin XIXe siècle] – 1981.

➢ **VOIR AUSSI** Pose d'une sonde gastrique en vue de tubage, d'aspiration, de lavage d'estomac ou d'alimentation gastrique.

ATELIER PROTÉGÉ n. m.

DÉFINITION
Unité de production, agréée par le ministère du Travail, permettant à des travailleurs handicapés, sur décision de la Commission technique d'orientation et de reclassement professionnel (Cotorep), d'exercer une activité professionnelle salariée adaptée à leurs possibilités, dans un but de réinsertion* socioprofessionnelle.

NOTES
1. Cette structure publique ou privée, considérée comme une entreprise ordinaire, doit assurer par elle-même son équilibre financier.
2. Loi d'orientation n° 75-534 du 30 juin 1975 en faveur des personnes handicapées. Décret du 17 janvier 1978.
3. 1957 – Loi n° 57-1223 du 23 novembre 1957 sur le reclassement des travailleurs handicapés, dite Loi Denis Cordonnier.

➢ **VOIR AUSSI** Atelier thérapeutique. Centre d'aide par le travail (CAT). Personne handicapée. Réinsertion.

ATELIER THÉRAPEUTIQUE n. m.

DÉFINITION
Structure intermédiaire* entre l'unité de soins et le monde du travail qui a pour objectif la réintégration sociale du patient, son ré-entraînement professionnel et la reprise d'une vie autonome.

NOTES
1. L'atelier propose des activités professionnelles éventuellement rémunérées, artisanales ou industrielles. L'encadrement est essentiellement assuré, en collaboration avec les thérapeutes, par des moniteurs professionnels ou des soignants formés aux techniques pratiquées.
2. Le terme apparaît dès 1959 au centre de santé mentale du XIIIe arrondissement de Paris.
3. Arrêté du 14 mars 1986 relatif aux équipements et services de lutte contre les maladies mentales, comportant ou non des possibilités d'hébergement.
4. Vers 1960.

➢ **VOIR AUSSI** Accompagnement. Atelier protégé. Centre d'aide par le travail (CAT). Malade mental. Personne handicapée. Réinsertion. Re-socialisation.

AUTONOMIE n. f.

DÉFINITION
Faculté que possèdent les personnes et les institutions de disposer d'elles-mêmes en fonction de règles et de principes librement définis par elles, compte tenu des contraintes imposées par la vie sociale.

NOTE
1. Mil. XIXe siècle – *Le Robert, Dictionnaire historique de la langue française*, Paris, 1992.

➢ **VOIR AUSSI** Dépendance. Indépendance.

AUTONOMIE DE L'INFIRMIER(ÈRE) n. f.

DÉFINITION
Faculté de l'infirmier(ère)* à prendre des initiatives et des décisions dans le cadre de la compétence spécifique reconnue par le diplôme requis et les textes officiels régissant la profession.

NOTES
1. Cette notion a été introduite dans la loi n° 78-615 du 31 mai 1978 relative à la profession d'infirmier ou d'infirmière, notamment par la reconnaissance du rôle propre de l'infirmier(ère).
2. Dans ce cadre, l'infirmier(ère) est responsable juridiquement et professionnellement de ses actes.
3. Jusqu'en 1978, la loi de 1946 définissant la profession d'infirmière limitait l'exercice infirmier aux soins prescrits ou conseillés par un médecin. Les attributions multiples et variées des infirmiers(ères) telles que pratiquées rendaient frappante la discordance entre la réalité de l'exercice professionnel et la définition légale reprise dans le *Code de la Santé publique*, réduisant cet exercice « aux soins prescrits et conseillés

par un médecin ». Ce décalage ressenti par la profession est à l'origine de la proposition de loi qui a abouti au texte du 31 mai 1978 et aux décrets d'application et qui confère aux infirmiers(ères) français(es) cette autonomie pour une partie de leur activité. (J.M. Cayla, *La profession infirmière*, Paris, Sirey, 1986).

4. Loi n° 78-615 du 31 mai 1978 relative à la profession d'infirmier ou d'infirmière.

Loi n° 80-527 du 12 juillet 1980 modifiant certaines dispositions du *Code de la Santé publique*, relative à l'exercice de la profession d'infirmier(ère) et de certaines autres professions d'auxiliaires médicaux.

Décret n° 93-221 du 16 février 1993 relatif aux règles professionnelles des infirmiers et infirmières, art. 14.

Décret n° 2002-194 du 11 février 2002 relatif aux actes professionnels et à l'exercice de la profession d'infirmier(ère).

5. 1978.

➢ **VOIR AUSSI** Art infirmier. Autonomie. Décret de compétence infirmière. Diagnostic infirmier. Exercice de la profession d'infirmier(ère). Règles professionnelles. Rôle propre de l'infirmier(ère). Soins infirmiers.

AUTONOMIE DE LA PERSONNE SOIGNÉE n. f.

DÉFINITION

Faculté que possède chaque personne d'assumer une responsabilité personnelle à l'égard de sa santé*.

NOTE

1. Vers 1970.

➢ **VOIR AUSSI** Autosoins. Consentement libre et éclairé.

AUTOSOIN n. m.

DÉFINITION

Action ou ensemble d'actions qu'une personne décide et accomplit pour elle-même en vue de maintenir, protéger, restaurer et promouvoir sa santé*.

NOTES

1. Dans le cadre d'une action éducative pour favoriser l'autonomie du patient, l'infirmier(ère) participe à l'enseignement des autosoins.

2. J.M. Cayla, en 1986, écrivait « aucune loi n'interdit en France aux citoyens de se soigner eux-mêmes et de soigner les membres de leur famille » (*La profession infirmière*, Paris, Sirey 1986). Plus récemment, l'évolution de la société et la politique de santé publique incitent chaque citoyen à agir en tant qu'acteur de sa santé.

3. Vers 1970.

➢ **VOIR AUSSI** Autonomie. Autonomie de la personne soignée. Soins de santé primaires. Soins éducatifs.

AUXILIAIRE DE PUÉRICULTURE n. f.

DÉFINITION

Personne qui, sous la responsabilité et le contrôle de la puéricultrice ou de l'infirmier(ère), collabore à la réalisation de certains soins, relevant du rôle propre infirmier*, aux enfants sains ou malades, dans la limite des compétences que lui confère sa formation.

NOTES

1. L'exercice de cette fonction peut se faire en secteur hospitalier (services de pédiatrie, néonatologie, maternité...) ou extra-hospitalier (crèches, services de protection maternelle et infantile...), publics ou privés.

2. La fonction et la formation font l'objet du décret n° 94-625 du 24 juillet 1994 relatif à la formation des aides-soignant(e)s et auxiliaires de puériculture et modifiant le décret n° 47-1544 du 13 août 1947 modifié, instituant un diplôme d'État de puéricultrice et créant le certificat d'aptitude aux fonctions d'auxiliaire de puériculture, art. 8.

3. En 1996, l'appellation certificat d'aptitude aux fonctions d'auxiliaire de puériculture est remplacée par diplôme professionnel d'auxiliaire de puériculture.

4. Dans la fonction publique hospitalière, ces agents ont le même statut que les aides-soignant(e)s, décret n° 94-626 du 22 juillet 1994.

5. Décret n° 96-729 du 12 août 1996 modifiant le décret n° 94-626 du 22 juillet 1994 relatif au certificat d'aptitude aux fonctions d'aide-soignant(e) et au certificat d'aptitude aux fonctions d'auxiliaire de puériculture.

Arrêté du 5 janvier 2004 modifiant l'arrêté du 22 juillet 1994 modifié relatif au diplôme professionnel d'aide-soignant(e) et d'auxiliaire de puériculture.

➢ **VOIR AUSSI** Aide médicopsychologique. Aide-soignant(e). Auxiliaire de vie sociale diplômé(e) d'État

AUXILIAIRE DE VIE SOCIALE DIPLÔMÉ(E) D'ÉTAT n.

☑ DÉFINITION

Professionnel du secteur social qui « intervient auprès des familles, des enfants, des personnes âgées, des personnes malades et des personnes handicapées, pour une aide dans la vie quotidienne, le maintien à domicile, la préservation, la restauration et la stimulation de l'autonomie des personnes, leur insertion sociale et la lutte contre les exclusions ».

NOTES

1. Le diplôme d'État d'auxiliaire de vie sociale constitue le premier niveau de qualification (niveau 5) de la filière préparant aux métiers de l'aide à domicile.

2. Ce diplôme se substitue au Certificat d'aptitude aux fonctions d'aide à domicile (Cafad) institué par l'arrêté du 30 novembre 1988. Les personnes possédant le Cafad sont titulaires de droit du diplôme d'État d'auxiliaire de vie sociale.

3. Le diplôme peut être obtenu par validation des acquis de l'expérience. Les demandes sont instruites par la Direction régionale des affaires sanitaires et sociales (Drass).

4. Décret n° 2002-410 du 26 mars 2002 portant création du diplôme d'État d'auxiliaire de vie sociale.

Arrêté du 26 mars 2002 relatif au diplôme d'État d'auxiliaire de vie sociale.

Circulaire DGAS/ATTS/4A n° 2002-441 du 5 août 2002 relative au diplôme d'État d'auxiliaire de vie sociale.

Circulaire DGAS/ATTS/4A n° 2003-46 du 30 janvier 2003 relative à la mise en œuvre de

la validation des acquis de l'expérience pour le diplôme d'État d'auxiliaire de vie sociale.
5. [1988] – 2002.

➢ **VOIR AUSSI** Aide-soignant(e). Auxiliaire de puériculture. Garde-malade. Infirmier(ère) à domicile. Maintien à domicile pour personnes âgées.

AUXILIAIRE MÉDICAL(E) n.

DÉFINITION

Professionnel de santé* qui contribue à l'application et à la surveillance des soins* prescrits ou conseillés par un médecin.

NOTES

1. Les conditions de compétence et d'exercice de chacune de ces professions sont réglementées par le *Code de la Santé publique* et par une législation propre à chacune d'elles. L'infirmier(ère) n'est plus exclusivement un(e) auxiliaire médical(e) depuis la reconnaissance de son rôle propre dans les textes officiels.
2. Le décret du 5 octobre 1953 (livre IV du *Code de la Santé publique*) reconnut comme auxiliaires médicaux les professionnels suivants : infirmier, masseur kinésithérapeute, pédicure, orthophoniste, orthoptiste, opticien-lunetier et audioprothésiste. En 2004, sont reconnus également comme auxiliaires médicaux, Livre III du *Code de la Santé publique*, les professionnels suivants : diététicien, ergothérapeute, pédicure-podologue, psychomotricien et technicien de laboratoire.
3. L'usage de ce terme tend à être remplacé par celui de personnel paramédical ou de professionnel de santé non médical.
4. Fin XIXe siècle.

➢ **VOIR AUSSI** Profession infirmière. Profession de santé. Profession paramédicale.

BAIN D'OREILLE n. m.

DÉFINITION

Acte de soins infirmiers*, sur prescription médicale*, qui consiste à introduire un liquide, médicamenteux ou non, dans le conduit auditif aux fins de le laver, de ramollir et d'évacuer un bouchon de cérumen.

NOTES

1. Pour éviter les vertiges, le liquide est tiédi puis introduit dans l'oreille à l'aide d'une seringue, d'une poire ou d'un appareil spécifique.

2. Enseigné et pratiqué depuis le début du XXe siècle, ce soin a été reconnu, en 1993, comme acte de soins infirmiers sur prescription médicale (décret n° 93-345 du 15 mars 1993, abrogé).

3. Décret n° 2002-194 du 11 février 2002 relatif aux actes professionnels et à l'exercice de la profession d'infirmier(ère), art. 6.

4. [Déb. XXe siècle] – 1993.

➢ **VOIR AUSSI** Instillation médicamenteuse auriculaire.

BAIN D'OREILLE ET INSTILLATION MÉDICAMENTEUSE n.

➢ **VOIR** Bain d'oreille. Instillation médicamenteuse auriculaire.

BAIN MÉDICAMENTEUX n. m.

DÉFINITION

Acte de soins infirmiers*, sur prescription médicale*, qui consiste à immerger le corps ou une partie du corps d'un patient* dans une solution médicamenteuse pure ou diluée, stérile ou non, pendant une durée et à une température déterminées.

NOTES

1. Depuis le XVIIIe siècle, ce soin fait partie de l'instruction des personnes qui soignent les malades ; il a été reconnu, en 1984, comme acte de soins infirmiers sur prescription médicale (décret n° 84-689 du 17 juillet 1984 et dans celui de 1993, abrogés).

2. Ce soin n'est pas repris dans le décret de 2002 relatif aux actes professionnels et à l'exercice de la profession d'infirmier(ère).

3. [XVIIIe siècle] – 1984.

BÉNÉFICIAIRE n.

➢ **VOIR** Personne soignée.

BESOIN n. m.

DÉFINITION

Nécessité physique, psychologique, sociale ou spirituelle, propre à une personne ou à un groupe, exprimée ou non.

NOTES

1. Cette notion apparaît dans la profession avec la mise en place du programme de formation des infirmiers(ères) en 1972 sous l'influence, entre autres, des publications d'A. Maslow et de Virginia Henderson à partir du milieu du XXe siècle.

2. Il convient de distinguer le besoin, objet de la demande du patient, du besoin identifié par l'infirmier(ère), objet de l'offre de soins.

3. XVIIIe siècle – *Le Robert, Dictionnaire historique de la langue française*, Paris, 1992.

➢ **VOIR AUSSI** Autonomie de la personne soignée. Besoin de santé. Besoin en soins infirmiers. Besoin fondamental. Besoin spécifique. Dépendance. Indépendance. Offre de soins.

BESOIN DE SANTÉ n. m.

DÉFINITION

Nécessité manifeste, principalement de nature sanitaire et/ou sociale, ressentie ou exprimée par une personne ou un groupe.

NOTES

1. Ce besoin peut être confirmé par des études s'appuyant sur des données biologiques, épidémiologiques, sociologiques, anthropologiques, etc.

2. Les réponses aux besoins de santé sont notamment éducatives, préventives et/ou curatives.

3. Vers 1960.

➢ **VOIR AUSSI** Besoin. Besoin fondamental. Besoin spécifique. Offre de soins. Problème de santé. Problèmes de soins infirmiers. Santé. Santé communautaire. Santé mentale. Santé publique.

BESOIN EN SOINS INFIRMIERS n. m.

DÉFINITION

Nécessité physique, psychologique ou sociale propre à une personne ou à un groupe pour qui le soutien ou l'aide d'un(e) infirmier(ère)* est requis.

NOTES

1. Avec l'emploi des diagnostics infirmiers, cette expression tend à être remplacée par celle de problème de santé pour lequel l'infirmier(ère) propose une réponse spécifique.

2. Il convient de distinguer le besoin, objet de la demande du patient, du besoin identifié par l'infirmier(ère), objet de l'offre de soins.

3. En matière de gestion des soins, cette expression évoque le volume et la nature des soins infirmiers requis et le personnel nécessaire.

4. Vers 1970.

➢ **VOIR AUSSI** Aide et soutien psychologiques. Anamnèse infirmière. Besoin. Besoin de santé. Besoin fondamental. Besoin spécifique. Diagnostic infirmier. Offre de soins. Problème de santé. Problème de soins infirmiers.

BESOIN FONDAMENTAL n. m.

DÉFINITION

Nécessité vitale propre à tout être humain sain ou malade.

NOTES

1. Les besoins fondamentaux s'expriment différemment selon les personnes, leur âge, leur histoire, leur état de santé, leur culture, leurs habitudes de vie, etc.

2. L'identification et la classification des besoins fondamentaux varient selon les auteurs.

3. Cette expression est introduite en France vers 1965 à la suite de la publication, par le Conseil international des infirmières, de l'ouvrage de Virginia Henderson, *Principes fondamentaux des soins infirmiers (Basic principles of nursing care)*, traduit de l'anglais en 1960. Ce terme est officialisé par le programme des études d'infirmier(ère) de 1972 (décret n° 72-818 du 5 septembre 1972).

4. [Vers 1960] – 1972.

➢ **VOIR AUSSI** Autonomie. Autonomie de la personne soignée. Besoin. Besoin de santé. Besoin en soins infirmiers. Besoin spécifique. Dépendance. Diagnostic infirmier. Habitudes de vie. Indépendance. Soins infirmiers. Théories de soins infirmiers.

BESOIN SPÉCIFIQUE n. m.

DÉFINITION

Nécessité de la vie, propre à chaque être humain, engendrée notamment par l'âge, le handicap, les conditions de vie et de travail, la maladie*.

NOTE

1. Vers 1970.

➢ **VOIR AUSSI** Besoin. Besoin de santé. Besoin en soins infirmiers. Besoin fondamental. Diagnostic infirmier. Soins infirmiers

BILAN DE STAGE n. m.

DÉFINITION

Évaluation en cours ou en fin de stage*, effectuée par les professionnels de santé* et le stagiaire* qu'ils encadrent. Il fait l'objet d'un rapport écrit et/ou oral.

NOTES

1. Il porte sur l'intégration et les acquis du stagiaire en regard des objectifs fixés, la qualité de l'encadrement et l'organisation du stage.

2. Il est réalisé d'une part sur le terrain de stage et d'autre part dans la structure de formation.

3. Déb. XXe siècle.

➢ **VOIR AUSSI** Apprentissage. Centre de formation. Évaluation de stage. Évaluation formative. Évaluation normative. Objectif de stage. Suivi pédagogique. Terrain de stage.

BRANCHEMENT, SURVEILLANCE ET DÉBRANCHEMENT D'UN CIRCUIT D'ÉCHANGES PLASMATIQUES n.

DÉFINITION

Actes de soins infirmiers*, sur prescription médicale*, qui consistent, pour un patient* bénéficiant d'un traitement par échanges plasmatiques, à le relier au dispositif spécifique, à observer les effets et les réactions du patient puis à déconnecter le circuit.

NOTES

1. Le branchement de prélèvement du sang et la réinjection des produits sont faits au moyen de deux veines périphériques, ou par une voie d'abord centrale avec un cathéter à double voie si le capital veineux est réduit. Il nécessite une technique aseptique rigoureuse.

2. En cours de séance, toutes les constantes hémodynamiques sont en permanence surveillées ainsi que la survenue de manifestations allergiques liées aux produits injectés. Le circuit des différents produits est automatisé et contrôlé par des alarmes réglées en fonction des indications médicales. L'ensemble des éléments de surveillance est noté sur le dossier de soins infirmiers.

3. Le débranchement est précédé d'une évaluation médicale de l'état du patient en fin de séance.

4. Ces soins ont été reconnus, en 1993, comme actes de soins infirmiers sur prescription médicale (décret n° 93-345 du 15 mars 1993 abrogé).

5. Décret n° 2002-194 du 11 février 2002 relatif aux actes professionnels et à l'exercice de la profession d'infirmier(ère), art. 6.

6. Vers 1980 – 1993.

➢ **VOIR AUSSI** Circuit d'échanges plasmatiques. Constante. Paramètre. Surveillance de cathéters veineux centraux mis en place par un médecin.

BRANCHEMENT, SURVEILLANCE ET DÉBRANCHEMENT D'UNE DIALYSE PÉRITONÉALE n.

DÉFINITION

Actes de soins infirmiers* sur prescription médicale*, qui consistent pour un patient* bénéficiant d'une épuration du sang au travers de la membrane péritonéale, à le relier au dispositif spécifique, à observer le déroulement de la séance et ses effets, à surveiller ses réactions puis à déconnecter le circuit.

NOTES

1. Le branchement pour l'injection du liquide de dialysat se fait au moyen d'un cathéter péritonéal à demeure. Il nécessite une technique aseptique rigoureuse.

2. La surveillance du patient porte sur le volume des sorties liquidiennes qui doit toujours être supérieur à celui des entrées, et sur les signes d'apparition des infections. Les paramètres, dont le poids, sont contrôlés.

3. Le débranchement consiste à déconnecter la poche du cathéter péritonéal, à réaliser un pansement occlusif et à effectuer la pesée des poches.

4. Ces soins ont été reconnus en 1984, comme actes de soins infirmiers sur prescription médicale (décret n° 84-689 du 17 juillet 1984 relatif aux actes professionnels et à l'exercice de la profession d'infirmier(ère) et dans celui de 1993 abrogés).

5. Décret n° 2002-194 du 11 février 2002 relatif aux actes professionnels et à l'exercice de la profession d'infirmier(ère), art. 6.

6. [Mil. XXe siècle] – 1984.

➢ **VOIR AUSSI** Constante. Dialyse péritonéale. Hémodialyse. Paramètre. Soins et surveillance des patients sous dialyse péritonéale.

BRANCHEMENT, SURVEILLANCE ET DÉBRANCHEMENT D'UNE DIALYSE RÉNALE n.

➢ **VOIR** Branchement, surveillance et débranchement d'une hémodialyse.

BRANCHEMENT, SURVEILLANCE ET DÉBRANCHEMENT D'UNE DIALYSE RÉNALE, PÉRITONÉALE, OU D'UN CIRCUIT D'ÉCHANGES PLASMATIQUES n.

➢ **VOIR** Branchement, surveillance et débranchement d'un circuit d'échanges plasmatiques. Branchement, surveillance et débranchement d'une dialyse péritonéale. Branchement, surveillance et débranchement d'une hémodialyse.

BRANCHEMENT, SURVEILLANCE ET DÉBRANCHEMENT D'UNE HÉMODIALYSE n.

DÉFINITION

Actes de soins infirmiers*, sur prescription médicale*, qui consistent pour un patient* bénéficiant d'une épuration du sang au travers d'une membrane synthétique, à le relier au dialyseur, à observer le déroulement de la dialyse et ses effets, à surveiller ses réactions et en fin de séance à déconnecter le dispositif.

NOTES

1. Le prélèvement de sang et la réinjection du sang épuré se font par une fistule artérioveineuse. Ils nécessitent une technique aseptique rigoureuse.

2. La surveillance, en cours de séance, porte sur l'observation continue du patient et des paramètres, notamment du poids, ainsi que sur l'apparition éventuelle de complications infectieuses.

3. Ces soins ont été reconnus, en 1984, comme actes de soins infirmiers sur prescription médicale (décret n° 84-689 du 17 juillet 1984 relatif aux actes professionnels et à l'exercice de la profession d'infirmier(ère) et dans celui de 1993 abrogés).

4. Décret n° 2002-194 du 11 février 2002 relatif aux actes professionnels et à l'exercice de la profession d'infirmier(ère), art. 6.

5. [Mil. XXe siècle] – 1984.

➢ **VOIR AUSSI** Constante. Dialyse péritonéale. Hémodialyse. Paramètre. Soins et surveillance des patients en hémodialyse.

C

CADRE CONCEPTUEL n. m.

DÉFINITION
Système de références théoriques permettant de développer la réflexion et la recherche, de produire des savoirs et d'orienter l'action professionnelle.

NOTE
Vers 1970.

➢ **VOIR AUSSI** Conception des soins infirmiers. Modèle de soins infirmiers. Recherche infirmière. Théorie de soins infirmiers. Soins infirmiers.

CADRE DE SANTÉ n. m.

DÉFINITION
Professionnel titulaire d'un diplôme de cadre de santé* occupant un poste de responsabilité dans sa profession d'origine, qui comporte des fonctions de direction, d'animation, de conseil, de formation et de recherche.

NOTES
1. Dans la fonction publique hospitalière depuis 2002, l'accès au grade est exclusivement réservé, par voie de concours sur titre, aux personnels paramédicaux, (des professionnels de santé issus des filières infirmière, médicotechnique et de rééducation) titulaires du diplôme de cadre de santé. Le concours est accessible aux personnes venant du secteur privé à hauteur de 10 % des postes déclarés.
2. Le diplôme de cadre de santé peut être préparé par les professionnels suivants : audioprothésiste, diététicien, ergothérapeute, infirmier, infirmier de secteur psychiatrique, manipulateur d'électrophysiologie et radiologie, masseur kinésithérapeute, opticien lunetier, orthophoniste, orthoptiste, pédicure podologue, préparateur en pharmacie, psychomotricien, technicien de laboratoire d'analyses médicales.
3. Décret n° 95-926 du 18 août 1995 portant création d'un diplôme de cadre de santé.
Arrêté du 18 août 1995 relatif au diplôme de cadre de santé.
Décret n° 2001-1375 du 31 décembre 2001 portant statut particulier du corps de cadres de santé de la fonction publique hospitalière.
Arrêté du 19 avril 2002 fixant la composition des jurys et les modalités d'organisation des concours sur titre permettant l'accès au corps des cadres de santé.
4. 1995.

➢ **VOIR AUSSI** Cadre de santé formateur. Cadre de santé infirmier. Formation des cadres de santé infirmiers. Institut de formation des cadres de santé. Personnel paramédical. Professionnel de santé.

CADRE DE SANTÉ FORMATEUR n. m.

DÉFINITION

Cadre de santé*, titulaire d'un certificat cadre infirmier ou d'un diplôme de cadre de santé* (mention infirmier), responsable de l'enseignement théorique et clinique en soins infirmiers*, de l'évaluation continue* des étudiants et de leur suivi pédagogique*. Il participe au sein de l'équipe, à la conception du projet pédagogique* et à sa mise en œuvre ainsi qu'à des travaux de recherche infirmière*.

NOTES

1. Sous l'autorité du directeur, le cadre de santé formateur exerce ses fonctions dans les instituts de formation en soins infirmiers, les instituts de formation de cadres de santé et les écoles d'infirmiers(ères) spécialisé(e)s.

2. Dans la fonction publique hospitalière, l'infirmier(ère) enseignant(e) est un cadre de santé chargé d'enseignement dans un institut de formation en soins infirmiers, un cadre de santé titulaire du diplôme de la filière pour les écoles d'infirmiers(ères) spécialisé(e)s ou un cadre supérieur de santé chargé d'enseignement dans un institut de formation des cadres de santé.

3. Les termes de formateur, d'enseignant en soins infirmiers, de cadre de santé formateur sont de plus en plus utilisés.

4. Depuis 1970, le terme d'infirmier(ère) enseignant(e) a remplacé progressivement celui de moniteur(trice) employé depuis le début du XXe siècle et attesté par le décret n° 2484 du 10 août 1942. La publication en 1970 de la revue *l'Infirmière Enseignante, bulletin d'information et de pédagogie* par le Comité d'entente des écoles d'infirmières et des écoles de cadres (Ceeiec) a confirmé son usage.

5. Décret n° 2001-1375 du 31 décembre 2001 portant statuts particuliers du corps des cadres de santé de la fonction publique hospitalière.

6. [Déb. XXe siècle] – vers 2000.

➢ **VOIR AUSSI** Cadre de santé. Cadre de santé infirmier. Infirmier(ère) cadre pédagogique.

CADRE DE SANTÉ INFIRMIER n. m.

DÉFINITION

Infirmier(ère)* occupant, du fait de sa formation et de son expérience, un poste de responsabilité dans la gestion des services de soins hospitaliers et extra-hospitaliers ou dans la formation infirmière*. Il exerce des fonctions de direction, d'organisation, d'animation, de conseil, d'enseignement et de recherche.

NOTES

1. Cette formulation est utilisée depuis 2002 pour désigner le cadre infirmier.

2. La nécessité de former des infirmiers(ères) pour assumer des postes de responsabilité apparaît dès 1938 (décret du 18 février 1938 instituant des diplômes simple et supérieur d'infirmier(ère) hospitalier(ère) et d'assistant ou d'assistante du service social de l'État).

Cette nécessité se confirme en 1951, date de création de l'école de cadres infirmiers de la Croix-Rouge française. Le terme de cadre infirmier est apparu dès 1970 dans la littérature professionnelle et se généralise à partir de 1975 (décret n° 75-928 du 9 octobre 1975 relatif au certificat cadre infirmier). Il est repris par le décret n° 88-1077 du 30 novembre 1988 portant statuts particuliers des personnels infirmiers de la fonction publique hospitalière modifié par le décret n° 89-538 du 3 août 1989.

3. Pour les infirmiers(ères) la formation cadre a été précédemment sanctionnée par un ou plusieurs des diplômes suivants :

– Certificat d'aptitude à la fonction d'infirmier(ère) moniteur(trice) (CAFIM),

– Certificat d'aptitude à la fonction d'infirmier(ère) surveillant(e) (CAFIS),

– Certificat de moniteur(trice) du personnel soignant de secteur psychiatrique,

– Certificat cadre infirmier de santé publique (CCISP),

– Certificat cadre infirmier (CCI),

– Certificat cadre infirmier de secteur psychiatrique (CCISP).

4. Décret n° 95-926 du 18 août 1995 portant création d'un diplôme de cadre de santé et arrêté du 15 août 1995 relatif au diplôme cadre de santé.

5. [1951] – 1995.

➢ **VOIR AUSSI** Cadre de santé. Cadre de santé formateur. Formation des cadres de santé. Institut de formation des cadres de santé. Surveillant des services médicaux.

CADRE INFIRMIER n. m.

➢ **VOIR** Cadre de santé infirmier.

CADRE INFIRMIER DE SANTÉ PUBLIQUE n. m.

➢ **VOIR** Infirmier(ère) cadre de santé publique.

CADRE INFIRMIER ENSEIGNANT n. m.

➢ **VOIR** Cadre de santé formateur.

CADRE SUPÉRIEUR DE SANTÉ n. m.

DÉFINITION

Grade de la fonction publique hospitalière attribué à un cadre de santé*, par concours professionnel sur titres. Ce professionnel est chargé de l'encadrement des cadres de santé, de l'organisation et du fonctionnement d'un secteur composé de plusieurs unités ou services, d'une fédération ou d'un pôle. Il participe à la mise en œuvre de la politique de soins de l'établissement et des démarches qualité. Il peut également exercer en tant qu'expert, assurer des fonctions de coordination, de conseil, de formation ou de recherche dans un domaine spécifique. En institut de formation ou en école, il prend part à la formation théorique et pratique des élèves et étudiants.

NOTES

1. En 1960, le terme de surveillant(e) chef a remplacé dans certaines administrations hospitalières celui de surveillant(e) général(e) et d'infirmier(ère) major. Depuis le décret du 31 décembre 2001, le grade de surveillant(e) chef a été supprimé, le reclassement s'est effectué dans le grade de cadre supérieur de santé.

2. Décret n° 2001-1375 du 31 décembre 2001 portant statut particulier du corps des cadres de santé de la fonction publique hospitalière.

3. [Vers 1960].

CADRE SUPÉRIEUR INFIRMIER n. m.

➢ **VOIR** Cadre supérieur de santé.

CAS CONCRET n. m.

DÉFINITION

Situation réelle, considérée comme support d'enseignement et d'apprentissage*. L'exploitation pédagogique du cas concret permet de relier théorie et pratique et d'évaluer notamment les capacités d'analyse et de synthèse des étudiants en soins infirmiers.

NOTES

1. L'étude d'un cas concret est une forme d'évaluation théorique utilisée notamment pour l'évaluation continue des connaissances des étudiants en soins infirmiers.

2. L'étude d'un cas concret a servi de support à l'épreuve écrite du diplôme d'État d'infirmier(ère) jusqu'en 2004.

3. Vers 1970.

➢ **VOIR AUSSI** Évaluation clinique. Évaluation continue.

CENTRE D'ACCUEIL THÉRAPEUTIQUE À TEMPS PARTIEL (CATTP) n. m.

DÉFINITION

Structure de consultation et de soins sans hébergement intégrée dans le dispositif de la sectorisation psychiatrique*. Elle vise à favoriser ou à maintenir l'autonomie* du patient* par des actions d'accueil, d'écoute, de soutien et/ou de thérapie. Elle est caractérisée par l'aspect transitoire et varié de la prise en charge qu'elle assure et par sa souplesse de fonctionnement.

NOTES

1. La circulaire DGS/891/MS du 9 mai 1974 relative à la mise en place de la sectorisation psychiatrique donnait déjà pour directives de créer une structure ayant pour objectifs de dispenser des consultations, d'accueillir des petits groupes permanents de malades, de les soigner pendant des temps thérapeutiques partiels. Cette structure préfigurait le centre d'accueil thérapeutique à temps partiel.

2. Arrêté du 14 mars 1986 relatif aux équipements et services de lutte contre les maladies mentales.

3. 1986.

➢ **VOIR AUSSI** Structure intermédiaire. Santé mentale. Santé publique.

CENTRE D'AIDE PAR LE TRAVAIL (CAT) n. m.

DÉFINITION

Structure médico-sociale spécialisée qui accueille, sur décision de la Commission technique d'orientation et de reclassement professionnel (Cotorep), des adultes handicapés, quelle que soit la nature de leur handicap, en vue de favoriser leur insertion dans la vie sociale et professionnelle par l'exercice d'un travail.

NOTES

1. Ce travail régulier et durable a une valeur thérapeutique ; il ne confère pas un statut de salarié ; il est rémunéré par une allocation.

2. Décret n° 53-1136 du 29 novembre 1953 portant réforme des lois d'assistance. Loi d'orientation n° 75-534 du 30 juin 1975 en faveur des personnes handicapées.

Décret n° 77-1546 modifié du 31 décembre 1977 relatif aux centres d'aide par le travail.
Ordonnance 2000-1249 du 21 décembre 2000 relative à la partie législative du *Code de l'Action sociale et des familles.*
3. Vers 1960.

➢ **VOIR AUSSI** Atelier protégé. Personne handicapée. Santé publique.

CENTRE DE CRISE n. m.

DÉFINITION
Structure du dispositif de la sectorisation psychiatrique* qui assure l'accueil en permanence. Ce centre dispose de quelques lits pour dispenser des soins intensifs de courte durée, afin de répondre aux situations d'urgence et de détresse aiguës. Il assure des fonctions d'évaluation clinique, d'intervention thérapeutique et d'orientation vers les lieux de soins ou d'aide appropriés.

NOTES
1. Arrêté du 14 mars 1986 relatif aux équipements et services de lutte contre les maladies mentales, comportant ou non la possibilité d'hébergement.
2. Vers 1980.

➢ **VOIR AUSSI** Secteur psychiatrique. Santé mentale.

CENTRE DE FORMATION n. m.

DÉFINITION
Structure où sont regroupées et développées des activités d'enseignement, de documentation et de recherche.

NOTES
1. Ce terme est surtout utilisé dans le cadre de la formation professionnelle continue.
2. L'expression centre de formation a désigné, à partir de 1973, les structures qui organisaient la formation préparant au diplôme d'infirmier de secteur psychiatrique. Parmi celles-ci certaines ont choisi l'appellation centre de formation d'infirmier de secteur psychiatrique, d'autres lui ont préféré celle de centre de formation du personnel soignant de secteur psychiatrique, faisant ainsi référence au certificat de moniteur de formation professionnelle du personnel soignant de secteur psychiatrique, institué en 1970 (arrêté du 6 mai 1970 portant création du certificat de moniteur de formation professionnelle du personnel soignant de secteur psychiatrique).
3. 1970.

➢ **VOIR AUSSI** Formation continue. Institut de formation en soins infirmiers. Institut de formation des cadres de santé. Stage. Stagiaire.

CENTRE DE POSTCURE n. m.

DÉFINITION
Unité de moyen séjour intégrée dans le dispositif de la sectorisation psychiatrique* et destinée à assurer, après la phase aiguë de la maladie*, le prolongement des soins* ainsi que les traitements nécessaires à la réadaptation* du patient*.

NOTES
1. D'abord utilisé pour assurer la continuité des soins et la réadaptation des

malades alcooliques, le centre de postcure était déjà mentionné dans la circulaire du 15 mars 1960 sous le vocable de foyer de postcure.

2. Arrêté du 14 mars 1986 relatif aux équipements et services de lutte contre les maladies mentales, comportant ou non des possibilités d'hébergement.

3. [1960] – 1986.

➢ **VOIR AUSSI** Alternatives à l'hospitalisation. Extra-hospitalier(ère). Postcure. Santé mentale. Santé publique. Secteur psychiatrique.

CENTRE DE SANTÉ n. m.

DÉFINITION

Ensemble d'unités de diagnostic, de traitement et de soins* agissant de manière coordonnée. Implantées au sein d'une collectivité, ces unités sans hébergement facilitent l'accès aux soins.

NOTES

1. Il participe à des actions de prévention et d'éducation pour la santé.

2. Il comprend une équipe pluridisciplinaire composée de professionnels des secteurs sanitaires, sociaux et éducatifs. Il peut être géré par des municipalités, par des associations ou par des mutuelles.

3. Son organisation s'inspire des anciens dispensaires créés, à la fin du XIXe siècle, par des institutions caritatives ou à l'initiative de sommités médicales, pour la lutte contre la tuberculose et la mortalité infantile. D'autres types de dispensaires ont été ouverts au XXe siècle, notamment pour la lutte contre les maladies mentales et les maladies vénériennes, et ont été remplacés progressivement par des centres de santé.

4. [Fin XIXe siècle] – Vers 1980.

➢ **VOIR AUSSI** Action concertée. Alternatives à l'hospitalisation. Équipe pluridisciplinaire. Extra-hospitalier(ère). Santé publique. Secteur psychiatrique. Travailleurs sanitaires et sociaux.

CENTRE DE SOINS INFIRMIERS n. m.

DÉFINITION

Structure de soins* implantée en milieu rural ou urbain, placée sous la responsabilité d'un(e) infirmier(ère)*. Les soins infirmiers* sont dispensés sur place ou à domicile.

NOTES

1. Il tend à développer une action communautaire et peut associer des usagers à sa gestion.

2. Dans le langage courant, les centres de soins infirmiers sont appelés centre de soins.

3. Vers 1970.

➢ **VOIR AUSSI** Service de soins à domicile. Service de soins infirmiers à domicile pour personnes âgées. Soins à domicile. Santé publique.

CENTRE MÉDICOPSYCHOLOGIQUE (CMP) n. m.

DÉFINITION

Unité de coordination et d'accueil en milieu ouvert, intégrée dans le dispositif de sectorisation psychiatrique*. Elle met à la disposition de la population des services de prévention, de diagnostic, de soins ambulatoires* et d'intervention à domicile.

NOTES

1. C'est le premier lieu de référence et d'implantation de l'équipe de secteur dans l'arrondissement, la ville, le village, le canton.

2. En 1986, le centre médicopsychologique remplace le dispensaire d'hygiène mentale créé en 1937.

3. Arrêté du 14 mars 1986 relatif aux équipements et services de lutte contre les maladies mentales comportant ou non des possibilités d'hébergement, art. 1.

4. [1937] – 1986.

➢ **VOIR AUSSI** Équipe de secteur. Secteur psychiatrique. Santé mentale.

CHAMBRE IMPLANTABLE POUR PERFUSION n. f.

➢ **VOIR** Montage d'accès vasculaire implantable.

CHANGEMENT DE SONDE D'ALIMENTATION GASTRIQUE n. m.

DÉFINITION

Acte de soins infirmiers* relevant du rôle propre* qui consiste à remplacer le dispositif médical* placé dans l'estomac par voie nasogastrique, servant à la nutrition entérale* d'un patient*.

NOTES

1. Enseigné et pratiqué depuis le début du XXe siècle, ce soin est reconnu comme acte de soins infirmiers relevant du rôle propre infirmier en 1993 (décret n° 93-345 du 15 mars 1993 relatif aux actes professionnels et à l'exercice de la profession d'infirmier(ère), abrogé).

2. Décret n° 2002-194 du 11 février 2002 relatif aux actes professionnels et à l'exercice de la profession d'infirmier(ère), art. 5.

3. [Déb. XXe siècle] – 1993.

➢ **VOIR AUSSI** Administration de l'alimentation par sonde gastrique. Alimentation par sonde gastrique. Pose d'une sonde gastrique. Soins et surveillance des patients en assistance nutritive entérale.

CHANGEMENT DE SONDE VÉSICALE n. m.

DÉFINITION

Acte de soins infirmiers* relevant du rôle propre* qui consiste à remplacer le dispositif médical* stérile placé dans l'urètre, servant à évacuer les urines.

NOTES

1. Ce soin infirmier a pour objet de maintenir l'étanchéité du dispositif en remplaçant une sonde urinaire endommagée ou d'un diamètre inadapté et de limiter les complications liées au risque infectieux ou aux adhérences.

2. La fréquence de ce changement, pratiqué avec asepsie et en système clos, est liée à la tolérance vésicale, à l'existence ou non d'une infection urinaire et à la nature de la sonde. Ce soin fait l'objet de protocoles recommandés par l'Agence nationale d'accréditation et d'évaluation en santé.

3. Enseigné et pratiqué depuis le début du XXe siècle, ce soin est reconnu comme acte de soins infirmiers relevant du rôle propre infirmier en 1981 (décret n° 81-539 du

12 mai 1981, relatif à la profession d'infirmier(ère) et dans les décrets successifs en 1984 et 1993 abrogés).

4. *Qualité de la pose et de la surveillance des sondes urinaires*, Anaes, décembre 1999.

Décret n° 2002-194 du 11 février 2002 relatif aux actes professionnels et à l'exercice de la profession d'infirmier(ère), art. 5.

5. [Déb. XXe siècle] – 1981.

➢ **VOIR AUSSI** Pose d'une sonde en vue de prélèvement d'urine, de lavage, d'instillation ou d'irrigation de la vessie. Surveillance de l'élimination urinaire.

CHARGE DE TRAVAIL EN SOINS INFIRMIERS n. f.

DÉFINITION

Ensemble quantifié de soins directs* et indirects* destiné à répondre aux besoins de santé* d'une personne ou d'un groupe de personnes.

NOTES

1. L'étude de la charge de travail en soins infirmiers doit prendre en compte notamment la diversité des situations, le type de structure et d'organisation, les ressources qualitatives et quantitatives en personnel, la fatigue physique et mentale de l'équipe de soins.

2. Les études menées par les cadres infirmiers ont permis l'élaboration d'outils de mesure. Les méthodes le plus souvent utilisées sont la méthode dite des Soins infirmiers individualisés à la personne soignée (Siips) et celle du Programme de recherche en nursing (PRN). Elles permettent une meilleure estimation des personnels pour assurer des soins de qualité et des coûts par pathologie dans le cadre du Programme de médicalisation des systèmes d'information (PMSI) et de la tarification à l'activité (TAA).

3. Vers 1980.

➢ **VOIR AUSSI** Fonction infirmière. Soins de base. Soins éducatifs. Soins techniques. Soins relationnels. Tâche infirmière. Soins infirmiers.

CHARTE DU PATIENT HOSPITALISÉ n. f.

DÉFINITION

Document de synthèse informatif, relatif aux droits essentiels du patient hospitalisé mentionnés dans les textes législatifs et réglementaires. Il comporte également les obligations qui s'appliquent à l'établissement, aux personnels et au patient.

NOTES

1. La charte du patient hospitalisé traite :
– de l'accès au service public hospitalier ;
– de la qualité et de l'accès aux soins ;
– de l'information du patient et de ses proches ;
– du principe général du consentement préalable ;
– du consentement spécifique pour certains actes ;
– de la liberté individuelle ;
– du respect de la personne et de son intimité ;
– du droit à la vie privée et à la confidentialité ;
– de l'accès aux informations contenues dans les dossiers administratifs et médicaux ;
– des voies de recours.

2. Le résumé de la charte du patient est destiné à faire l'objet d'un affichage. Il est intégré au livret d'accueil remis obligatoirement lors de l'admission.
En lien avec le mouvement général de protection des consommateurs, une première charte du malade hospitalisé est publiée en 1974, pour être remplacée en 1995 par la charte du patient hospitalisé.
3. Charte du patient hospitalisé annexée à la circulaire ministérielle DGS/DH n° 95-22 du 6 mai 1995 relative aux droits des patients hospitalisés.
Annexe à l'ordonnance n° 2000-548 du 15 juin 2000 relative à la partie législative du *Code de la Santé publique.*
4. 1974.

➢ **VOIR AUSSI** Consentement libre et éclairé. Droits des malades. Information du patient. Malade. Secret professionnel. Usager.

CHRONICISATION n. f.

DÉFINITION
Processus qui conduit à la chronicité*.

NOTES
1. La chronicisation est induite par l'évolution propre de la maladie et par le fonctionnement de l'institution de soins.
2. La chronicisation se traduit notamment par l'isolement, l'anonymat, le désintérêt, la disparition de l'initiative, le désœuvrement ou le recours systématique à des automatismes. Elle peut affecter aussi bien les équipes soignantes que les patients.
3. Circulaire du 14 mars 1990 relative aux orientations de la politique de santé mentale.
4. Vers 1960.

➢ **VOIR AUSSI** Maladie.

CHRONICITÉ n. f.

DÉFINITION
État qui est l'aboutissement d'un processus morbide à évolution lente et de longue durée.

NOTES
1. Il peut être aggravé par le fonctionnement de l'institution de soins notamment en l'absence d'un projet thérapeutique.
2. 1835 – *Le Robert, Dictionnaire historique de la langue française*, Paris, 1992.

➢ **VOIR AUSSI** Chronicisation. Maladie.

CIRCUIT D'ÉCHANGES PLASMATIQUES n. m.

DÉFINITION
Technique de traitement du plasma par l'élimination physique d'une certaine quantité de plasma (aphérèse). Elle consiste dans un premier temps à séparer les éléments figurés du sang et le plasma par centrifugation ou par palliation. Le plasma éliminé est remplacé au fur et à mesure par des produits de substitution, comme l'albumine et/ou l'élohès (hydro-éthyl-amidon), injectés au patient avec les éléments figurés de son sang.

NOTES
1. Cette thérapeutique est prescrite aux patients atteints de maladies auto-immunes, de dysglobulinémies et de maladies par complexes immuns.

2. Les échanges sont réalisés en circulation extracorporelle ; le prélèvement et la réinjection sont conduits simultanément et en continu durant 3 à 4 heures. Les traitements se font en cure discontinue.
3. La technique d'échanges plasmatiques est quelquefois appelée plasmaphérèse. Ce terme est actuellement plutôt réservé au don de plasma. Dans les premières années, le plasma du patient était remplacé par du plasma d'un donneur sain ; face aux risques d'allergie et de contamination, des produits de substitution sont maintenant utilisés.
4. Vers 1980.

➢ **VOIR AUSSI** Branchement, surveillance et débranchement d'un circuit d'échanges plasmatiques.

CLIENT n. m.

➢ **VOIR** Personne soignée.

CODE DE DÉONTOLOGIE n. m.

DÉFINITION
Ensemble de principes et de règles élaborés par des professionnels dans le but de guider leur pratique. Il peut servir de référence dans les débats professionnels, civils ou pénaux.

NOTES
1. À partir de 1930, les infirmières se sont préoccupées de questions déontologiques. Depuis la fin de la Seconde Guerre mondiale, le Conseil international des infirmières (CII) incita les associations nationales à faire évoluer le dispositif juridique en vigueur dans leur pays. En 1953, au congrès de Sao Paulo, il proposa le premier *Code de Déontologie international.* Révisé à Francfort en 1965, ce code a été définitivement adopté à Mexico en 1973.
2. En France, sous la pression des associations nationales d'infirmiers(ères), le ministère de la Santé a créé en 1962 une commission de déontologie, mais aucun texte officiel n'a vu le jour. Ce n'est que 30 ans plus tard, en 1993, à la suite des mouvements sociaux et professionnels du corps infirmier que des règles professionnelles ont été élaborées et publiées.
3. Loi n° 80-527 du 12 juillet 1980 modifiant certaines dispositions du *Code de la Santé publique*, relative à l'exercice de la profession d'infirmier(ère) et de certaines autres professions d'auxiliaires médicaux.
Décret 93-221 du 16 février 1993 relatif aux règles professionnelles des infirmiers(ères).
4. [1825] – 1953.

➢ **VOIR AUSSI** Acte de soins infirmiers. Autonomie de l'infirmier(ère). Décret de compétence infirmière. Exercice de la profession d'infirmier(ère). Pratique infirmière. Profession infirmière. Règles professionnelles.

COMITÉ CONSULTATIF DE PROTECTION DES PERSONNES DANS LA RECHERCHE BIOMÉDICALE (CCPPRB) n. m.

DÉFINITION
Instance, dotée de la personnalité juridique, composée de membres nommés par le préfet de région, de manière à garantir leur indépendance ainsi que la diversité

des compétences dans le domaine biomédical et à l'égard des questions éthiques, sociales, psychologiques et juridiques. Elle joue un rôle clef dans la protection des personnes qui se prêtent aux recherches biomédicales.

NOTES

1. Il est composé de douze membres titulaires dont un(e) infirmier(ère).

2. Il donne son avis sur les conditions de validité de la recherche au regard de la protection des personnes, notamment sur :
– la pertinence générale du projet ;
– l'adéquation entre les objectifs poursuivis et les moyens humains et techniques mis en œuvre ;
– la qualification du ou des investigateurs ;
– la protection des participants quant à leur sécurité ;
– les modalités de l'information des personnes, avant et pendant celle-ci ;
– les modalités de recueil du consentement ;
– les indemnités éventuellement versées par le promoteur en cas de recherche sans bénéfice individuel direct pour la personne.
L'envoi d'un dossier complet au CCPPRB de rattachement constitue l'étape principale et initiale de la procédure édictée par la loi du 20 décembre 1988.
Les CCPPRB restent consultatifs et laissent au ministre de la Santé pour les dispositifs médicaux, la charge de décider.

3. Il est en droit entièrement indépendant de l'hôpital.

4. Dans chaque région, le ministre chargé de la Santé agrée un ou, selon les besoins, plusieurs CCPPRB uniquement compétents, en principe, dans la région où ils ont leur siège. Toutefois, les comités peuvent avoir un champ de compétence étendu à plusieurs régions. Il en existe une cinquantaine en France.
Lorsque plusieurs investigateurs participent à la même recherche, le promoteur désigne un investigateur coordonnateur qui, seul, soumet le projet au CCPPRB. Il ne peut être sollicité qu'un seul avis par projet de recherche.

5. Loi n° 88-1138 du 20 décembre 1988 modifiée par les lois n° 90-86 du 23 janvier 1990, n° 91-73 du 18 janvier 1991 et 94-630 du 25 juillet 1994 relatives à la protection des personnes qui se prêtent à des recherches biomédicales.
Décret n° 90-872 du 27 septembre 1990 portant application de la loi n° 88-1138 du 20 décembre 1988.
Lois n° 94-653 et 94-654 du 29 juillet 1994 relatives au respect du corps humain, à l'utilisation des produits du corps humain et à l'assistance médicale à la procréation.
Ordonnance 2000-548 du 15 juin 2000 annexe, titre II, recherches biomédicales.
Circulaire DHOS-OPRC/2002 n° 259 du 10 avril 2002 relative aux recherches biomédicales dans les établissements de santé.

➢ **VOIR AUSSI** Essai clinique. Recherche biomédicale. Recherche infirmière.

COMITÉ DE LUTTE CONTRE LA DOULEUR (CLUD) n. m.

DÉFINITION

Instance de réflexions et de propositions réunissant des professionnels de santé* et des administratifs volontaires, afin de susciter, fédérer et coordonner des actions pour la prise en charge de la douleur dans un établissement de santé.

NOTES

1. La création des comités de lutte contre la douleur s'est inscrite dans le cadre général du plan de lutte contre la douleur (1998), initié par le secrétaire d'état à la santé B. Kouchner, mais elle n'a pas été rendue obligatoire.

2. Les missions du Clud peuvent être :
– l'élaboration de plans de lutte contre la douleur et leur évaluation ;
– l'incitation à l'élaboration de protocoles médicaux habilitant les infirmiers à délivrer des antalgiques ;
– la validation de ces protocoles ;
– la mise en place d'actions de formation continue pour les personnels ;
– la présentation d'un rapport d'activité.

3. Le Clud peut être composé, à titre d'exemple, du président de la commission médicale d'établissement, du directeur d'établissement, du directeur des soins, du pharmacien, des référents douleur de l'établissement, des représentants de la cellule qualité.

4. Circulaire DGS/DH n° 98/586 du 22 septembre 1998 relative à la mise en œuvre du plan d'action triennal de lutte contre la douleur dans les établissements de santé publics et privés.

5. 1998.

➢ **VOIR AUSSI** Évaluation de la douleur. Prise en charge de la douleur. Soins d'accompagnement aux personnes en fin de vie. Soins palliatifs.

COMITÉ DE LUTTE CONTRE LES INFECTIONS NOSOCOMIALES (CLIN) n. m.

DÉFINITION

Instance réglementaire pluridisciplinaire qui, dans chaque établissement de santé public ou privé, a pour mission en matière de lutte contre les infections nosocomiales* de :
– coordonner l'action des professionnels de santé* dans le domaine de la prévention et de la surveillance* et dans celui de l'information et de la formation en hygiène hospitalière de l'ensemble des professionnels ;
– de définir les méthodes et indicateurs permettant l'identification, l'analyse et le suivi des risques infectieux* nosocomiaux ;
– d'élaborer et valider des protocoles de soins et d'hygiène, de préparer un programme annuel d'actions.

NOTES

1. Le comité de lutte contre les infections nosocomiales est composé de 22 membres au maximum. Parmi ces membres siège un(e) infirmier(ère) exerçant une activité de soins qui, dans les établissements publics de santé est désigné(e) par la commission du service de soins infirmiers. Le directeur des soins est membre de droit.

2. Le comité se réunit au moins 3 fois par an. Il établit un rapport d'activité annuel selon un modèle réglementaire.

3. Dans les établissements publics de santé le programme d'action et le rapport d'activité de ce comité sont soumis à l'avis de la commission médicale d'établissement et de la commission du service de soins infirmiers, avant délibération du conseil d'administration.

4. Le comité est consulté lors de la programmation de travaux, l'aménagement de locaux ou l'acquisition d'équipements susceptibles d'avoir une répercussion sur la prévention et la transmission des infections nosocomiales.

5. Le dispositif global de lutte contre les infections nosocomiales comprend, outre les Clin, cinq centres de coordination interrégionaux (Cclin) et un Comité technique national (CTN).

6. À partir de 1973 (circulaire du 18 octobre 1973 relative à la prévention des infections hospitalières), des comités de lutte contre l'infection ont précédé la mise en place obligatoire des Clin dans les établissements d'hospitalisation publics et privés participant au service public en 1988. Cette mesure a été étendue aux établissements privés en 1999.

7. Décret n° 88-657 du 6 mars 1988 relatif à l'organisation de la surveillance et de la prévention des infections nosocomiales dans les établissements d'hospitalisation publics et privés participant au service public hospitalier.

Décret n° 99-1034 du 6 décembre 1999 relatif à l'organisation de la lutte contre les infections nosocomiales dans les établissements de santé.

Circulaire DGS/DHOS/E2 n° 2000-645 du 29 décembre 2000 relative à l'organisation de la lutte contre les infections nosocomiales dans les établissements de santé.

Décret n° 2001-671 du 26 juillet 2001 relatif à la lutte contre les infections nosocomiales dans les établissements de santé.

8. [1973] – 1988.

➢ **VOIR AUSSI** Correspondant en hygiène. Équipe opérationnelle d'hygiène. Infirmier(ère) hygiéniste. Protocole de soins infirmiers.

C

COMMISSION DE CONCILIATION n. f.

➢ **VOIR** Commission des relations avec les usagers et de la qualité de la prise en charge.

COMMISSION DES RELATIONS AVEC LES USAGERS ET DE LA QUALITÉ DE LA PRISE EN CHARGE n. f.

DÉFINITION

Instance chargée dans chaque établissement de santé, selon la loi du 4 mars 2002, « *de veiller aux droits des usagers* et de contribuer à l'amélioration de la qualité de l'accueil des personnes malades, de leurs proches et de la prise en charge* ».

NOTES

1. Elle est consultée sur la politique de l'établissement en ce qui concerne l'accueil et la prise en charge et fait des propositions ; elle est informée de l'ensemble des plaintes ou réclamations formulées par les usagers et des suites données ; elle leur facilite les démarches et peut avoir accès aux données médicales relatives aux plaintes ou réclamations.

2. Elle remplace la commission de conciliation instituée par l'ordonnance du 24 avril 1996 qui déjà donnait une place aux usagers.

3. Loi n° 91-748 du 31 juillet 1991 portant réforme hospitalière.

Arrêté du 25 avril 2003 relatif au règlement intérieur type de la commission régionale de conciliation et d'indemnisation des accidents médicaux, des affections iatrogènes et des infections nosocomiales.

4. [1996] – 2002.

➢ **VOIR AUSSI** Charte du patient hospitalisé. Droits des malades. Infection nosocomiale. Projet d'établissement.

COMMISSION DU SERVICE DE SOINS INFIRMIERS n. f.

DÉFINITION

Instance consultative représentative des professionnels du service de soins infirmiers* qui, au sein d'un établissement public de santé, participent à la conception de la politique de soins infirmiers* et à sa mise en œuvre.

NOTES

1. Elle est obligatoirement consultée sur les quatre missions qui lui sont attribuées :

– l'organisation générale des soins infirmiers et de l'accompagnement des malades dans le cadre du projet de soins infirmiers ;

– la recherche dans le domaine des soins infirmiers et de leur évaluation ;

– l'élaboration d'une politique de formation ;

– le projet d'établissement.

2. Présidée par le directeur des soins de la filière infirmière, elle se réunit au moins trois fois par an. Elle est composée de membres du service de soins infirmiers tirés au sort parmi des candidats volontaires répartis, en trois collèges, et ne peut excéder 32 personnes. Le collège des cadres infirmiers représente trois huitièmes, celui des infirmiers(ères) quatre huitièmes, celui des aides-soignant(e)s un huitième. En outre, participent avec voix consultative, les directeurs de soins qui assistent le président de la commission du service de soins infirmiers, les directeurs des écoles paramédicales rattachées à l'établissement, un praticien hospitalier désigné par la Commission médicale d'établissement (CME), un(e) étudiant(e) infirmier(e) de 3e année tiré au sort parmi les représentants au conseil technique et un(e) élève aide-soignant(e) tiré(e) au sort.

3. Loi n° 91-748 du 31 juillet 1991 portant réforme hospitalière.

Décret n° 92-272 du 26 mars 1992 relatif aux missions, à l'organisation et aux personnels des établissements publics de santé et modifiant le *Code de la Santé publique*.

Décret n° 2002-550 du 19 avril 2002 portant statut particulier du corps de directeurs des soins de la fonction publique hospitalière.

4. 1991.

➢ **VOIR AUSSI** Directeur(trice) de soins. Directeur(trice) de soins coordonnateur(trice) général des soins. Directeur du service de soins infirmiers. Politique de soins infirmiers. Projet de soins infirmiers. Projet d'établissement.

COMPORTEMENT n. m.

DÉFINITION
Manière d'être ou d'agir liée aux expériences et aux relations passées ou présentes et au futur anticipé. Elle peut être consciente, inconsciente et elle se manifeste par des signes observables.

NOTE
1. 1908 – *Le Robert, Dictionnaire historique de la langue française*, Paris, 1992.

CONCEPTION DES SOINS INFIRMIERS n. f.

DÉFINITION
Ensemble organisé de notions relatives aux soins infirmiers*. Il repose sur un système de valeurs et de références théoriques et pratiques. Il influence l'exercice professionnel et permet de caractériser les soins infirmiers.

NOTES
1. L'usage de ce terme a été introduit en France dès 1965 par l'enseignement infirmier dispensé à l'École internationale d'enseignement infirmier supérieur. Il s'est répandu vers 1970 avec la mise en place du programme de formation des infirmiers(ères) à partir de 1972.
2. La publication de l'ouvrage de Rosette Poletti, *Les soins infirmiers, théories et concepts*, Paris, le Centurion, 1978, a beaucoup contribué à la réflexion sur la nécessité de conceptualiser les soins infirmiers.
3. 1965.

➢ **VOIR AUSSI** Cadre conceptuel. Exercice de la profession d'infirmier(ère). Modèle de soins infirmiers. Recherche infirmière. Théorie de soins infirmiers.

CONSEIL DE DISCIPLINE n. m.

DÉFINITION
Instance réglementaire consultative compétente pour apprécier les fautes disciplinaires ainsi que les actes incompatibles avec la sécurité du malade* et mettant en cause la responsabilité de l'élève, de l'étudiant ou du professionnel. Ceux-là peuvent être assistés par une personne de leur choix.

NOTES
1. Il est saisi par le directeur de l'institution et émet un avis après avoir entendu la personne mise en cause. Le directeur est seul habilité à prononcer la sanction.
2. Arrêté du 1er août 1955 relatif à l'agrément des écoles d'infirmiers(ères), d'assistant(e)s de service social.
Arrêté du 30 mars 1992 modifié, modifiant l'arrêté du 19 janvier 1988 relatif aux conditions de fonctionnement des écoles paramédicales.
3. 1955.

➢ **VOIR AUSSI** Conseil technique.

CONSEIL SUPÉRIEUR DES PROFESSIONS PARAMÉDICALES (CSPPM) n. m.

DÉFINITION
Assemblée consultative sollicitée par le ministre de la Santé sur les questions relatives à l'exercice des professions paramédicales* réglementées, à l'enseignement

C

en vue de l'obtention de diplômes, titres ou certificats délivrés par le ministère de la Santé et sur toutes autres questions intéressant une ou plusieurs professions.

NOTES

1. Le Conseil supérieur des professions paramédicales comprend une commission interprofessionnelle et des commissions pour chaque profession. En ce qui concerne la profession infirmière, il existe deux commissions :

– la commission des infirmiers(ères) ;
– la commission des puériculteurs(trices).

2. Lorsque ces commissions sont consultées sur des problèmes relatifs aux infirmiers(ères) anesthésistes, aux aides-soignant(e)s ou aux auxiliaires de puériculture, la composition de la commission *ad hoc* est modifiée et adaptée à la spécificité du groupe concerné.

Lorsque la commission est consultée sur une question relative aux conditions d'admission dans les écoles, au déroulement de l'enseignement ou aux examens, il lui est adjoint des étudiants en nombre égal au tiers des membres de la profession.

3. La liste et la composition des commissions sont arrêtées par le ministre chargé de la Santé.

4. Le conseil est présidé par le ministre chargé de la Santé. La vice-présidence est assurée par le directeur général de la Santé ou son représentant.

5. L'évolution vers la création d'un Conseil supérieur des professions paramédicales (CSPPM) chargé de l'étude de l'évolution, de la réglementation et de la formation de la profession infirmière et de toutes les nouvelles professions de santé, a été poursuivie par les différents ministères de la Santé depuis les années 1950. L'objectif majeur étant de mieux maîtriser l'évolution démographique de ces professions et leur exercice au regard de chacune d'entre elles et de la profession médicale. Pour la profession infirmière, sa création en 1973 fit suite aux instances mises en place pour réglementer la formation et l'exercice professionnel depuis le début du XXe siècle, à savoir le Conseil de perfectionnement des écoles d'infirmières (1922), le Conseil de perfectionnement des études d'infirmières (1957), le Conseil supérieur des infirmières et infirmiers (1951, modifié en 1959).

6. Décret n° 73-901 du 14 septembre 1973 créant un Conseil supérieur des professions paramédicales.

Décret n° 79-27 du 3 janvier 1979 modifiant le décret n° 73-901 du 14 septembre 1973 créant un Conseil supérieur des professions paramédicales.

Décret n° 82-126 du 2 février 1982 relatif au Conseil supérieur des professions paramédicales.

Arrêté du 9 mars 2000 fixant la composition du Conseil supérieur des professions paramédicales.

7. [1922] – 1973.

➢ **VOIR AUSSI** Auxiliaire médical. Personnel de santé. Profession infirmière. Professionnel de santé.

CONSEIL TECHNIQUE n. m.

DÉFINITION

Instance réglementaire consultative des instituts et des écoles destinés à la formation des professions paramédicales*, dont la mission est d'assister le directeur pour ce qui concerne le fonctionnement de l'établissement et la formation des étudiants et des élèves.

NOTES

1. Dans ces différents instituts et écoles, le conseil de discipline est une émanation du conseil technique.

2. Arrêté du 1er août 1955 relatif à l'agrément des écoles d'infirmiers ou d'infirmières, d'assistant(e)s de service social.

Arrêté du 30 mars 1992 modifié, modifiant l'arrêté du 19 janvier 1988 relatif aux conditions de fonctionnement des écoles paramédicales.

Arrêté du 8 juillet 1998 modifiant l'arrêté du 19 janvier 1988 relatif aux conditions de fonctionnement des écoles paramédicales.

3. 1955.

➢ **VOIR AUSSI** Conseil de discipline.

CONSEILLER(ÈRE) PÉDAGOGIQUE n.

DÉFINITION

Directeur des soins* de première classe de la fonction publique hospitalière qui, au niveau national ou régional, a pour mission d'apporter avis et contribution dans les domaines de l'organisation et de l'évaluation des formations initiales* des professions de santé paramédicales.

NOTES

1. Au niveau national, le(la) conseiller(ère) pédagogique anime le groupe des conseillers(ères) pédagogiques régionaux.

2. Le(la) conseiller(ère) pédagogique régional(e), sous l'autorité du directeur régional des affaires sanitaires et sociales :
– participe à l'élaboration et à la mise en œuvre du schéma régional des formations, y compris l'agrément, la détermination des quotas et des capacités d'accueil des instituts et écoles publiques et privés ;
– apporte son concours aux jurys, conseils techniques, commissions spécialisées correspondantes ;
– participe à la mise au point d'indicateurs sur le contenu et le déroulement des programmes de formation, l'évaluation des parcours des professionnels de santé à l'issue de leur formation, à la réflexion sur l'adéquation des enseignements aux besoins des établissements et structures de santé.

3. Cette fonction s'exerce, pour une ou plusieurs régions, auprès d'une direction régionale des affaires sanitaires et sociales, ainsi qu'au niveau national, auprès de l'administration centrale du ministère chargé de la Santé, dans le même champ de compétence.

Le(la) conseiller(ère) pédagogique travaille en liaison avec les différents services des Directions départementales et régionales des affaires sanitaires et sociales (Ddass et Drass), notamment les médecins inspecteurs, ainsi qu'avec les autres conseillers(ères) techniques régionaux(ales) et les conseillers(ères) techniques et pédagogiques nationaux(ales).

Deux postes ont été créés à titre expérimental en 1977, dans les régions d'Ile-de-France et Rhône-Alpes. Entre 1990 et 2002, cette fonction a été assurée par l'infirmière générale conseillère technique régionale

en soins infirmiers (CTRSI). Depuis 2002, la fonction de conseiller(e) pédagogique est officialisée et généralisée.
4. Décret n° 2002-550 du 19 avril 2002 portant statut particulier du corps de directeur des soins de la fonction publique hospitalière.
5. [1977] – 2002.

➢ **VOIR AUSSI** Conseiller(ère) technique en soins.

CONSEILLER(ÈRE) TECHNIQUE EN SOINS (CTS) n.

DÉFINITION

Directeur(trice) des soins de première classe de la fonction publique hospitalière qui, au niveau national ou régional, en relation avec l'ensemble des professionnels des secteurs sanitaire et social, a pour mission d'apporter avis et contribution dans les domaines de la santé publique, l'animation et l'information des professionnels de santé.

NOTES

1. Au niveau national, le(la) conseiller(ère) technique en soins anime le groupe des conseillers(ères) techniques régionaux(ales).
2. Le(la) conseiller(ère) technique régional(e) en soins, sous l'autorité du directeur régional des affaires sanitaires et sociales :
participe à l'élaboration et à la mise en place de la politique régionale de santé, notamment en matière d'organisation et de sécurité sanitaire et de conduite de programmes de santé correspondants ;
– organise des groupes de travail relatifs aux activités sanitaires et notamment aux soins infirmiers ;
– facilite la diffusion des travaux et études relatifs aux activités sanitaires et notamment aux soins infirmiers auprès des professionnels de santé.
3. En région, le(la) conseiller(ère) technique travaille en liaison avec les différents services des Directions régionales et départementales des affaires sanitaires et sociales (Drass et Ddass), notamment les médecins inspecteurs, ainsi qu'avec les autres conseillers(ères) techniques régionaux(ales) et les conseillers(ères) techniques et pédagogiques nationaux(ales).
4. Le directeur de l'Agence régionale de l'hospitalisation peut confier des missions au(à la) conseiller(ère) technique en soins.
5. À l'initiative de Danièle Vailland et du bureau infirmier de la Direction des hôpitaux, les premiers postes de conseillère technique régionale en soins infirmiers ont été occupés à partir de 1986, à raison d'une vacation mensuelle, par certaines infirmières générales de centres hospitaliers régionaux universitaires. La fonction a été officiellement reconnue à la fin de l'année 1989 (note du 16 octobre 1989, direction des hôpitaux, ministère de la solidarité, de la santé et de la protection sociale).
6. Décret n° 2002-550 du 19 avril 2002 portant statut particulier du corps de directeur des soins de la fonction publique hospitalière.
7. [1986] – 2002.

➢ **VOIR AUSSI** Conseiller(ère) pédagogique

CONSEILLER(ÈRE) TECHNIQUE RÉGIONAL(E) EN SOINS INFIRMIERS (CTRSI) n.

➢ **VOIR** Conseiller(ère) technique en soins.

CONSENTEMENT LIBRE ET ÉCLAIRÉ n. m.

DÉFINITION

Accord donné par un patient*, après avoir reçu du médecin une information complète, loyale, adaptée et compréhensible, en préalable à tout acte à visée médicale, hors les cas où l'état du patient l'empêche de consentir. À tout moment le malade peut retirer son consentement.

NOTES

1. Cette disposition tend à instaurer un rapport contractuel entre le patient et l'équipe médicale. La trace de l'information donnée notamment sur le rapport bénéfices/risques concernant les traitements ou examens est consignée dans le dossier du patient.

2. Dans certaines situations, la réglementation prévoit une information et un accord écrit notamment pour toute recherche biomédicale, les prélèvements et les dons d'organes de donneur vivant.

3. Le consentement des mineurs et majeurs protégés est systématiquement recherché s'ils sont aptes à exprimer leur volonté et à participer à la décision, même si l'accord de la personne détentrice de l'autorité est obtenu.

4. L'information des patients est l'un des droits fondamentaux renforcé par la loi du 4 mars 2002. Elle porte sur les différents investigations, traitements, actions de prévention proposés, leur utilité, leur urgence éventuelle, leurs conséquences, les risques fréquents ou graves normalement prévisibles, les alternatives possibles, les conséquences prévisibles en cas de refus.

5. L'infirmier(ère) participe à l'évaluation de la compréhension des informations reçues par le patient et peut être amené(e) à solliciter le médecin pour apporter un complément d'information.

6. Anaes « *Informations des patients, recommandations destinées aux médecins* ».

7. Loi n° 88-1138 du 20 décembre 1988 modifiée, relative à la protection des personnes qui se prêtent à des recherches biomédicales et modifiant le *Code de la Santé publique* (communément appelée loi Huriet - Serusclat).

Décret n° 90-872 du 27 septembre 1990 portant application de la loi n° 88-1138 modifiée.

Circulaire DGS/DH n° 95-22 du 6 mai 1995 relative aux droits des patients hospitalisés et comportant une charte du patient hospitalisé.

Ordonnance n° 2000-548 du 15 juin 2000 relative à la partie législative du *Code de la Santé publique*. JO 2000/25.

Loi n° 2002-303 du 4 mars 2002 relative aux droits des malades et à la qualité du système de santé.

Loi n° 2005-370 du 22 avril 2005 relative aux droits des malades et à la fin de vie.

8. [1974] – 1988.

➢ **VOIR AUSSI** Acharnement thérapeutique. Charte du patient hospitalisé. Droits des malades. Information du patient. Investigation clinique. Recherche biomédicale. Recherche infirmière.

CONSTANTE n. f.

DÉFINITION
Valeur de référence caractéristique d'un paramètre*.

NOTES
1. Ce terme n'apparaît dans aucun texte officiel, contrairement à celui de paramètre que l'on retrouve dans tous les décrets à l'exercice de la profession d'infirmier(ère) depuis 1981, alors qu'il est utilisé couramment pour désigner la surveillance de la température, du pouls et de la pression artérielle.
2. Dans la pratique le mot est le plus souvent employé au pluriel.
3. Mil. XIXe siècle – *Le Robert, Dictionnaire historique de la langue française*, Paris, 1992.

CONSULTATION INFIRMIÈRE n. f.

DÉFINITION
Prestation programmée qui consiste à informer, conseiller, éduquer un patient* et/ou son entourage, en matière de santé* et de soins infirmiers*.

NOTES
1. La consultation infirmière est réalisée en milieu hospitalier ou extra-hospitalier, soit sur prescription médicale, soit à la demande du patient ou des infirmiers(ères).
2. Elle peut aussi être associée à une consultation pluridisciplinaire.
Les premières consultations infirmières ont été effectuées en milieu hospitalier par les infirmières stomathérapeutes.
La consultation infirmière ne figure pas sur la liste des actes de soins infirmiers.
3. Vers 1980.

➢ **VOIR AUSSI** Dépistage. Dépistage des maladies professionnelles. Dépistage des maladies (ou infections) sexuellement transmissibles. Dépistage des pratiques addictives. Éducation pour la santé. Éducation à la sexualité. Infirmier(ère) stomathérapeute.

CONTENTION PHYSIQUE n. f.

DÉFINITION
Utilisation de toute méthode manuelle, tout dispositif physique ou mécanique qu'une personne ne peut ôter facilement et qui restreint sa liberté de mouvement ainsi que l'accès à son propre corps.

NOTES
1. La contention physique est réalisée sur prescription médicale motivée, limitée à 24 heures ; elle implique la connaissance des risques liés à l'immobilisation, une évaluation régulière des besoins et des risques et un programme de soins et de surveillance individualisé. « *En cas de recours à la contention physique, celle-ci est réalisée avec les matériels adéquats, en toute sécurité pour le patient et en tenant compte de son confort.* ». Anaes, juin 1998.

2. Il existe des moyens spécifiques de contention physique comme les gilets et les sangles thoraciques, les ceintures, les attaches de poignets et de chevilles, les sièges gériatriques, les sièges avec un adaptable fixé, les barrières de lit.
3. La décision d'utiliser une contention physique chez une personne âgée ne peut être prise qu'après une évaluation des risques de chute, de déambulation excessive ou d'agitation souvent dus à des états démentiels, des pathologies cérébrales, tumorales ou vasculaires.
4. L'Agence nationale d'accréditation et d'évaluation en santé a publié, en juin 1998 un document intitulé : « *Audit clinique appliqué à l'utilisation des chambres d'isolement en psychiatrie* », et en octobre 2000, « *Limiter les risques de la contention physique de la personne âgée* ».
5. Décret n° 93-221 du 16 février 1993 relatif aux règles professionnelles des infirmiers et des infirmières, art. 2.

➢ **VOIR AUSSI** Maltraitance.

CONTINUITÉ DES SOINS n. f.

DÉFINITION
Caractère de la prise en charge des soins dont la permanence et la cohérence reposent sur l'action concertée* des différentes personnes qui participent au projet de soins infirmiers*.

NOTES
1. La continuité des soins suppose l'existence d'un système d'information, de communication et d'organisation.
2. Vers 1960.

CONTRAT DE SOINS n. m.

DÉFINITION
Accord passé entre l'équipe de santé mentale* et la personne soignée*, définissant les objectifs, les moyens thérapeutiques et les responsabilités de chacune des parties dans la conduite du traitement.

NOTES
1. Il est fondé sur le consentement du malade mental et fait le plus souvent l'objet d'un document écrit, signé par les deux parties.
2. La notion de contrat de soins s'est développée dans le courant de la psychiatrie sociale (G. Bleandonu, *Dictionnaire de psychiatrie sociale*, Paris, Payot, 1976).
3. Le décret n° 2002-194 du 11 février 2002 relatif aux actes professionnels et à l'exercice de la profession d'infirmier(ère), dans les articles 5 et 6, introduit la notion d'engagement thérapeutique, terme encore peu usité dans le langage professionnel.
4. Vers 1960.

➢ **VOIR AUSSI** Contrat de soins infirmiers. Projet de soins. Projet thérapeutique. Surveillance et évaluation des engagements thérapeutiques qui associent le médecin, l'infirmière et le patient.

CONTRAT DE SOINS INFIRMIERS n. m.

DÉFINITION
Accord oral ou écrit entre l'infirmier(ère)* et la personne soignée*, et/ou son entourage, par lequel les deux parties s'entendent sur les objectifs, les moyens et la réalisation des soins*.

NOTE

1. Vers 1980.

➢ **VOIR AUSSI** Contrat de soins. Démarche de soins infirmiers. Projet de soins.

CONTRAT PÉDAGOGIQUE n. m.

DÉFINITION

Accord passé entre le cadre de santé formateur* et l'étudiant ou le groupe d'étudiants, dont les clauses permettent de mener à bien un projet personnalisé dans le cadre de la formation.

NOTES

1. Il fait l'objet d'une négociation et aboutit le plus souvent à un document écrit signé par les deux parties.
2. Vers 1980.

➢ **VOIR AUSSI** Guidance. Objectif pédagogique. Projet pédagogique. Suivi pédagogique.

CONTRÔLE DE COMPATIBILITÉ TRANSFUSIONNELLE n. m.

DÉFINITION

Vérification ultime et obligatoire réalisée au lit du patient avant toute transfusion sanguine, pour éviter une erreur transfusionnelle due à une incompatibilité avec le sang du receveur dans le système ABO.

NOTES

1. Les termes de contrôle prétransfusionnel ultime, de compatibilité ou de contrôle ultime au lit du malade sont aussi utilisés.
2. Le décret de 2002 insiste sur le contrôle obligatoire préalable de l'identité du receveur.
Loi n° 93-5 du 4 janvier 1993 relative à la sécurité en matière de transfusion sanguine et médicamenteuse.
3. Décret n° 2002-194 du 11 février 2002 relatif aux actes professionnels et à l'exercice de la profession d'infirmier(ère), art. 8.
4. Vers 1970.

➢ **VOIR AUSSI** Injection et transfusion de produits d'origine humaine nécessitant préalablement à leur réalisation lorsque le produit l'exige, un contrôle d'identité et de compatibilité obligatoire.

CONTRÔLE DES DIFFÉRENTS PARAMÈTRES DES APPAREILS DE VENTILATION ASSISTÉE OU DE MONITORAGE n. m.

DÉFINITION

Acte de soins infirmiers* sur prescription médicale* qui consiste à surveiller l'ensemble des indicateurs* témoignant du fonctionnement des appareils de ventilation artificielle et de monitorage.

NOTES

1. Le contrôle régulier et systématique a pour but d'assurer une sécurité maximale à un patient totalement ou partiellement assisté et dépendant d'un appareil de ventilation artificielle ou de monitorage.

2. Le contrôle porte sur les différents paramètres indiqués sur les appareils de ventilation artificielle notamment :
– le réglage des systèmes d'alarme, les humidificateurs, les manomètres ;
– la fréquence respiratoire (volume courant, pression d'insufflation) ;
– le mélange délivré, la fraction inspirée d'oxygène (FiO_2) ;
– la pression expiratoire positive (PEP) ;
– l'analyseur de gaz ;
– les gaz expirés.
Il porte également sur les différents paramètres indiqués par les appareils de monitorage dont :
– la fréquence cardiaque ;
– le tracé électrocardiographique ;
– la pression artérielle ;
– la saturation en oxygène.
3. Cet acte a été reconnu, en 1993, comme acte de soins infirmiers sur prescription médicale, (décret n° 93-345 du 15 mars 1993 relatif aux actes professionnels et à l'exercice de la profession d'infirmier(ère), abrogé).
4. Arrêté du 3 octobre 1995 relatif aux modalités d'utilisation et de contrôle des matériels et dispositifs médicaux assurant les fonctions et actes cités au *Code de la Santé publique*.
Décret n° 2002-194 du 11 février 2002 relatif aux actes professionnels et à l'exercice de la profession d'infirmier(ère), art. 6.
5. [Mil. XXe siècle] – 1993.

➢ **VOIR AUSSI** Constante. Paramètre. Surveillance des patients placés sous des appareils de ventilation assistée ou de monitorage. Vérification du fonctionnement des appareils de ventilation assistée ou de monitorage.

CONVENTION DE STAGE n. f.

DÉFINITION
Contrat établi entre les directeurs de l'établissement de formation et du terrain de stage* qui définit leurs responsabilités respectives et les modalités pédagogiques pratiques, financières et déontologiques propres à la situation du stagiaire*.

NOTES
1. Le stagiaire peut en être signataire si la convention est tripartite.
2. Vers 1980.

➢ **VOIR AUSSI** Centre de formation. Formation continue. Stage.

CORRESPONDANT EN HYGIÈNE n. m.

DÉFINITION
Professionnel de santé* reconnu par le comité de lutte contre les infections nosocomiales*, ayant pour mission de faciliter la mise en œuvre des actions de prévention et de surveillance des infections nosocomiales* dans son secteur d'activité.

NOTES
1. Le comité de lutte contre les infections nosocomiales et l'équipe opérationnelle d'hygiène déterminent le profil des correspondants, la durée de leur mandat, le champ et l'organisation de leurs activités, le contenu de leur formation.

2. Un correspondant médical et un correspondant paramédical sont identifiés dans chaque service.
Leur rôle comprend :
– la participation à la prévention des infections nosocomiales ;
– la diffusion des informations dans le service et à l'équipe opérationnelle en hygiène hospitalière ;
– la participation à la surveillance et au signalement d'événements inhabituels ;
– la participation à l'évaluation des pratiques et des moyens.
3. Les correspondants médicaux sont désignés par le responsable médical de secteur et dans les établissements privés, par le directeur ou représentant légal de l'établissement. Les correspondants paramédicaux sont désignés par le responsable de l'encadrement paramédical de leur secteur en concertation avec le coordonnateur général des soins ou, dans les établissements privés, avec le responsable du service de soins infirmiers.
4. Avant 1999, le terme de « référent en hygiène » a été utilisé.
5. Circulaire DGS/VS/VS2-DH/EO1-n° 17 du 19 avril 1995 relative à la lutte contre les infections nosocomiales dans les établissements de santé publics ou privés participant à l'exécution du service public.
Décret n° 99-1034 du 6 décembre 1999 relatif à l'organisation de la lutte contre les infections nosocomiales dans les établissements de santé et modifiant le *Code de la Santé publique.*
Circulaire n° 645 du 29 décembre 2000 relative à la lutte contre les infections nosocomiales dans les établissements de santé.
6. [1990] – 2000.

➢ **VOIR AUSSI** Équipe opérationnelle en hygiène hospitalière. Infirmier(ère) hygiéniste.

CRITÈRE n. m.

DÉFINITION
Élément d'évaluation qui permet de mesurer un état ou une situation en fonction du but recherché.

NOTE
1. Vers 1980.

➢ **VOIR AUSSI** Critère de soins infirmiers. Démarche de soins infirmiers. Évaluation de la qualité. Évaluation de la qualité des soins infirmiers. Indicateur.

CRITÈRE DE SOINS INFIRMIERS n. m.

DÉFINITION
Élément d'évaluation qui permet de mesurer l'état de santé d'une personne ou d'un groupe ainsi que la qualité des soins infirmiers* en fonction des objectifs de soins infirmiers*

NOTE
1. Vers 1960.

➢ **VOIR AUSSI** Critère. Démarche de soins infirmiers. Évaluation de la qualité des soins infirmiers. Indicateur d'activité en soins infirmiers.

CURATELLE n. f.

DÉFINITION
Régime de protection prévu pour les incapables majeurs qui, sans être hors d'état

d'agir par eux-mêmes, ont besoin d'être conseillés ou contrôlés dans les actes de la vie civile, ou bien s'ils sont prodigues, intempérants ou oisifs. (J. Carrère. et J. Dessaigne, *Lexique des termes usuels de psychiatrie*, Nancy, Berger-Levrault, 1982)

NOTES

1. La décision de curatelle est prononcée au vu d'un certificat médical par le juge des tutelles qui doit avoir au préalable un entretien avec la personne.
2. 1968. Loi n° 68-5 du 3 janvier 1968 portant réforme du droit des incapables majeurs.

➢ **VOIR AUSSI** Sauvegarde de justice. Tutelle. Tuteur.

CURE DE SEVRAGE n. f.

DÉFINITION

Acte de soins infirmiers*, sur prescription médicale* à condition qu'un médecin puisse intervenir à tout moment, qui consiste à accompagner un patient* en état de dépendance* afin de l'aider à rompre avec sa toxicomanie.

NOTES

1. Elle consiste à supprimer ou à diminuer progressivement l'utilisation du toxique, tout en traitant les troubles physiques et mentaux que le sevrage entraîne. La cure peut comporter l'administration d'un produit de substitution.
2. Elle requiert le consentement et l'adhésion du patient, l'aide de son entourage et l'application du contrat de soins convenu entre la personne toxicomane et l'équipe soignante.
3. Cette cure est reconnue en 1993 comme acte de soins infirmiers sur prescription médicale à condition qu'un médecin puisse intervenir à tout moment (décret n° 93-345 du 15 mars 1993 relatif aux actes professionnels et à l'exercice de la profession d'infirmier(ère), abrogé).
4. Décret n° 2002-194 du 11 février 2002 relatif aux actes professionnels et à l'exercice de la profession d'infirmier(ère), art. 8.
5. [Mil. du XXe siècle] – 1993.

➢ **VOIR AUSSI** Aide et soutien psychologiques. Accompagnement. Contrat de soins. Relation d'aide. Relation d'aide thérapeutique.

CURE DE SEVRAGE ET CURE DE SOMMEIL n.

➢ **VOIR** Cure de sevrage. Cure de sommeil.

CURE DE SOMMEIL n. f.

DÉFINITION

Acte de soins infirmiers*, sur prescription médicale* à condition qu'un médecin puisse intervenir à tout moment, qui consiste à administrer un traitement à base d'hypnotiques et de neuroleptiques induisant le sommeil prolongé d'un patient* aussi proche que possible du sommeil naturel.

NOTES

1. La cure de sommeil est indiquée dans le traitement de troubles psychiatriques, comme les états dépressifs et anxieux sévères, et de certaines maladies psycho-

C

somatiques. Elle nécessite une surveillance infirmière permanente.

2. La durée de la cure dépend de l'état du patient. Les phases de sommeil sont interrompues pendant quelques heures pour l'alimentation et les soins d'hygiène.

3. Ce soin est reconnu comme acte de soins infirmiers sur prescription médicale en 1993 (décret n° 93-345 du 15 mars 1993 relatif aux actes professionnels et à l'exercice de la profession d'infirmier(ère), abrogé).

4. Décret n° 2002-194 du 11 février 2002 relatif aux actes professionnels et à l'exercice de la profession d'infirmier(ère), art. 8.

5. [Mil. XXe siècle] – 1993.

➢ **VOIR AUSSI** Aide et soutien psychologiques. Entretien individuel à visée psychothérapique. Relation d'aide. Relation d'aide thérapeutique. Surveillance.

DÉCHETS D'ACTIVITÉS DE SOINS n. m. pl.

DÉFINITION

Produit à éliminer issu des activités de diagnostic, de suivi et de traitement préventif, curatif ou palliatif, dans le domaine de la médecine humaine et vétérinaire.

NOTES

1. Ces déchets à éliminer comprennent :

– ceux qui présentent un risque infectieux du fait qu'ils contiennent des micro-organismes viables ou leurs toxines susceptibles de provoquer une maladie chez l'homme ou chez d'autres organismes vivants ;

– ceux qui relèvent des catégories suivantes :

- matériaux et matériels piquants ou coupants destinés à l'abandon, qu'ils aient été ou non en contact avec un produit biologique ;
- produits sanguins à usage thérapeutique incomplètement utilisés ou arrivés à péremption ;
- déchets anatomiques humains, correspondant à des fragments non aisément identifiables ;
- produits toxiques solides ou liquides ;
- déchets radioactifs solides, liquides ou gazeux.

2. Sont assimilés aux déchets d'activités de soins, les déchets issus des activités d'enseignement, de recherche et de production industrielle dans le domaine de la médecine humaine et vétérinaire ainsi que ceux issus des activités de thanatopraxie présentant les caractéristiques précisées dans la note 1.

3. Toute personne morale ou physique qui produit des déchets est tenue de les éliminer en respectant les étapes suivantes :

– tri sélectif dès leur production ;

– conditionnement dans des emballages à usage unique fermés temporairement, puis définitivement ;

– stockage dans des grands récipients pour vrac ;

– élimination par incinération ou par prétraitement par des appareils de désinfection ;

– collecte et traitement dans les filières adéquates.

4. Les pièces anatomiques, organes ou membres, ou fragments d'organes ou de membres, doivent obligatoirement être incinérés dans un crématorium autorisé.

5. Tout producteur de déchets d'activités de soins à risques infectieux doit consigner ces opérations dans des documents réglementaires pour en assurer la traçabilité. Ces dispositions s'appliquent également à l'élimination des pièces anatomiques.

6. Décret n° 93-221 du 16 février 1993 relatif aux règles professionnelles des infirmiers et des infirmières, art. 11.

Décret n° 97-1048 du 6 novembre 1997 relatif à l'élimination des déchets d'activités de soins et assimilés et des pièces anatomiques.
Arrêté du 7 septembre 1999 relatif aux modalités d'entreposage des déchets d'activités de soins à risques infectieux et assimilés et des pièces anatomiques.
Arrêté du 7 septembre 1999 relatif au contrôle des filières d'élimination des déchets d'activités de soins à risques infectieux et des pièces anatomiques.
Arrêté du 24 novembre 2003 relatif aux emballages des déchets d'activités de soins à risques infectieux et assimilés et des pièces anatomiques d'origine humaine.
7. Vers 1980.

➢ **VOIR AUSSI** Accident d'exposition au sang. Infection nosocomiale. Risque infectieux. Traçabilité.

DÉCISION INFIRMIÈRE n. f.

DÉFINITION
Processus aboutissant au choix par l'infirmier(ère)* d'actions qu'il(elle) met en œuvre au regard des problèmes de santé d'une personne ou d'un groupe de personnes, en vertu de son rôle propre*, ou face à une situation d'urgence.

NOTES
1. En cas d'urgence et en dehors de la mise en œuvre d'un protocole, l'infirmier(ère) décide des gestes à pratiquer en attendant qu'un médecin puisse intervenir (décret n° 2002-194 relatif aux actes professionnels et à l'exercice de la profession d'infirmier(ère), art. 13).
2. Il(elle) rend compte des observations et des actes réalisés dans le dossier de soins infirmiers.
3. Vers 1980.

➢ **VOIR AUSSI** Actes conservatoires. AIS (Acte infirmier de soins). Démarche de soins infirmiers. Diagnostic infirmier. Dossier de soins infirmiers. Problème de soins infirmiers.

DÉCONTAMINATION n. f.

DÉFINITION
Opération au résultat momentané qui vise à inhiber, éliminer ou tuer les micro-organismes indésirables des matériels et des surfaces.

NOTES
1. La décontamination puis le nettoyage du matériel sont les préliminaires indispensables aux procédures de stérilisation.
2. La qualité de la décontamination dépend de deux facteurs :
– l'action chimique : le choix du produit, sa dilution, la température de la solution, le temps de contact ;
– l'action mécanique : le nettoyage.
3. Dans tous les cas, il est conseillé de suivre les recommandations du comité de lutte contre les infections nosocomiales (Clin) qui rédige et valide les protocoles de décontamination adaptés aux différentes situations.
4. Déb. XXe siècle.

➢ **VOIR AUSSI** Comité de lutte contre les infections nosocomiales. Désinfection. Infection nosocomiale. Stérilisation.

DÉCRET DE COMPÉTENCE INFIRMIÈRE n. m.

DÉFINITION
Expression d'usage employée pour désigner le texte réglementaire relatif à l'exercice de la profession d'infirmier(ère)* et aux actes que l'infirmier(ère) diplômé(e) d'État* est habilité(e) à effectuer en fonction de son rôle propre* et sur prescription médicale*.

NOTES
1. Ce décret délimite, dans le champ juridique, la compétence reconnue à l'infirmier(ère). L'expression apparaît notamment avec le décret n° 93-345 du 15 mars 1993 relatif aux actes professionnels et à l'exercice de la profession d'infirmier(ère).
2. Décret n° 2002-194 du 11 février 2002 relatif aux actes professionnels et à l'exercice de la profession d'infirmier(ère).
3. [1981] – 1993.

➢ **VOIR AUSSI** Acte de soins infirmiers. *Code de Déontologie*. Fonction infirmière. Règles professionnelles.

DEMANDE DE SOINS n. f.

DÉFINITION
Manifestation verbale ou non verbale d'un besoin de santé*. La demande de soins évolue en fonction de l'offre de soins*, des caractéristiques démographiques et épidémiologiques, ainsi que des facteurs économiques, psychologiques et socioculturels.

NOTE
Vers 1970.

➢ **VOIR AUSSI** Planification sanitaire. Programme de santé. Promotion de la santé.

DÉMARCHE COMMUNAUTAIRE n. f.

➢ **VOIR** Démarche en santé communautaire.

DÉMARCHE DE SOINS INFIRMIERS (DSI) n. f.

DÉFINITION
Processus fondé sur une conception des soins infirmiers* visant à dispenser des soins individualisés* continus.

NOTES
1. La démarche de soins infirmiers comprend plusieurs étapes ordonnées dont le nombre varie selon les auteurs :
– le recueil et le traitement des données relatives à la situation de la personne soignée qui conduisent à l'élaboration des diagnostics infirmiers ;
– la planification des soins qui consiste à fixer les objectifs de soins et les délais pour les atteindre, à décider et à programmer les actes de soins infirmiers ;
– la mise en œuvre de ces actes ;
– l'évaluation des résultats, base de réajustements éventuels.
2. La démarche de soins infirmiers (DSI) est entrée dans la nomenclature, par l'arrêté du 28 juin 2002 modifiant la nomenclature des actes professionnels des médecins, des chirurgiens dentistes, des sages-femmes et des auxiliaires médicaux.

3. Dans la pratique et la littérature professionnelles, on trouve des expressions de même sens : processus de soins infirmiers, démarche infirmière, projet global de soins infirmiers. Le terme employé pour désigner cette méthode fut celui de plan de soins infirmiers lors de la réforme des études d'infirmiers(ères) de 1972, puis celui de démarche de soins infirmiers, lors de l'aménagement de ce programme en 1979. L'usage de ce terme s'est imposé depuis, mais dans le langage courant le terme le plus souvent employé est démarche de soins.

4. Décret n° 92-264 du 23 mars 1992 relatif aux études conduisant au diplôme d'État d'infirmier(ère) et arrêté du 23 mars 1992 relatif au programme des études.

Décret n° 93-221 du 16 février 1993 relatif aux règles professionnelles des infirmiers et infirmières.

Décret n° 2002-194 du 11 février 2002 relatif aux actes professionnels et à l'exercice de la profession d'infirmier(ère), art. 3.

Arrêté du 1er mars 2002 portant approbation de la convention nationale des infirmiers(ères) et de son avenant n° 1 pour un plan pluriannuel de valorisation de l'exercice libéral de la profession d'infirmier(ère).

Arrêté du 28 juin 2002 modifiant la nomenclature générale des actes professionnels des médecins, des chirurgiens-dentistes, des sages-femmes et des auxiliaires médicaux, art. 11.

5. [1972] – 1979.

➢ **VOIR AUSSI** Acte infirmier de soins (AIS). Analyse de situation. Anamnèse infirmière. Diagnostic infirmier. Décision infirmière. Évaluation des soins infirmiers. Plan de soins infirmiers. Planification des soins infirmiers. Résumé de soins infirmiers.

DÉMARCHE EN SANTÉ COMMUNAUTAIRE n. f.

DÉFINITION

Suite ordonnée d'opérations qui vise à planifier, mettre en œuvre et évaluer une action de santé en faveur d'une population déterminée, associée au processus.

NOTE

Vers 1980.

➢ **VOIR AUSSI** Action communautaire. Démarche en santé publique. Santé publique. Soins de santé communautaires. Soins de santé primaires.

DÉMARCHE EN SANTÉ PUBLIQUE n. f.

DÉFINITION

Suite ordonnée d'opérations qui vise à identifier les problèmes de santé d'une population, à déterminer, planifier, mettre en œuvre et évaluer les actions collectives de santé.

NOTES

1. Toute démarche en santé publique implique un travail en équipe pluridisciplinaire.

2. L'expression apparaît en France vers 1970 avec l'enseignement de la santé publique.

3. Vers 1970.

➢ **VOIR AUSSI** Action concertée. Démarche en santé communautaire. Équipe pluridisciplinaire. Santé publique. Soins de santé communautaires. Soins de santé primaires.

DÉMONSTRATION n. f.

DÉFINITION
Procédure pédagogique qui consiste à expliquer, montrer et faire pratiquer des techniques de soins*, à appliquer des protocoles ou à utiliser des produits, des instruments, des dispositifs médicaux*.

NOTES
1. Cette procédure a été à l'origine de l'apprentissage du métier d'infirmier(ère) depuis la fin du XIXe siècle. Pratiquée dans les instituts de formation en soins infirmiers, le plus souvent sur des mannequins, la démonstration des techniques de soins se fait aussi en situation réelle sur les lieux de stage.
2. 1876.

➢ **VOIR AUSSI** Apprentissage. Enseignement clinique. Protocole de soins infirmiers. Stage. Stagiaire.

DÉPENDANCE n. f.

DÉFINITION
État où la personne est dans l'impossibilité de satisfaire elle-même un ou plusieurs de ses besoins* et nécessitant la mise en œuvre d'actions de suppléance. Ce terme désigne aussi l'état d'une personne sous l'influence d'une autre personne ou d'un groupe et/ou asservie à l'alcool, au tabac, à des drogues ou à des médicaments.

NOTE
Vers 1960.

➢ **VOIR AUSSI** Aide et soutien psychologiques. Dépistage des pratiques addictives. Relation d'aide. Relation d'aide thérapeutique. Soins liés aux fonctions d'entretien et de continuité de la vie.

DÉPISTAGE n. m.

DÉFINITION
Action organisée de santé publique*, réalisée sur une population cible* apparemment en bonne santé* qui consiste à déceler, le cas échéant, une maladie* ou une déficience asymptomatique.

NOTES
1. Le but du dépistage est de parvenir à une prise en charge médicale efficace et précoce des personnes dont les résultats des tests ou examens sont soit positifs, soit douteux.
2. Une action de dépistage est conduite selon des méthodes et des critères précis notamment : fiabilité, sécurité, simplicité, acceptabilité, rapport coût/efficacité satisfaisant.
3. 1922. – *Le Robert, dictionnaire historique de la langue française*, Paris, 1992.

➢ **VOIR AUSSI** Consultation infirmière. Dépistage des pratiques addictives. Dépistage des maladies professionnelles. Dépistage des maladies sexuellement transmissibles (le terme d'infection tend à remplacer celui de maladie). Dépistage et évaluation des risques de maltraitance. Prévention primaire. Prévention secondaire.

DÉPISTAGE DES MALADIES PROFESSIONNELLES n. m.

DÉFINITION

Action organisée de santé publique* réalisée sur une population de travailleurs apparemment en bonne santé* qui consiste à déceler un état pathologique résultant de l'exercice habituel et normal de leur métier.

NOTES

1. Une maladie est dite professionnelle si elle est la conséquence directe de l'exposition plus ou moins prolongée des personnes à un risque physique, chimique, biologique ou si elle résulte des conditions dans lesquelles elles exercent leur travail.

2. Le législateur distingue :

– les maladies professionnelles indemnisables répertoriées dans des tableaux annexés au *Code de la Sécurité sociale*, précisant l'agent causal, les symptômes ou lésions pathologiques, le délai de prise en charge (délai maximal entre la cessation d'exposition au risque et la première constatation médicale de la maladie), les travaux susceptibles de provoquer l'affection en cause ;

– les maladies à caractère professionnel que le médecin traitant ou le médecin du travail considèrent comme d'origine professionnelle mais qui ne figurent pas dans les tableaux. Elles peuvent ouvrir droit à indemnisation au titre de maladies professionnelles après expertise d'un comité régional de reconnaissance des maladies professionnelles.

3. « *La législation qui ne s'appliquait, à l'origine qu'aux accidents du travail proprement dits, a été étendue aux maladies professionnelles par une loi du 25 octobre 1919.* » J. Proteau - M. Philbert, *Médecine du travail*, Masson, Malesherbes, 1980.

4. La participation de l'infirmier(ère) au dépistage des maladies professionnelles est apparue dans le décret n° 81-539 du 12 mai 1981 relatif à l'exercice de la profession d'infirmier(ère).

5. Décret n° 2002-914 du 11 février 2002 relatif aux actes professionnels et à l'exercice de la profession d'infirmier(ère), art. 14.

6. [1919] – 2002.

➢ **VOIR AUSSI** Dépistage.

DÉPISTAGE DES MALADIES SEXUELLEMENT TRANSMISSIBLES n. m.

DÉFINITION

Action organisée de santé publique* en vue de déceler, chez une personne ou un groupe de personnes, une éventuelle infection pouvant être transmise lors de rapports sexuels.

NOTES

1. La syphilis, les gonococcies, l'herpès, le sida, l'hépatite C, l'hépatite B, la chlamydiose, l'infection à papillomavirus, entre autres, sont répertoriées dans les maladies sexuellement transmissibles (le terme d'infection sexuellement transmissible tend à remplacer celui de maladie).

2. Le dépistage consiste à repérer les facteurs de risque des personnes par un

recueil de données spécifiques (partenaires multiples, rapports sexuels non protégés, antécédents de maladies sexuellement transmissibles, toxicomanie par injection intraveineuse...), à effectuer un examen médical et un bilan biologique.
Dans tous les cas de dépistage des maladies sexuellement transmissibles, l'accompagnement des personnes met l'accent sur la prévention, l'éducation et, si nécessaire, sur une prise en charge thérapeutique.
Il existe des centres de dépistage anonyme et gratuit.
3. L'action de l'infirmier(ère) en matière de dépistage des maladies sexuellement transmissibles a été reconnue en 1993 (décret n° 93-345 du 15 mars 1993 relatif aux actes professionnels et à l'exercice de la profession d'infirmier(ère), abrogé).
4. Décret n° 2002-914 du 11 février 2002 relatif aux actes professionnels et à l'exercice de la profession d'infirmier(ère), art. 14.
5. [Déb. XXe] – 1993.

➢ **VOIR AUSSI** Accompagnement. Dépistage. Éducation à la sexualité. Éducation pour la santé.

DÉPISTAGE DES PRATIQUES ADDICTIVES n. m.

DÉFINITION
Action organisée de santé publique* en vue de rechercher chez une personne par l'observation*, l'écoute et le dialogue, la présence de conduites ou de comportements* entraînant une dépendance* à des drogues illicites ou licites, notamment alcool, tabac, médicaments.

NOTES
1. Le dépistage a pour but d'évaluer les problèmes qui peuvent en découler, qu'ils soient d'ordre psychologique, physique, psychique ou social.
2. Le terme addiction provient du latin signifiant « esclavage pour dettes » ou « contrainte par corps » ; il désigne métaphoriquement la toxicomanie dans une conception psychologique, qui ferait de la dépendance physique l'équivalent d'une peine auto-infligée, Postel Jacques, *Dictionnaire de la psychiatrie et de la psychopathologie clinique*, Paris, Larousse, 1993. Le terme anglais *addiction* qui signifie asservissement est généralement traduit par assuétude et celui de *drug addiction* par toxicomanie.
3. Décret n° 2002-194 du 11 février 2002 relatif aux actes professionnels et à l'exercice de la profession d'infirmier(ère), art. 2.
4. Fin XXe siècle.

➢ **VOIR AUSSI** Dépistage.

DÉPISTAGE ET ÉVALUATION DES RISQUES DE MALTRAITANCE n.

➢ **VOIR** Dépistage. Maltraitance.

DÉSINFECTION n. f.

DÉFINITION
« *Opération au résultat momentané, ayant pour but d'éliminer, de tuer ou d'inhiber les micro-organismes et/ou d'inactiver les virus indésirables portés par des milieux inertes contaminés en fonction des objectifs fixés.* » (Norme Afnor NFT 72-101)

NOTES

1. La désinfection agit avant tout par procédé physique ou chimique, sur les germes pathogènes, mais ne détruit que partiellement les spores et les virus.

2. Il est indispensable de suivre les recommandations du Comité de lutte contre les infections nosocomiales (Clin) ; il rédige et valide des protocoles de désinfection adaptés aux situations à risque dans les établissements de santé.

3. La participation à la procédure de désinfection et de stérilisation des dispositifs médicaux réutilisables fait partie des actes de soins infirmiers exercés en priorité par les infirmiers(ères) diplômé(es) d'État de bloc opératoire (Ibode).

4. Décret n° 2002-194 du 11 février 2002 relatif aux actes professionnels et à l'exercice de la profession d'infirmier(ère), art. 5 et 12.

5. Mil. XIXe siècle.

➢ **VOIR AUSSI** Comité de lutte contre les infections nosocomiales. Décontamination. Infection nosocomiale. Stérilisation.

DÉTECTION DE PARASITOSES EXTERNES ET SOINS AUX PERSONNES ATTEINTES DE CELLES-CI n. f.

DÉFINITION

Actes de soins infirmiers*, relevant du rôle propre*, visant à mettre en évidence chez une personne ou un groupe de personnes, des parasites tels que les poux de tête, de corps et de pubis, les tiques et les puces, et l'acarien de la gale, pour les éliminer, éviter la surinfection des lésions cutanées et prévenir la contagion. Ces soins* comprennent généralement des mesures d'hygiène et l'application de produits de contact dont l'action est rémanente.

NOTES

1. Le pou de tête est décelable par des lésions de grattage du cuir chevelu et de la nuque et par l'apparition des lentes (œufs), le pou de corps par des lésions de grattage au haut du dos. Le pou de poils est dépisté par des lésions de grattage et de petites taches bleu ardoise au niveau de l'abdomen et des cuisses. Le signe spécifique de la présence de l'acarien de la gale (sarcopte) est le sillon scabieux, lésion filiforme sinueuse de quelques millimètres (vésicules et papules) apparaissant dans les espaces interdigitaux et la face antérieure des poignets, responsable de démangeaisons importantes, en particulier la nuit. Les tiques élisent le plus souvent domicile dans les cheveux et s'accrochent à la peau avec l'organe qui leur sert à sucer le sang. La puce est le plus souvent décelable par l'apparition de piqûres au niveau de la ceinture abdominale.

2. Enseignés et pratiqués depuis la fin du XIXe siècle, ces soins ont été reconnus comme actes de soins infirmiers relevant du rôle propre en 1981 (décret n° 81-539 du 12 mai 1981 relatif à la profession d'infirmier(ère) et repris dans les décrets successifs en 1984 et 1993).

3. Décret n° 2002-194 du 11 février 2002 relatif aux actes professionnels et à l'exercice de la profession d'infirmier(ère), art. 5.

4. [Fin XIXe siècle] – 1981.

➢ **VOIR AUSSI** Soins d'hygiène corporelle et de propreté.

DÉTRESSE PHYSIQUE ET PSYCHIQUE n. f.

DÉFINITION
État de souffrance globale qui peut mettre en péril la vie d'une personne. Il se traduit notamment par un sentiment de désarroi, de solitude, d'abandon, d'incompréhension et/ou par une dégradation physique.

NOTES
1. Il existe des instruments de mesure pour évaluer la détresse comportant des indicateurs tels que l'expression du visage, les attitudes et positions du corps. Certains auteurs englobent ces différentes réactions sous l'appellation « conduite de détresse ».
2. Décret n° 2002-194 du 11 février 2002 relatif aux actes professionnels et à l'exercice de la profession d'infirmier(ère), art. 2.
3. [Fin XXe siècle] – 2002.

➢ **VOIR AUSSI** Accompagnement. Évaluation de la douleur. Interruption volontaire de grossesse. Prise en charge de la douleur. Soins d'accompagnement aux personnes en fin de vie. Soins palliatifs.

DIAGNOSTIC INFIRMIER n. m.

DÉFINITION
Énoncé d'un jugement clinique effectué par l'infirmier(ère)* dans le cadre de son rôle propre* et sous sa responsabilité, concernant les réactions d'une personne ou d'un groupe de personnes à leurs problèmes de santé. Ce jugement résulte de l'analyse des données recueillies, de la recherche des causes réelles ou présumées du problème considéré et de ses conséquences.

NOTES
1. En théorie, le diagnostic infirmier est validé avec la personne et/ou son entourage ou par le groupe ; il oriente les interventions infirmières.
2. Il peut être utilisé comme indicateur d'activité en soins infirmiers.
3. L'élaboration d'une nomenclature des diagnostics infirmiers est issue d'un mouvement professionnel qui a vu le jour en 1973 à l'université de Saint-Louis dans l'état du Missouri aux États-Unis. Depuis 1991, l'Association francophone européenne du diagnostic infirmier (Afedi) collabore avec la *North american nursing diagnosis association* (Nanda) pour la validation et l'adaptation des diagnostics infirmiers en France.
4. En France, l'usage de ce terme est attesté en 1986 dans le *Guide du service infirmier, Terminologie des soins infirmiers,* BO n° 86-21 bis. Il est officialisé dans l'arrêté du 23 mars 1992 relatif au programme des études conduisant au diplôme d'État d'infirmier(ère) et dans le décret n° 93-345 du 15 mars 1993 relatif aux actes professionnels et à l'exercice de la profession d'infirmier(ère). Vers 1970, grâce à la traduction par Catherine Mordacq de l'article de June S. Rothberg, *Pourquoi un diagnostic infirmier ?* paru dans l'*American Journal of Nursing* en mai 1967, le diagnostic infirmier est abordé dans le cours de soins infirmiers généraux et de santé publique, à l'École

internationale d'enseignement infirmier supérieur de Lyon.
5. Décret n° 2002-194 du 11 février 2002 relatif aux actes professionnels et à l'exercice de la profession d'infirmier(ère), art. 3.
6. [Vers 1970] – 1986.

➢ **VOIR AUSSI** Analyse de situation. Anamnèse infirmière. Autonomie de l'infirmier(ère). Décision infirmière. Démarche de soins infirmiers. Diagnostic infirmier prévalent. Dossier de soins infirmiers. Plan de soins guide. Problème de soins infirmiers.

DIAGNOSTIC INFIRMIER PRÉVALENT n. m.

DÉFINITION
Diagnostic infirmier* le plus fréquemment posé pour les patients d'un même service ou appartenant à un même groupe homogène de malades.

NOTES
1. Le Groupe homogène de malades (GHM) comprend les patients classés selon des caractéristiques cliniques proches, des processus diagnostiques et thérapeutiques comparables.
2. Ce diagnostic peut servir de base à l'élaboration d'un plan de soins guide.
3. Vers 1990.

➢ **VOIR AUSSI** Plan de soins guide. Prévalence.

DIAGRAMME DE SOINS n. m.

DÉFINITION
Document standardisé permettant d'enregistrer les actes de soins dispensés par l'équipe soignante*. Pour les infirmiers(ères), son utilisation répond à la mise en œuvre de la démarche de soins infirmiers*.

NOTES
1. Les rubriques du diagramme sont déterminées en fonction des soins les plus couramment effectués dans le service.
2. Élément du dossier de soins infirmiers, il sert à planifier, organiser, réaliser les soins infirmiers et contrôler leur exécution. Il permet de consigner les actes en complément des observations des transmissions ciblées.
3. Chaque professionnel réalisant les soins est identifié.
4. Depuis 1970, les soignants utilisent des outils d'organisation des soins, mais le diagramme de soins a été introduit vers 1990, par des organismes de formation continue.
5. Vers 1990.

➢ **VOIR AUSSI** Dossier de soins infirmiers. Transmissions ciblées.

DIALYSE PÉRITONÉALE n. f.

DÉFINITION
Technique d'épuration extrarénale qui consiste à créer des échanges entre le sang du patient* et un liquide de dialysat au travers de la membrane péritonéale.

NOTES
1. Elle est de plus en plus employée pour le traitement à domicile des patients atteints d'insuffisance rénale chronique, qui assurent eux-mêmes chaque jour leur traitement.

La Dialyse péritonéale continue ambulatoire (DPCA) se déroule par cycles à intervalles réguliers, pendant 24 heures. Une autre méthode de dialyse péritonéale est réalisée à l'aide d'une machine qui automatise les cycles.

2. Cette technique a été préconisée par Putman et Gantner en 1923 et utilisée en 1947 par M. Dérot, P. Tanret et J.-L. Reymond.

3. [1923] – 1947.

➢ **VOIR AUSSI** Branchement, surveillance et débranchement d'une dialyse péritonéale. Hémodialyse. Soins et surveillance des patients sous dialyse péritonéale.

DIALYSE RÉNALE n. f.

➢ **VOIR** Hémodialyse.

DIPLÔME D'ÉTAT D'INFIRMIER(ÈRE) n. m.

DÉFINITION

Acte officiel qui sanctionne la formation en soins infirmiers* et habilite son détenteur à exercer la profession infirmière*.

NOTES

1. Des textes réglementaires régissent l'enseignement préparatoire et les modalités de délivrance du diplôme.

2. Depuis 1977, le diplôme d'État d'infirmier(ère) bénéficie d'une homologation niveau 2 du brevet de technicien supérieur.

3. Le diplôme d'État d'infirmier(ère) permet l'exercice de la profession dans les pays de l'Union européenne (UE).

4. Depuis 1876, les formations dispensées par les écoles existantes n'aboutissaient qu'à des diplômes d'école. Ce n'est qu'à partir de 1924 qu'une formation relevant d'un programme national dispensé dans des écoles agréées permet aux infirmiers(ères) de porter le titre de diplômé(e) d'État (décret du 18 juillet 1924 modifiant le décret du 27 juin 1922 portant institution du Brevet de capacité d'infirmière professionnelle).

5. L'enregistrement du diplôme d'État par la Direction départementale des affaires sanitaires et sociales (DDASS), du département du lieu d'exercice professionnel, est obligatoire.

6. Décret n° 92-264 du 23 mars 1992 modifiant le décret n° 81-306 du 2 avril 1981 modifié relatif aux études conduisant aux études au diplôme d'État d'infirmier et d'infirmière.

Arrêté du 6 septembre 2001 relatif à l'évaluation continue des connaissances et des aptitudes acquises au cours des études conduisant au diplôme d'État d'infirmier(ère).

Arrêté du 8 septembre 2001 modifiant l'arrêté du 6 septembre 2001 relatif à l'évaluation continue des connaissances et des aptitudes acquises au cours des études conduisant au diplôme d'État d'infirmier(ère).

Arrêté du 22 mars 2002 relatif à l'évaluation continue des connaissances et des aptitudes acquises au cours des études conduisant au diplôme d'État d'infirmier(ère).

7. [Fin XIXe siècle] – 1924.

➢ **VOIR AUSSI** Enseignement infirmier. Exercice de la profession d'infirmier(ère). Formation de base. Formation infirmière. Institut de formation en soins infirmiers.

DIPLÔME DE CADRE DE SANTÉ n. m.

DÉFINITION
Acte officiel qui sanctionne la formation de cadre de santé* et habilite son détenteur à exercer des fonctions d'encadrement et/ou d'enseignement dans sa profession d'origine. Il porte mention de cette profession.

NOTES
1. Ce diplôme peut être préparé par les professionnels de santé suivants : audioprothésiste, diététicien, ergothérapeute, infirmier, infirmier de secteur psychiatrique, manipulateur d'électrophysiologie et radiologie, masseur kinésithérapeute, opticien lunetier, orthophoniste, orthoptiste, pédicure podologue, préparateur en pharmacie, psychomotricien, technicien de laboratoire d'analyses médicales.
2. Depuis le décret n° 2001-1375 du 31 décembre 2001 portant statut particulier du corps des cadres de santé de la fonction publique hospitalière, le diplôme de cadre de santé est obligatoire pour être nommé cadre dans la fonction publique hospitalière, après concours sur titre.
3. Décret n° 95-926 du 18 août 1995 portant création d'un diplôme de cadre de santé. Arrêté du 18 août 1995, modifié par les arrêtés des 27 mai 1997, 16 août 1999, 14 août 2002 relatifs au diplôme de cadre de santé.
4. [1951] – 1995.

➢ **VOIR AUSSI** Cadre de santé. Cadre de santé formateur. Formation des cadres de santé. Institut de formation des cadres de santé.

DIRECTEUR(TRICE) D'ÉCOLE D'INFIRMIER(ÈRES) n.

➢ **VOIR** Directeur(trice) d'institut de formation en soins infirmiers.

DIRECTEUR(TRICE) D'ÉCOLE D'INFIRMIERS(ÈRES) SPÉCIALISÉ(E)S n.

DÉFINITION
Directeur(trice) des soins* chargé de la direction d'une école préparant au diplôme d'État soit d'infirmier(ère) anesthésiste, soit d'infirmier(ère) de bloc opératoire, soit de puériculteur(trice). Il(elle) est titulaire du diplôme de la spécialité préparée.

NOTES
1. Dans le secteur privé, cette fonction est confiée à un cadre de santé.
2. Il(elle) est responsable de la conception du projet pédagogique*, de l'organisation des formations dispensées dans l'école, de l'animation et de l'encadrement de l'équipe enseignante, des actions de recherche qu'il(elle) initie. Il(elle) est aussi responsable de la gestion administrative et financière de l'école.
3. Décret n° 89-756 du 18 octobre 1989 portant statut particulier des directeurs(trices) des écoles paramédicales relevant des établissements d'hospitalisation publics, abrogé.

Décret n° 2002-550 du 19 avril 2002 portant statut particulier du corps de directeur(trice) des soins de la fonction publique hospitalière.
4. 1972.

➢ **VOIR AUSSI** Cadre de santé formateur. Conseiller(ère) pédagogique. Équipe enseignante. Infirmier(ère) spécialisé(e).

DIRECTEUR(TRICE) D'ÉCOLE DE CADRES INFIRMIERS n.

➢ **VOIR** Directeur(trice) d'institut de formation de cadres de santé.

DIRECTEUR(TRICE) D'INSTITUT DE FORMATION DE CADRES DE SANTÉ n.

DÉFINITION

Directeur(trice) des soins*, nommé par le chef d'établissement qui sous son autorité, est chargé(e) de la direction d'un institut de formation de cadres de santé*, dans un établissement public de santé.

NOTES

1. Le(la) directeur(trice) est responsable de la conception du projet pédagogique de l'organisation des formations dispensées par l'institut, de l'animation et de l'encadrement de l'équipe enseignante, des actions de recherche qu'il(elle) initie. Il(elle) est aussi responsable de la gestion administrative et financière de l'institut.
Il(elle) doit être titulaire d'un diplôme, certificat ou autre titre lui permettant d'exercer l'une des professions pour lesquelles l'institut de formation des cadres de santé est agréé.
2. Il(elle) est assisté(e) d'un conseil technique qu'il(elle) consulte sur toutes les questions relatives à la formation : projet pédagogique et organisation générale des études, modalités d'évaluation, utilisation des locaux et du matériel, effectifs des enseignants, nature et durée de leur intervention, budget prévisionnel, règlement intérieur, report de scolarité...
Il(elle) présente le bilan pédagogique et les budgets approuvés ainsi que le compte administratif en fin d'exercice.
3. Dans le secteur privé, cette fonction est confiée à un cadre de santé qui doit avoir exercé des fonctions d'enseignant au moins pendant deux ans dans un établissement d'enseignement préparant à l'une des professions de santé ou dans un institut de formation des cadres de santé ou antérieurement dans une école de cadres infirmiers.
4. À l'origine, en 1951, les directeurs des écoles de cadres destinés aux seuls infirmiers(ères) étaient des médecins et des infirmières.
À partir de 1967, la direction de ces écoles a été confiée uniquement à des cadres infirmiers ayant le plus souvent une formation supérieure (arrêté du 22 août 1966 relatif à l'agrément et à la direction d'écoles de cadres, art. 3).
5. Décret n° 95-926 du 18 août 1995 portant création d'un diplôme de cadre de santé.
Arrêté du 18 août 1995 relatif au diplôme de cadre de santé.
Décret n° 2002-550 du 19 avril 2002 portant statut particulier du corps de direc-

teur(trice) des soins de la fonction publique hospitalière.

6. [1951] – 1995.

➢ **VOIR AUSSI** Cadre de santé. Cadre de santé formateur. Conseil de discipline. Conseil technique. Équipe enseignante. Formation de cadres de santé.

DIRECTEUR(TRICE) D'INSTITUT DE FORMATION EN SOINS INFIRMIERS n.

DÉFINITION

Directeur(trice) des soins* dans la fonction publique hospitalière ou cadre de santé* dans le secteur privé, issu(e) de la filière infirmière, il(elle) assume la fonction de direction d'un institut de formation en soins infirmiers*.

NOTES

1. Il(elle) est responsable de la conception du projet pédagogique, de l'organisation des formations dispensées par l'institut, de l'animation et de l'encadrement de l'équipe enseignante, des actions de recherche qu'il(elle) initie. Il(elle) est aussi responsable de la gestion administrative et financière de l'institut.

2. Le(la) directeur(trice) de soins peut être chargé(e) de la coordination de plusieurs instituts ou écoles.

3. Depuis la réglementation de la formation et des écoles d'infirmières à partir de 1922, les directrices ont pris une part très active et prépondérante dans l'évolution de la profession infirmière. Certaines d'entre elles exerçaient à la fois les fonctions de directrice de l'hôpital et de directrice de l'école. Sous l'impulsion de Léonie Chaptal, elles furent à l'origine de la création de l'Association nationale des infirmières de l'État français (Anidef).
Elles furent dès 1923 à l'origine des journées de rassemblement, de réflexion et d'études qui aboutirent en 1949, à la création d'un Comité d'entente des écoles d'infirmières hospitalières françaises et de l'Union française, devenu le Comité d'entente des écoles d'infirmières et des écoles de cadres (Ceeiec), puis en 1993 Comité d'entente des formations infirmières et cadres (Cefiec). Jusqu'en 1968, les directeurs(trices) étaient recrutés parmi les infirmiers(ères) ayant une expérience de moniteur(trice). Le certificat cadre a été rendu obligatoire par l'arrêté du 4 juin 1969.

4. Arrêté du 30 mars 1992 relatif aux conditions de fonctionnement des centres de formation en soins infirmiers.
Décret n° 2002-550 du 19 avril 2002 portant statut particulier du corps de directeur(trice) des soins de la fonction publique hospitalière.

5. [Fin XIXe siècle] – 1992.

➢ **VOIR AUSSI** Conseil de discipline. Conseil technique. Cadre de santé formateur. Équipe enseignante.

DIRECTEUR(TRICE) DES SOINS n.

DÉFINITION

Grade de la fonction publique hospitalière qui permet, dans un établissement de santé, d'exercer la fonction d'encadrement soit des services de soins infirmiers, médicotechniques et de rééducation, soit d'un centre de formation* des professions paramédicales.

NOTES

1. Le corps de directeurs(trices) de soins comprend deux classes. L'accès est ouvert par voie de concours national interne et externe, aux cadres de santé issus des filières infirmières, médicotechniques et de rééducation.

2. Le(la) directeur(trice) des soins exerce sous l'autorité du chef d'établissement. Il(elle) peut être chargé(e) de la coordination générale des activités de soins, et/ou de la direction du service de soins infirmiers, et/ou de la direction des activités médicotechniques et/ou de la direction des activités de rééducation. À l'échelon national ou régional, il(elle) peut exercer les fonctions de conseiller(ère) technique ou pédagogique, il(elle) peut être chargé(e) de missions et d'études.

3. Le décret du 19 avril 2002 ouvre le champ de responsabilités de cette fonction aux cadres de santé issus des différentes filières de soins. Dans le service de soins infirmiers, elle remplace la fonction précédemment exercée par les infirmiers généraux.

4. Décret n° 2002-550 du 19 avril 2002 portant statut particulier du corps de directeur(trice) des soins de la fonction publique hospitalière.

5. [Vers 1960] – 2002.

➢ **VOIR AUSSI** Conseiller(ère) pédagogique. Conseiller(ère) technique en soins. Directeur(trice) des soins coordonnateur(trice) général(e) des soins. Directeur(trice) d'institut de formation en soins infirmiers. Directeur(trice) d'institut de formation de cadres de santé.

DIRECTEUR(TRICE) DES SOINS, COORDONNATEUR(TRICE) GÉNÉRAL(E) DES SOINS n.

d

DÉFINITION

Directeur(trice) de soins* nommé(e) par le chef d'établissement qui, sous son autorité, exerce des fonctions de coordination générale de l'ensemble des activités de soins infirmiers, médicotechniques et de rééducation.

NOTES

1. Membre de l'équipe de direction, il(elle) dispose par délégation du chef d'établissement de l'autorité hiérarchique sur l'ensemble des cadres de santé.

2. Il(elle) coordonne l'organisation et la mise en œuvre des activités de soins infirmiers, médicotechniques et de rééducation et en assure l'animation et l'encadrement.

Il(elle) élabore, avec l'ensemble des professionnels concernés, le projet de soins, le met en œuvre par une politique d'amélioration continue de la qualité.

Il(elle) participe, en liaison avec le corps médical et l'encadrement des services administratifs, logistiques, socio-éducatifs et techniques, à la conception, l'organisation et l'évolution des services et des activités de soins.

Il(elle) participe à la gestion des personnels de soins dont il(elle) propose l'affectation.

Il(elle) contribue à l'élaboration des programmes de formation et est responsable des étudiants lors de leurs stages au sein de l'établissement.

Il(elle) favorise le développement de la recherche, détermine une politique d'éva-

luation des pratiques de soins et collabore à la gestion des risques.
Il(elle) remet au directeur un rapport annuel d'activité des services de soins, intégré à celui de l'établissement présenté aux différentes instances.
3. Dans l'exercice de ses fonctions, le(la) directeur(trice) de soins, coordonnateur(trice) général(e) des soins, participe à différentes instances telles que la Commission médicale d'établissement (CME), le Comité d'hygiène de sécurité et des conditions de travail (CHSCT), le Comité de lutte contre les infections nosocomiales (Clin), et le cas échéant il est membre de droit des conseils techniques des écoles ou instituts de formation des professionnels de soins de l'établissement.
4. Décret n° 2002-550 du 19 avril 2002 portant statut particulier du corps de directeur(trice) des soins de la fonction publique hospitalière.
5. [Vers 1960] – 2002.

➢ **VOIR AUSSI** Commission du service de soins infirmiers. Directeur(trice) des soins. Directeur(trice) du service de soins infirmiers. Infirmier(ère) général(e).

DIRECTEUR(TRICE) DU SERVICE DE SOINS INFIRMIERS n.

DÉFINITION

Infirmier(ère) général(e)* qui assurait dans un établissement de santé la direction du service de soins infirmiers*.

NOTES

1. Ce terme est remplacé par celui de directeur(trice) des soins filière infirmière, décret n° 2002-550 du 19 avril 2002 portant statut particulier du corps de directeur(trice) des soins de la fonction publique hospitalière.
2. La création d'une fonction de direction à l'échelon des soins infirmiers a été préconisée, pour la première fois, par Marie-Madeleine Dienesch, secrétaire d'État à la Santé lors du Conseil de perfectionnement des études d'infirmières du 4 décembre 1964.
3. Cette fonction a été officialisée par la loi n° 91-748 du 31 juillet 1991 portant réforme hospitalière et le décret n° 272 du 26 mars 1992 relatif aux missions, à l'organisation et aux personnels des établissements publics de santé et modifiant le *Code de la Santé publique*.
4. [1964] – 1991.

➢ **VOIR AUSSI** Commission du service de soins infirmiers. Directeur(trice) des soins. Directeur(trice) coordonnateur(trice) général(e) des soins. Politique de soins infirmiers. Projet de soins infirmiers. Service infirmier.

DISPENSAIRE D'HYGIÈNE MENTALE n. m.

➢ **VOIR** Centre médicopsychologique (CMP).

DISPENSAIRE POLYVALENT DE SOINS n. m.

➢ **VOIR** Centre de santé.

DISPOSITIF MÉDICAL n. m.

DÉFINITION

Dénomination commune à l'ensemble des instruments, appareils, matériels, équipements et substances utilisés à des fins médicales, à l'exception des produits d'origine humaine ou animale, et des moyens pharmacologiques, immunologiques. Ils peuvent être implantables ou non dans le corps humain.

NOTES

1. Tout dispositif médical relève d'une procédure d'autorisation de mise sur le marché européen. Ces dispositifs comprennent aussi les accessoires et logiciels intervenant dans leur fonctionnement.

2. L'usage distingue plusieurs catégories de dispositifs médicaux notamment :

– des équipements (scanner, lit...) ;

– des dispositifs implantables (prothèse de hanche, chambre d'accès vasculaire implantable...) ;

– des matériels stériles (sonde urinaire, dispositif pour perfusion...) ;

– des matériels à usage multiple (instruments chirurgicaux, thermomètre...) ;

– des produits pour diagnostic *in vitro* (bandelette à lecture instantanée...).

3. Les dispositifs médicaux dits « implantables actifs » sont implantés dans le corps humain et dépendent pour leur bon fonctionnement d'une source d'énergie (pacemaker...).

4. La traçabilité des dispositifs médicaux est recommandée, depuis la circulaire DGS n° 97-672 du 20 octobre 1997 relative à la stérilisation des dispositifs médicaux dans les établissements de santé. Cette recommandation est reprise dans la circulaire DGS/5C/DHOS/E2 n° 2001-138 du 14 mars 2001.

5. Loi n° 94- 43 du 18 janvier 1994 relative à la santé publique et à la protection sociale art. 28.

Décret n° 95-292 du 16 mars 1995 relatif aux dispositifs médicaux définis au *Code de la Santé publique*.

Arrêté du 3 octobre 1995 relatif aux modalités d'utilisation et de contrôle des matériels et dispositifs médicaux.

Décret n° 96-32 du 15 janvier 1996 relatif à la matériovigilance exercée sur les dispositifs médicaux et modifiant le *Code de la Santé publique*.

6. 1990.

➢ **VOIR AUSSI** Matériovigilance. Sécurité sanitaire. Stérilisation. Traçabilité. Vigilance.

DOSSIER DE SOINS INFIRMIERS n. m.

☑ DÉFINITION

Document individualisé intégré dans le dossier du patient qui regroupe toutes les informations le concernant, nécessaires à la mise en œuvre des soins infirmiers* et à la continuité de la prise en charge*.

NOTES

1. Il est le support de la démarche de soins infirmiers, de la traçabilité des soins infirmiers et un outil de transmission des informations utiles aux différents intervenants.

2. Il rend compte de l'activité infirmière et peut servir de base à des études ou à la recherche.

3. Le patient peut avoir communication de son dossier médical qui comprend notamment le dossier de soins infirmiers ou à défaut les informations relatives aux soins infirmiers, qui servent de pièce dans le cadre d'enquête judiciaire.

4. La première expérience de mise en place du dossier de soins infirmiers se situe vers 1970. Il est officialisé par le décret n° 84-539 du 17 juillet 1984 relatif à l'exercice de la profession infirmière, art. 3, et par le premier *Guide du service infirmier, Le dossier de soins*, BO n° 85-7bis, Paris, 1985. Depuis le décret du 11 février 2002 cet aspect est renforcé, l'infirmier(ère) étant « *chargé de la conception, de l'utilisation et de la gestion du dossier de soins infirmiers* ».

5. Décret n° 93-221 du 16 février 1993 relatif aux règles professionnelles des infirmiers et infirmières, art. 16.

Décret n° 2002-194 du 11 février 2002 relatif aux actes professionnels et à l'exercice de la profession d'infirmier(ère), art. 3.

6. [Vers 1970] – 1984.

➢ **VOIR AUSSI** Démarche de soins infirmiers. Diagnostic infirmier. Diagramme de soins. Plan de soins infirmiers. Transmissions ciblées.

DRAINAGE n. m

DÉFINITION

Technique de soins* qui consiste, à l'aide de drains ou de sondes, à évacuer des collections pathologiques, de liquide ou d'air, contenues dans l'organisme.

NOTES

1. En fonction de la nature des collections à évacuer, le drainage peut être ouvert dans un pansement, dans une poche, dans un bocal ou en aspiration.

2. Le terme de drain a été emprunté à l'anglais *to drain* (1551), dessécher. Sa prononciation a été rapidement francisée. Ce mot est utilisé en médecine vers 1850, d'où les termes de drainer et de drainage.

3. Vers 1850 – *Le Robert, Dictionnaire historique de la langue française*, Paris, 1992.

➢ **VOIR AUSSI** Renouvellement et ablation des systèmes de drainage. Surveillance des drains.

DROITS DES MALADES n. m.

DÉFINITION

Ensemble de dispositions juridiques en faveur de toute personne bénéficiant de soins, lui garantissant la protection de sa santé* par tous les moyens disponibles dans le respect de sa dignité.

NOTES

1. Toute personne possède les mêmes droits quels que soient son âge, son sexe, ses habitudes de vie, son niveau social, ses origines, ses croyances et ses valeurs, sa maladie et ses caractéristiques génétiques.

2. La loi n° 2005-370 du 22 avril 2005 relative aux droits des malades et à la fin de vie, confère au malade de nouveaux droits en fin de vie. Ils lui garantissent que *« les soins ne peuvent être poursuivis par une obstination déraisonnable et qu'il doit recevoir des soins visant à soulager la douleur en sauvegardant sa dignité de mourant »*, art. 1, art. 10.

3. L'information est l'un des droits fondamentaux du patient ; elle lui permet de participer aux décisions le concernant et constitue un préalable indispensable au recueil de son consentement ou le cas échéant celui de son entourage.

4. Les professionnels et les réseaux de santé, les organismes participant à la prévention et aux soins notamment sont tenus de garantir l'exercice des droits des malades.

5. « *Si la notion de droit du malade apparaît dans la loi du 21 décembre 1941, c'est le décret du 14 janvier 1974 qui fixe les droits des malades tant pour les droits élémentaires qui sont confirmés, que pour l'accession des droits nouveaux qui sont ceux jusqu'alors réservés aux consommateurs extra-hospitaliers.* » Rencontre avec J.M. Clément. Les droits du patient. *Recherche en soins infirmiers*. n° 55.

La loi n° 2002-303 du 4 mars 2002 relative aux droits des malades et à la qualité du système de santé consacre les droits des malades dans un concept nouveau de « démocratie sanitaire » apparu lors des états généraux de la santé en 1998-1999. Dans son ensemble, elle proclame « *le droit fondamental à la protection de la santé* ». Elle traite de la problématique de l'information du patient et de son accès au dossier médical. Elle lui donne la possibilité d'être acteur en lui offrant l'accès aux informations, en sollicitant son consentement et sa participation aux choix thérapeutiques. Elle donne une nouvelle place aux usagers.

6. Décret n° 93-221 du 16 février 1993 relatif aux règles professionnelles des infirmiers et infirmières, chapitre II Devoirs envers les patients.

Loi n° 2002-303 du 4 mars 2002 relative aux droits des malades et à la qualité du système de santé.

7. Loi n° 2005-370 du 22 avril 2005 relative aux droits des malades et à la fin de vie.

➢ **VOIR AUSSI** Charte du patient hospitalisé. Consentement libre et éclairé. Évaluation de la douleur. Information du patient. Secret professionnel. Soins d'accompagnement aux personnes en fin de vie. Usager.

DROITS DU PATIENT n. m.

➢ **VOIR** Droits des malades.

ÉCOLE D'INFIRMIERS(ÈRES) n. f.

➢ **VOIR** Institut de formation en soins infirmiers.

ÉCOLE DE CADRES INFIRMIERS n. f.

➢ **VOIR** Institut de formation de cadres de santé

ÉDUCATION À LA SEXUALITÉ n. f.

☑ DÉFINITION

Ensemble d'actions proposées et organisées par l'infirmier(ère)*, dans le cadre de l'éducation pour la santé*, visant à apporter à autrui des connaissances notamment sur la relation amoureuse physique et sentimentale, les pratiques et comportements sexuels ainsi que sur la prévention des risques et sur la contraception.

NOTES

1. L'éducation à la sexualité vise à faciliter l'intégration des attitudes de responsabilité individuelle, familiale et sociale, en renforçant l'estime et le respect de soi et des autres, l'apprentissage des valeurs communes et des règles sociales, la compréhension et l'acceptation des différences, la connaissance et le respect de la loi et des interdits, le développement de l'esprit critique.

2. La relation sexuelle protégée « *safe sex* » est le principe essentiel sur lequel repose l'éducation concernant la prévention auprès des adolescents, adultes jeunes et personnes à partenaires multiples.

3. Des écrits sur la sexualité existent depuis l'antiquité. Ce n'est qu'à la Renaissance qu'ils apparaissent en Europe. Au XVIIIe siècle, Jean Jacques Rousseau (*Émile ou de l'éducation*, 1762) développe l'idée de la nécessité de l'éducation sexuelle des enfants dès dix ans. L'expression « éducation sexuelle » est utilisée dans le cadre de l'école, dès la moitié du XIXe siècle. En 1972, le docteur Simon rend compte du comportement sexuel des français après l'explosion libertaire de 1968 (P. Simon, J. Gondonneau, L. Mironer, A. M. Dourlen-Rollier avec la participation de C. Lévy. *Rapport sur le comportement sexuel des français*. Paris, Julliard et Charron, 1972).

4. Depuis 1981 (décrets n° 81-539 du 12 mai 1981, n° 84-689 du 17 juillet 1984, n° 93-345 du 15 mars 1993, abrogés), les infirmiers(ères) étaient autorisé(e)s à participer à l'information sexuelle. Depuis 2002, ils participent à l'éducation à la sexualité.

5. Décret n° 2002-194 du 11 février 2002 relatif aux actes professionnels et à l'exercice de la profession d'infirmier(ère), art. 14.

6. [XVIIIe siècle] – 1981.

➢ **VOIR AUSSI** Consultation infirmière. Démarche en santé publique. Dépistage des maladies (ou infection) sexuellement transmissibles. Éducation pour la santé. Infirmier(ère) de l'Éducation nationale.

ÉDUCATION POUR LA SANTÉ n. f.

DÉFINITION

Ensemble d'interventions coordonnées dont la finalité est de promouvoir un niveau optimal de santé pour la population, de préserver et d'améliorer la qualité du milieu de vie*. Ces interventions visent à informer la population sur les questions de santé, à la rendre consciente de ses responsabilités, à modifier les comportements* individuels et/ou collectifs et à utiliser judicieusement les services de santé.

NOTES

1. L'éducation pour la santé répond à une demande ou à un besoin perçu par des usagers et/ou des professionnels de santé.

2. Elle s'appuie sur la connaissance de la population concernée, les données épidémiologiques, les facteurs psychosociaux et culturels. Elle utilise des procédures d'information, de formation et d'évaluation. Les programmes d'éducation sanitaire qui ont eu cours jusque vers 1980 prônaient des interventions plus directives, voire répressives pour agir sur les comportements néfastes à la santé.

3. [Déb. XXe siècle] – Vers 1980.

➢ **VOIR AUSSI** Consultation infirmière. Éducation à la sexualité. Infirmier(ère) de l'Éducation nationale. Santé. Santé mentale. Santé publique.

ÉDUCATION SANITAIRE n. f.

➢ **VOIR** Éducation pour la santé.

ÉLÈVE AIDE-SOIGNANT(E) n.

DÉFINITION

Personne qui prépare le Diplôme professionnel d'aide-soignant(e) (DPAS) dans un centre de formation* agréé et rattaché soit à un établissement de santé, soit à un institut de formation en soins infirmiers* ou à un établissement de l'Éducation nationale.

NOTES

1. Depuis 1996, le diplôme professionnel remplace le certificat d'aptitude aux fonctions d'aide-soignant(e).

2. Décret n° 96-729 du 12 août 1996 modifiant le décret n° 94-626 du 22 juillet 1994 relatif à la formation des aides-soignant(e)s et auxiliaire de puériculture.

Arrêté du 5 janvier 2004 modifiant l'arrêté du 22 juillet 1994 modifié relatif au diplôme professionnel d'aide-soignant(e) et d'auxiliaire de puériculture.

3. 1956 (arrêté du 29 janvier 1956, art. 1).

➢ **VOIR AUSSI** Aide-soignant(e).

ÉLÈVE INFIRMIER(ÈRE) n.

➢ **VOIR** Étudiant(e) en soins infirmiers.

ENCADREMENT DE STAGE n. m.

DÉFINITION

Action pédagogique visant à organiser les conditions d'accueil en stage*, à diriger et à accompagner un stagiaire*, afin d'assurer au mieux l'apprentissage* de sa future fonction. Cet encadrement est effectué conjointement par les personnels soignants et enseignants.

NOTES

1. La loi du 31 mai 1978 fait obligation à l'infirmier(ère) de participer à la formation et à l'encadrement des stagiaires.

2. On peut considérer que l'encadrement en stage a débuté avec l'ouverture des premières écoles d'infirmières (fin XIXe siècle). Il a évolué au cours des années, particulièrement sous l'influence des écoles de cadres infirmiers qui ont introduit la dimension pédagogique du stage. Des expériences diverses ont été tentées : infirmier(ère) enseignant(e) sur le lieu du stage, infirmier(ère) du service détaché(e) pour l'encadrement des élèves.

3. Loi n° 78-615 du 31 mai 1978 relative à la profession d'infirmier ou d'infirmière.
Décret n° 2002-194 du 11 février 2002 relatif aux actes professionnels et à l'exercice de la profession d'infirmier(ère), art. 14.

4. Fin XIXe siècle.

➢ **VOIR AUSSI** Convention de stage. Enseignement clinique. Formation initiale. Formation en soins infirmiers. Formation continue. Formation des cadres de santé. Mise en situation professionnelle. Terrain de stage. Tuteur.

ENREGISTREMENT D'ÉLECTROCARDIOGRAMME n. m.

DÉFINITION

Acte de soins infirmiers*, sur prescription médicale*, qui consiste à enregistrer, sous forme d'un tracé, l'activité électrique du muscle cardiaque, au moyen d'un électrocardiographe.

NOTES

1. L'enregistrement se fait par l'intermédiaire d'électrodes appliquées en des points précis du thorax et des membres.

2. Cette technique a été reconnue, en 1984, comme acte de soins infirmiers sur prescription médicale en présence d'un médecin responsable pouvant intervenir à tout moment (décret n° 84-689 du 17 juillet 1984, art. 5, abrogé en 1993). Depuis 1993, il peut être effectué sur prescription médicale.

3. Ce terme, emprunté à l'allemand Elektrocardiogramm, fut dénommé d'abord cardiagramme en 1903, puis électrocardiogramme en 1916 ; le créateur en fut W. Einthoven en 1894.

4. Décret n° 2002-194 du 11 février 2002 relatif aux actes professionnels et à l'exercice de la profession d'infirmier(ère), art. 6.

5. [1894] – 1984. *Le Robert, Dictionnaire historique de la langue française*, Paris, 1992.

➢ **VOIR AUSSI** Enregistrement d'électrocardiogramme avec épreuves d'effort ou emploi de médicaments modificateurs.

ENREGISTREMENT D'ÉLECTROCARDIOGRAMME AVEC ÉPREUVES D'EFFORT OU EMPLOI DE MÉDICAMENTS MODIFICATEURS n. m.

DÉFINITION

Technique de soins* mise en œuvre par le médecin, à laquelle participe l'infir-

e

mier(ère) qui consiste à enregistrer par voie externe, sur un support papier spécifique et à l'aide d'un électrocardiographe, les modifications de l'activité électrique du muscle cardiaque d'un patient* soumis à des activités physiques avec ou sans prise de médicaments modificateurs.

NOTES

1. Cette technique avait été reconnue en 1984 comme acte de soins infirmiers sur prescription médicale en présence d'un médecin pouvant intervenir à tout moment (décret n° 84-689 du 17 juillet 1984, art. 5, abrogé en 1993). Depuis 1993, cet acte a été classé dans les techniques auxquelles l'infirmier(ère) ne peut participer qu'en présence d'un médecin.

2. Décret n° 2002-194 du 11 février 2002 relatif aux actes professionnels et à l'exercice de la profession d'infirmier(ère), art. 9.

3. [Mil. XXe siècle] – 1984.

➢ **VOIR AUSSI** Enregistrement d'électrocardiogramme.

ENREGISTREMENT D'ÉLECTRO-ENCÉPHALOGRAMME n. m.

DÉFINITION

Acte de soins infirmiers*, sur prescription médicale*, qui consiste à enregistrer l'activité électrique du cerveau sur un support papier spécifique à l'aide d'un électro-encéphalographe relié à de nombreuses électrodes placées sur le cuir chevelu.

NOTES

1. Cette technique a été reconnue, en 1984, comme acte de soins infirmiers sur prescription médicale en présence d'un médecin pouvant intervenir à tout moment (décret n° 84-689 du 17 juillet 1984, et repris dans le décret de 1993, abrogés).

2. Décret n° 2002-194 du 11 février 2002 relatif aux actes professionnels et à l'exercice de la profession d'infirmier(ère), art. 6.

3. Cette technique a été créée en Allemagne par H. Berger en 1929.

4. [1929] – 1984.

➢ **VOIR AUSSI** Enregistrement d'électro-encéphalogramme avec épreuves d'effort ou emploi de médicaments modificateurs. Infirmier(ère) manipulateur(trice) en électrophysiologie médicale et en électro-encéphalographie.

ENREGISTREMENT D'ÉLECTRO-ENCÉPHALOGRAMME AVEC ÉPREUVES D'EFFORT OU EMPLOI DE MÉDICAMENTS MODIFICATEURS n. m

DÉFINITION

Technique de soins* mise en œuvre par le médecin, à laquelle participe l'infirmier(ère), qui consiste à enregistrer sur un support papier spécifique les modifications de l'activité électrique du cerveau d'une personne soumise à des stimulations sensorielles avec ou sans prise de médicaments modificateurs.

NOTES

1. Cette technique a été reconnue, en 1984, comme acte de soins infirmiers sur prescription médicale à condition qu'un médecin puisse intervenir à tout moment

(décret n° 84-689 du 17 juillet 1984, art. 5 et repris dans le décret de 1993, abrogés). Depuis 1993, cet acte a été classé dans les techniques auxquelles l'infirmier(ère) ne peut participer qu'en présence d'un médecin.
2. Décret n° 2002-194 du 11 février 2002 relatif aux actes professionnels et à l'exercice de la profession d'infirmier(ère), art. 9.
3. [Mil. XXe siècle] – 1984.

➢ **VOIR AUSSI** Enregistrement d'électro-encéphalogramme. Infirmier(ère) manipulateur(trice) en électrophysiologie médicale et en électro-encéphalographie.

ENSEIGNANT(E) EN SOINS INFIRMIERS n.

➢ **VOIR** Cadre de santé formateur.

ENSEIGNEMENT CLINIQUE n. m.

DÉFINITION
Formation dispensée sur le lieu de stage* qui privilégie l'observation* directe des personnes soignées*. Fondé sur des situations professionnelles, l'enseignement clinique permet d'apprendre le métier d'infirmier(ère)* en complémentarité avec la formation théorique.

NOTES
1. Cet enseignement relève de la responsabilité de tout(e) infirmier(ère) soignant(e) et enseignant(e).
2. Directives du Conseil de l'Europe 77/452 et 453-CEE du 27 juin 1977, JO des Communautés européennes n° L. 176 du 15 juillet 1977.
3. Décret n° 2002-194 du 11 février 2002 relatif aux actes professionnels et à l'exercice de la profession d'infirmier(ère), art. 14.
4. Vers 1980.

➢ **VOIR AUSSI** Apprentissage. Encadrement de stage. Mise en situation professionnelle. Stagiaire. Terrain de stage.

ENSEIGNEMENT EN SOINS INFIRMIERS n. m.

DÉFINITION
Ensemble des connaissances théoriques et pratiques relatives à l'exercice de la profession d'infirmier(ère)* et transmises dans la formation en soins infirmiers*.

NOTES
1. À la fin du XIXe et au début du XXe siècle, l'enseignement infirmier était organisé dans les écoles des Sociétés de Croix-Rouge, dans celles de certaines administrations hospitalières et dans des écoles privées, chacune d'elles ayant son propre programme. Ce n'est qu'à partir de 1924 qu'il sera soumis à un programme national (arrêté du 24 juin 1924 instituant en annexe un programme type des écoles d'infirmières de l'État français).
2. [XIXe siècle] – 1924.

➢ **VOIR AUSSI** Encadrement de stage. Formation supérieure des infirmiers(ères). Institut de formation en soins infirmiers. Stage. Stagiaire.

ENSEIGNEMENT INFIRMIER n. m.

➢ **VOIR** Enseignement en soins infirmiers.

ENTRETIEN D'ACCUEIL n. m.

➢ **VOIR** Entretien d'accueil privilégiant l'écoute de la personne avec orientation si nécessaire.

ENTRETIEN D'ACCUEIL DU PATIENT ET DE SON ENTOURAGE n. m.

➢ **VOIR** Entretien d'accueil privilégiant l'écoute de la personne avec orientation si nécessaire.

ENTRETIEN D'ACCUEIL PRIVILÉGIANT L'ÉCOUTE DE LA PERSONNE AVEC ORIENTATION SI NÉCESSAIRE n. m.

DÉFINITION

Acte de soins infirmiers*, relevant du rôle propre*, basé sur le dialogue et l'observation*. L'entretien est conduit par l'infirmier(ère)* auprès du patient* et/ou son entourage dans les heures qui suivent l'admission en service hospitalier ou dès la première rencontre en milieu extra-hospitalier*.

NOTES

1. Cet entretien a pour but d'établir une relation de confiance avec le patient, de répondre à ses questions, de recueillir les informations servant à élaborer la démarche de soins infirmiers. Il contribue, le cas échéant, à orienter la personne vers la structure la mieux adaptée à son état.
2. En service d'urgence, la réalisation de cet entretien est dévolue à l'infirmier(ère) d'accueil et d'orientation.
3. L'expression « entretien d'accueil » a été couramment employée durant deux décennies (1970-1990) pour caractériser cette étape primordiale dans la connaissance du patient.
4. Ce soin a été reconnu comme acte de soins infirmiers relevant du rôle propre infirmier en 1993, sous l'appellation entretien d'accueil et d'orientation, décret n° 93-345 du 15 mars 1993 relatif aux actes professionnels et à l'exercice de la profession d'infirmier abrogé.
5. Décret n° 2002-194 du 11 février 2002 relatif aux actes professionnels et à l'exercice de la profession d'infirmier(ère), art. 5.
6. [Vers 1980] – 2002.

➢ **VOIR AUSSI** Analyse de situation. Aide et soutien psychologiques. Anamnèse infirmière. Démarche de soins infirmiers. Diagnostic infirmier. Entretien individuel à visée psychothérapique. Infirmier(ère) d'accueil et d'orientation. Infirmier(ère) référent(e). Recueil de données. Relation soignant-soigné. Relation d'aide. Relation d'aide thérapeutique.

ENTRETIEN INDIVIDUEL À VISÉE PSYCHOTHÉRAPIQUE n. m.

DÉFINITION

Acte de soins infirmiers*, sur prescription médicale*, qui consiste dans un but thérapeutique à établir une relation centrée sur l'écoute du patient et l'échange verbal entre celui-ci et le soignant.

NOTES

1. Ce soin relationnel instaure un climat de confiance, dans une attitude de neutralité affective, permettant au patient d'exprimer sa souffrance psychique.

2. Ce soin a été reconnu comme acte de soins infirmiers sur prescription médicale en 1993, décret n° 93-345 du 15 mars 1993 abrogé.

3. Décret n° 2002-194 du 11 février 2002 relatif aux actes professionnels et à l'exercice de la profession d'infirmier(ère), art. 6.

4. [Mil. XXe siècle] – 2002.

➢ **VOIR AUSSI** Aide et soutien psychologiques. Entretien d'accueil privilégiant l'écoute de la personne avec orientation si nécessaire. Relation d'aide. Relation d'aide thérapeutique. Relation soignant-soigné. Soins relationnels.

ENTRETIEN INDIVIDUEL ET UTILISATION AU SEIN D'UNE ÉQUIPE PLURIDISCIPLINAIRE DE TECHNIQUES DE MÉDIATION À VISÉE THÉRAPEUTIQUE OU PSYCHOTHÉRAPIQUE n.

DÉFINITION

Acte de soins infirmiers*, sur prescription médicale*, qui consiste dans un but thérapeutique ou psychothérapique à établir une relation centrée sur l'écoute de la personne et à mettre en œuvre des techniques de soins verbales ou non verbales. Les premières ont pour but de favoriser une relation avec le patient* dans une attitude de neutralité affective et de lui permettre d'exprimer sa souffrance.

NOTES

1. Les techniques verbales sont notamment la relation soignant-soigné, la relation d'aide thérapeutique, les thérapies familiales ; les techniques de soins non verbales sont notamment la relaxation, le toucher, la musicothérapie, le repas thérapeutique, les séjours thérapeutiques. Elles font partie du projet thérapeutique élaboré et mis en œuvre par une équipe pluridisciplinaire sous la responsabilité d'un médecin.

2. Ce soin a été reconnu comme acte de soins infirmiers sur prescription médicale en 1993 (décret n° 93-345 du 15 mars 1993 relatif aux actes professionnels et à l'exercice de la profession d'infirmier(ère), abrogé).

3. Décret n° 2002-194 du 11 février 2002 relatif aux actes professionnels et à l'exercice de la profession d'infirmier(ère), art. 6.

4. [Mil. XXe siècle] -1993.

➢ **VOIR AUSSI** Activités à visée sociothérapeutique individuelle ou de groupe. Aide et soutien psychologiques. Projet thérapeutique. Relation d'aide. Relation d'aide thérapeutique. Relation. Soignant -soigné. Soins relationnels.

ENVELOPPEMENT HUMIDE D'INDICATION PSYCHIATRIQUE n. m.

DÉFINITION

Acte de soin à visée psychothérapique qui consiste à entourer les membres et le tronc d'un patient avec un drap mouillé à l'eau froide et à recouvrir l'ensemble du corps de couvertures chaudes.

NOTES

1. L'essentiel de cette psychothérapie à médiation corporelle a pour but de créer

une relation de type régressif entre le patient et les soignants placés autour de lui. La séance, au cours de laquelle le patient peut verbaliser ce qu'il souhaite, dure environ quarante-cinq minutes et peut être répétée plusieurs fois par semaine.
2. Vieille technique d'hydrothérapie, elle fut introduite en France en 1965, par un psychiatre américain M. Woodburry et par J. Floyer pour le traitement de patients psychotiques et présentée comme une nouveauté dénommée *pack* ou *packing*.
3. Ce soin a été reconnu comme acte de soins infirmiers sur prescription médicale en 1993, à condition qu'un médecin puisse intervenir à tout moment (décret n° 93-345 du 15 mars 1993 relatif aux actes professionnels et à l'exercice de la profession d'infirmier(ère), abrogé). Il ne figure plus dans le décret n° 2002-194 du 11 février 2002 relatif aux actes professionnels et à l'exercice de la profession d'infirmier(ère).
4. [1965] – 1993.

➢ **VOIR AUSSI** Participation au sein d'une équipe pluridisciplinaire aux techniques de médiation à visée psychothérapique.

ENVIRONNEMENT n. m.

DÉFINITION
Milieu dans lequel un être humain vit et se trouve engagé.

NOTES
1. Ce terme comprend le milieu physique (lieu géographique, climat, logement, etc.), le milieu social (communauté de vie : famille, travail, relations), le milieu culturel (croyances, coutumes, loisirs, etc.).
2. [1827] – Vers 1960. *Le Robert, Dictionnaire historique de la langue française*, Paris, 1992.

➢ **VOIR AUSSI** Milieu de vie. Mode de vie.

ÉPIDÉMIOLOGIE n. f.

DÉFINITION
« *Discipline qui étudie la dynamique des phénomènes de santé dans les populations dans le but de mettre en évidence les facteurs qui les déterminent ainsi que le rôle de ces facteurs et de mettre en œuvre les mesures de correction appropriées* » (W. Dab, *Dictionnaire de santé publique* sous la direction de G. Brücker et D. Fassin. Ed. Marketing Paris, 1989).

NOTES
1. On distingue trois types d'épidémiologie :
– l'épidémiologie descriptive étudie la répartition des phénomènes morbides dans les populations et leur variation dans le temps ;
– l'épidémiologie analytique a pour but de formuler des hypothèses sur l'étiologie et les facteurs de risque des maladies ;
– l'épidémiologie évaluative mesure l'efficacité des interventions sanitaires.
2. Le fondement de l'épidémiologie est le recueil des informations systématiques (morbidité, mortalité...) ou au cours d'enquêtes rétrospectives ou prospectives.

➢ **VOIR AUSSI** Incidence. Milieu de vie. Mode de vie. Morbidité. Population à risque. Population cible. Prévalence. Santé publique.

ÉQUIPE DE SECTEUR n. f.

DÉFINITION
Groupe de professionnels exerçant en psychiatrie sous la responsabilité d'un praticien hospitalier chef de service. Cette équipe est composée notamment de psychiatres, de psychologues, d'infirmiers(ères)*, de travailleurs sociaux, d'éducateurs, de personnels de rééducation, de secrétaires médicales.

NOTES
1. Présente sur une aire géodémographique préalablement définie, l'équipe de secteur a pour mission d'exercer des actions de prévention, de soins, de post-cure, en vue de favoriser le maintien, l'intégration ou la réintégration de la personne ou du groupe dans son milieu familial et social.
2. Vers 1970.

➢ **VOIR AUSSI** Équipe pluridisciplinaire. Posture. Réinsertion. Resocialisation. Secteur psychiatrique. Sectorisation psychiatrique.

ÉQUIPE DE SOINS INFIRMIERS n. f.

DÉFINITION
Groupe de personnels de santé* qui contribuent à la dispense des soins infirmiers* aux patients d'un même service de soins.

NOTES
1. Ce groupe est le plus souvent constitué des infirmiers(ères), du cadre de santé, des aides-soignant(e)s, d'étudiants en soins infirmiers et d'élèves aides-soignant(e)s.
2. Vers 1970.

➢ **VOIR AUSSI** Action concertée. Aide-soignant(e). Cadre de santé infirmier. Secteur de soins infirmiers.

ÉQUIPE ENSEIGNANTE n. f.

DÉFINITION
Groupe de formateurs* qui, sous la responsabilité du directeur du centre de formation*, collaborent à la conception et à la réalisation du projet pédagogique*. L'équipe enseignante a pour mission de permettre aux personnes en formation d'acquérir les compétences professionnelles nécessaires à l'exercice de leur future fonction.

NOTES
1. Dans les instituts de formation en soins infirmiers, les écoles d'infirmiers(ères) spécialisés(ées) et les instituts de formation des cadres de santé, l'équipe enseignante est composée de cadres de santé auxquels sont associés les intervenants qui collaborent à la réalisation du projet pédagogique.
2. [Déb. XXe] – vers 1970.

➢ **VOIR AUSSI** Cadre de santé. Cadre de santé infirmier. Cadre de santé formateur. Formation initiale. Formation en soins infirmiers. Formation des cadres de santé. Infirmier(ère).

ÉQUIPE OPÉRATIONNELLE D'HYGIÈNE HOSPITALIÈRE n. f.

DÉFINITION
Groupe composé de professionnels de santé* spécialisés en hygiène hospitalière, notamment de personnels médical, phar-

e

maceutique et infirmier, chargé de mettre en œuvre et d'évaluer les actions définies dans le programme du comité de lutte contre les infections nosocomiales* de l'établissement.

NOTES

1. Elle agit sous le contrôle des membres du Comité de lutte contre les infections nosocomiales (Clin) et travaille en collaboration avec la direction des soins.

Le responsable et un membre de l'équipe font partie du Clin. Cette équipe doit bénéficier d'une formation adaptée à ses fonctions.

2. Les membres de l'équipe opérationnelle en hygiène hospitalière assurent les missions suivantes :

– la mise en œuvre de la politique de prévention des risques infectieux, les techniques d'isolement, les contrôles d'environnement et l'hygiène générale de l'établissement ;

– l'élaboration, en collaboration avec les services concernés, de protocoles et l'évaluation de leur application ;

– l'investigation d'épidémies ;

– la surveillance des infections nosocomiales et plus particulièrement la validation et l'analyse des informations collectées et leur restitution aux services concernés.

3. Les membres de l'équipe opérationnelle en hygiène hospitalière sont consultés par le Clin pour :

– la construction, l'aménagement et l'équipement des locaux hospitaliers ;

– la conduite d'études économiques et d'évaluation relatives à la qualité des soins dans le domaine des infections hospitalières ;

– l'étude et le choix des matériels et produits utilisés pour les soins et l'entretien ;

– la formation initiale dans les écoles professionnelles relevant de l'établissement ;

– la formation continue du personnel hospitalier.

4. Une même équipe peut intervenir sur plusieurs établissements.

5. Circulaire DGS/VS/VS2-DH/EO1 n° 17 du 19 avril 1995 relative à la lutte contre les infections nosocomiales dans les établissements de santé publics ou privés participant à l'exécution du service public.

Décret n° 99-1034 du 6 décembre 1999 relatif à l'organisation de la lutte contre les infections nosocomiales dans les établissements de santé et modifiant le *Code de la Santé publique*.

Circulaire n° 645 du 29 décembre 2000 relative à la lutte contre les infections nosocomiales dans les établissements de santé.

6. 1995.

➢ **VOIR AUSSI** Comité de lutte contre les infections nosocomiales. Correspondant en hygiène. Infection nosocomiale.

ÉQUIPE PÉDAGOGIQUE n. f.

➢ **VOIR** Équipe enseignante.

ÉQUIPE PLURIDISCIPLINAIRE n. f.

DÉFINITION

Groupe de personnes ayant des qualifications professionnelles diverses et complémentaires qui élaborent et mettent en œuvre un projet commun.

NOTE
1960. Circulaire du 15 mars 1960 relative au programme d'organisation et d'équipement des départements en matière de lutte contre les maladies mentales.

➢ **VOIR AUSSI** Action concertée. Équipe de secteur. Équipe soignante. Sectorisation. Santé mentale.

ÉQUIPE SOIGNANTE n. f.

DÉFINITION
Groupe de professionnels ayant des qualifications différentes dans le domaine de la santé et qui collaborent à la réalisation d'un projet de soins* individualisé commun.

NOTES
1. Il s'agit de l'ensemble des soignants, notamment les médecins, les personnels issus des filières infirmière, de rééducation et médicotechnique.
2. Vers 1960.

➢ **VOIR AUSSI** Action concertée. Équipe de soins infirmiers. Équipe pluridisciplinaire. Projet thérapeutique.

ESPÉRANCE DE VIE n. f.

DÉFINITION
Durée de vie humaine potentielle dans une société donnée ou dans un groupe social déterminé. Elle est établie statistiquement par sexe sur la base des taux de mortalité*.

NOTE
XXe siècle. *Le Robert, Dictionnaire historique de la langue française*, Paris, 1992.

➢ **VOIR AUSSI** Environnement. Épidémiologie. Mobilité. Morbidité.

ESSAI CLINIQUE n. m.

DÉFINITION
Expérimentation organisée sous forme de protocole, pratiquée sur l'être humain en vue du développement des connaissances biologiques ou médicales. Elle permet l'analyse de l'usage d'un médicament testé chez l'homme, volontaire sain ou malade, afin d'en vérifier l'efficacité, la sécurité d'emploi et l'absence de tout effet indésirable. Elle permet aussi d'en étudier l'absorption, la distribution, le métabolisme et l'excrétion.

NOTES
1. La participation à l'essai clinique ne peut être que volontaire. Le malade doit être assuré que son refus de participer ou son retrait de l'essai, à n'importe quel stade, n'entraînera aucun désavantage pour sa prise en charge ultérieure.
2. L'évaluation d'un nouvel agent thérapeutique chez l'homme s'effectue suivant plusieurs étapes successives et codifiées.
Essais de phase I : ils correspondent aux premières études réalisées chez l'homme après les études pré-cliniques. Les principaux objectifs sont la détermination de la dose maximale tolérable et de la toxicité.
Essais de phase II : l'objectif est d'étudier l'activité de la drogue dans une population homogène de malades et de poursuivre l'évaluation de sa toxicité, en particulier cumulative et, *in fine* de déterminer si l'agent étudié est susceptible de présenter un intérêt thérapeutique justiciable d'études ultérieures.
Essais de phase III : l'évaluation est poursuivie dans le cas évoqué par la réalisation d'essais comparatifs qui représen-

tent la méthode de référence pour juger de l'efficacité d'un traitement et le « positionner » par rapport aux autres possibilités thérapeutiques.

3. La réalisation d'essais cliniques impose de plus en plus souvent la création au sein même de l'hôpital, de structures qui sont amenées à posséder, outre une expertise médicale, des compétences de gestion, de comptabilité et des compétences juridiques.

4. Les professionnels doivent avoir reçu une information complète concernant le protocole d'essai clinique avant d'accepter d'y participer.

5. La loi a retenu l'expression essai clinique et non celle d'essai thérapeutique plus couramment utilisée.

6. Loi n° 88-1138 du 20 décembre 1988 modifiée par les lois n° 90-86 du 23 janvier 1990, n° 91-73 du 18 janvier 1991 et n° 94-630 du 25 juillet 1994 relatives à la protection des personnes qui se prêtent à des recherches biomédicales.

Décret n° 93-221 du 16 février 1993 relatif aux règles professionnelles des infirmiers et infirmières, art. 27, art. 29.

Lois n° 94-653 et n° 94-654 du 29 juillet 1994 relatives au respect du corps humain, à l'utilisation des produits du corps humain et à l'assistance médicale à la procréation.

Décret 2002-194 du 11 février 2002 relatif aux actes professionnels et à l'exercice de la profession d'infirmier(ère), art. 14.

Circulaire DHOS-OPRC/2002 n° 259 du 10 avril 2002 relative aux recherches biomédicales dans les établissements de santé.

➢ **VOIR AUSSI** Consentement libre et éclairé. Comité consultatif de protection des personnes dans la recherche biomédicale. Information du malade. Recherche biomédicale. Recherche infirmière.

ESSAI THÉRAPEUTIQUE n. m.

➢ **VOIR** Essai clinique.

ÉTUDE DE MILIEU n. f.

DÉFINITION

Collecte et analyse d'informations permettant d'approfondir la connaissance d'une population dans son environnement* et d'identifier les facteurs qui ont une influence sur la santé*.

NOTE

Les informations portent notamment sur la géographie humaine, la démographie, l'état de santé, l'épidémiologie, les structures sanitaires et sociales, l'organisation administrative et politique, la situation socio-économique, l'organisation communautaire (associations, syndicats, regroupements…), la culture et l'éducation.

➢ **VOIR AUSSI** Milieu de vie.

ÉTUDIANT(E) EN SOINS INFIRMIERS n.

DÉFINITION

Personne qui prépare dans un institut de formation en soins infirmiers* le diplôme d'État permettant d'exercer la profession infirmière*.

NOTES

1. À partir de 1968, les élèves infirmiers bénéficient du régime étudiant de la Sécurité sociale. À la suite du mouvement revendicatif pour une meilleure reconnaissance du statut social des infirmiers(ères) de 1988-1989, le décret de 1992 substitue le terme d'étudiant(e) à celui d'élève infirmier(ère).

2. Décret n° 92-264 du 23 mars 1992 modifiant le décret n° 81-306 du 2 avril 1981 modifié relatif aux études conduisant au diplôme d'État d'infirmier et d'infirmière.

Arrêté du 23 mars 1992 relatif au programme des études conduisant au diplôme d'État d'infirmier(ère), modifié.

3. [Fin. XIXe siècle] – 1992.

➢ **VOIR AUSSI** Diplôme d'État d'infirmier(ère). Exercice de la profession d'infirmier(ère). Formation initiale. Infirmier(ère). Soins infirmiers. Stage. Stagiaire.

EUTHANASIE n. f.

DÉFINITION

Acte délibéré d'un tiers, visant à mettre fin à la vie d'une personne atteinte d'une maladie* incurable et évolutive et/ou d'un handicap majeur, pour abréger ses souffrances.

NOTES

1. Pour certains auteurs, l'euthanasie est plutôt dite « active », lorsqu'il y a administration d'une substance létale dans l'intention de provoquer la mort. En droit français, elle est qualifiée d'homicide volontaire aux termes des articles 221-1. 221-3. 221-4 du nouveau *Code Pénal* du 1er mars 1994. L'euthanasie est plutôt dite « passive » lorsqu'elle consiste dans l'arrêt de traitements curatifs. Elle peut être considérée par les juges comme non-assistance à personne en danger.

2. Quand la demande émane du patient, l'euthanasie est dite « volontaire » ou « suicide médicalement assisté ». Cette demande exprime la volonté du patient d'arrêter sa souffrance, d'éviter sa détérioration physique et de préserver sa dignité.

3. Une demande d'euthanasie peut être entendue comme l'expression d'une autre demande et soulève des questions éthiques et juridiques, liées aux conflits de valeurs notamment entre le respect de la vie et le respect du droit de la personne à décider pour elle-même. Aborder la question de l'euthanasie, c'est aussi débattre de l'acharnement thérapeutique et la situer dans le cadre du développement des politiques de lutte contre la douleur et des soins palliatifs.

4. Au début du XVIIe siècle, le philosophe anglais Francis Bacon, proposa l'usage du terme d'euthanasie emprunté à l'antiquité grecque *eu bien thanatos* « bonne mort ». En 1771 il est utilisé au sens « d'art de rendre la mort douce » (Trévoux). En 1907 le terme est utilisé en médecine pour « mort douce et sans souffrance ».

5. Loi n° 2005-370 du 22 avril 2005, relative aux droits des malades et à la fin de vie.

6. [XVIIe siècle] – 1907. *Le Robert dictionnaire historique de la langue française*, Paris, 1992.

➢ **VOIR AUSSI** Acharnement thérapeutique. Comité de lutte contre la douleur. Détresse physique et psychique. Droits des malades. Évaluation de la douleur. Soins d'accompagnement aux personnes en fin de vie. Soins palliatifs.

ÉVALUATION CLINIQUE
n. f.

DÉFINITION
Appréciation de la capacité d'un stagiaire* à effectuer ou à collaborer à une démarche de soins infirmiers*, en situation réelle, dans le domaine de la formation des professionnels.

NOTES
1. Le terme d'évaluation clinique est également utilisé pour désigner l'évaluation de l'état de santé du patient.
2. Arrêté du 30 mars 1992 modifié relatif à l'évaluation continue des connaissances et des aptitudes acquises au cours des études conduisant au diplôme d'État d'infirmier(ère).
Arrêté du 6 septembre 2001 relatif à l'évaluation continue des connaissances et des aptitudes acquises au cours des études conduisant au diplôme d'État d'infirmier(ère).
Arrêté du 8 novembre 2001 modifiant l'arrêté du 6 septembre 2001 relatif à l'évaluation continue des connaissances et des aptitudes acquises au cours des études conduisant au diplôme d'État d'infirmier(ère).
Arrêté du 22 mars 2002 relatif à l'évaluation continue des connaissances et des aptitudes acquises au cours des études conduisant au diplôme d'État d'infirmier(ère).
3. 1992.

➢ **VOIR AUSSI** Diplôme d'État d'infirmier(ère). Entretien d'accueil privilégiant l'écoute avec orientation si nécessaire. Mise en situation professionnelle. Stage.

ÉVALUATION CONTINUE
n. f.

DÉFINITION
Appréciation progressive et cumulative de l'ensemble des connaissances, aptitudes et capacités professionnelles qui tient compte des objectifs pédagogiques*. Elle comprend des évaluations normatives ou sommatives réalisées tout au long de la formation.

NOTES
1. Elle conditionne le passage dans l'année supérieure et l'inscription aux épreuves conduisant à l'obtention d'un diplôme. Dans les formations infirmières l'évaluation continue est réglementée.
2. Pour la formation en soins infirmiers :
Arrêté du 30 mars 1992 modifié relatif à l'évaluation continue des connaissances et des aptitudes acquises au cours des études conduisant au diplôme d'État d'infirmier(ère).
Arrêté du 6 septembre 2001 relatif à l'évaluation continue des connaissances et des aptitudes acquises au cours des études conduisant au diplôme d'État d'infirmier(ère).
Arrêté du 8 novembre 2001 modifiant l'arrêté du 6 septembre 2001 relatif à l'évaluation continue des connaissances et des aptitudes acquises au cours des études conduisant au diplôme d'État d'infirmier(ère).
Arrêté du 22 mars 2002 relatif à l'évaluation continue des connaissances et des aptitudes acquises au cours des études conduisant au diplôme d'État d'infirmier(ère).
3. Vers 1970.

➢ **VOIR AUSSI** Évaluation formative. Évaluation normative. Évaluation sommative.

ÉVALUATION DE LA DOULEUR n. f.

DÉFINITION

Acte de soins infirmiers*, relevant du rôle propre*, visant l'appréciation quantitative et qualitative de la douleur ressentie par le patient afin de proposer les réponses les mieux adaptées.

NOTES

1. « *Toute personne a le droit de recevoir les soins visant à soulager sa douleur. Celle-ci doit être en toute circonstance prévenue, évaluée, prise en compte et traitée* », art. 1 et 2, loi n° 2005-370 du 22 avril 2005 relative aux droits des malades et à la fin de vie.

2. L'évaluation de la douleur permet :
– la description du type de douleur, la mesure de son intensité et ses fluctuations ;
– l'adaptation des thérapeutiques médicamenteuses et non médicamenteuses et le contrôle de leur efficacité ;
– la prévention et/ou le dépistage des effets secondaires liés aux thérapeutiques.

3. « *L'évaluation au quotidien est un impératif : le personnel médical et paramédical doit être systématiquement en possession des échelles visuelles analogiques (Eva) de mesure de l'intensité de la douleur, qui se présentent sous la forme d'une réglette* », circulaire 99/84.

4. Dans certains contextes cliniques où la communication verbale n'est pas possible, l'évaluation de la douleur se fonde sur l'observation des manifestations comportementales.

5. Les échelles les plus couramment utilisées sont :
Pour l'auto-évaluation :
– **les échelles unidimensionnelles,** Échelle visuelle analogique (EVA), Échelle verbale simple (EVS), Échelle numérique (EN) ;
– **les échelles multidimensionnelles,** Mac Gill Pain comment décrivez-vous votre douleur ? Questionnaire douleur de Saint Antoine, composé de mots servant à décrire la douleur (QDSA).
Pour l'hétéro-évaluation :
– **les échelles comportementales,** Profil comportemental douleur (PCD), échelle de Bourrhis ;
– **l'évaluation spécifique chez l'enfant,** DEGR.(Douleur enfant Gustave Roussy), Pédiadol (douleurs du prématuré), douleur aiguë post-opératoire, *Children's hospital of Eastern Ontario pain scale* (Cheops) ;
– **l'évaluation spécifique chez le vieillard,** Doloplus.

6. Recommandations de l'Anaes, février 1999 : *Évaluation et suivi de la douleur chronique en médecine ambulatoire.*
Circulaire DGS/DH/DAS n° 99/84 du 11 février 1999 relative à la mise en place de protocoles de prise en charge de la douleur aiguë par les équipes pluridisciplinaires médicales et soignantes des établissements de santé et institutions médico-sociales.
Circulaire DHOS/E2/2002/266 du 30 avril 2002 relative à la mise en œuvre du programme national de lutte contre la douleur 2002-2005 dans les établissements de santé.
Décret n° 2002-194 du 11 février 2002 relatif aux actes professionnels et à l'exer-

cice de la profession d'infirmier(ère), art. 2 et 5.
Loi n° 2005-370 du 22 avril 2005 relative aux droits des malades et à la fin de vie.
7. [Vers 1980]-2002.

➢ **VOIR AUSSI** Comité de lutte contre la douleur. Détresse physique et psychique. Soins d'accompagnement des malades en fin de vie. Soins palliatifs.

ÉVALUATION DE LA QUALITÉ DES SOINS INFIRMIERS n. f.

DÉFINITION

Mesure de la qualité des soins infirmiers* qui porte sur un ou plusieurs des aspects suivants : structures et organisation, procédures et pratiques de soins, résultats.

NOTES

1. La méthode consiste à apprécier l'écart entre une pratique de référence et la pratique évaluée.
Elle comporte plusieurs phases :
– choix du thème et élaboration des objectifs de l'étude ;
– définition des critères d'évaluation en fonction de la littérature et de la réglementation ou par la sélection d'un instrument de mesure validé ;
– modalités et déroulement du recueil de données ;
– analyse des données et des résultats ;
– analyse consensuelle des causes des écarts et des actions correctrices à mettre en œuvre.
2. Le concept d'évaluation de la qualité des soins s'est développé aux États-Unis dès 1920 sous l'égide de plusieurs associations médicales privées *Joint commission on the Accreditation of hospitals* en 1951 qui deviendra *Joint Commission on accreditation of Health care organization*. Le but étant d'améliorer la qualité de la formation médicale, ceci conduisit peu à peu à l'élaboration de normes de ressources et d'organisation pour la bonne pratique des soins.
Par la suite, le développement des réseaux de soins extra-hospitaliers et le financement par groupes homogènes de malades, *Diagnosis-related groups* ont concouru à la réduction des hospitalisations et des actes. Vers 1986, les recours juridiques des patients, en mettant en jeu la responsabilité médicale et administrative, incitent à développer l'évaluation et la gestion des risques *(risk management)*.
C'est à la fin des années 1970 que la France s'engage dans la voie de l'évaluation de la qualité des soins. La crise économique engendrée par les chocs pétroliers successifs de 1973-1974 et 1978 la contraint à maîtriser les dépenses croissantes de santé (M. Rapin et D. Jolly à l'Assistance publique-Hôpitaux de Paris, J. Fabry aux Hospices Civils de Lyon 1978). Cette orientation est renforcée par une recommandation du Conseil de l'Europe en 1978. Avec la mise en œuvre du budget global dès 1981 et celle du Programme de médicalisation du système d'information (PMSI) en 1983 inspiré des *Diagnosis-related groups*, la France s'engage dans une politique de maîtrise des dépenses de santé. Soucieux de maintenir ou d'améliorer la qualité des soins, certains professionnels de santé et plus particulièrement ceux de santé publique cherchent à développer les concepts et les études d'évaluation des

soins pour aider à rationaliser les choix de soins. C'est à cette période que les études d'évaluation des technologies (coût/efficacité, coût/bénéfice) et les audits cliniques se développent dans plusieurs centres hospitaliers universitaires.

Au cours de ces années, l'encadrement infirmier contribue grandement à ce mouvement comme l'attestent de nombreuses publications traitant de généralités conceptuelles et méthodologiques (J. Ozbolt-Goodwin, T. Breuil, A. Jacquerye, C. Mordacq, D. Vailland, 1978-1985). Mme M. Barzach, ministre déléguée auprès du ministre des Affaires sociales et de l'emploi, chargée de la Santé et de la famille, met en place la première instance officielle : le Comité d'évaluation médicale en 1987 qui, en 1989, devient l'Agence nationale pour le développement de l'évaluation médicale (Andem) préconisée par le rapport de J. Armogathe au ministre de la Solidarité de la santé et de la protection sociale.

En 1991, la loi portant réforme hospitalière aborde la notion de qualité et d'évaluation sans toutefois en donner de définition précise. Elle confirme la mise en œuvre de l'évaluation de la qualité des soins infirmiers comme l'une des missions du service de soins infirmiers. Il faut attendre les ordonnances de 1996 pour que les notions d'évaluation de la qualité des soins et d'accréditation se précisent. L'une de ces ordonnances crée l'Agence nationale d'accréditation et d'évaluation en santé (Anaes) qui succède à l'Agence nationale pour le développement et l'évaluation médicale.

3. Loi n° 91-748 du 31 juillet 1991 portant réforme hospitalière.

Ordonnance n° 96-345 du 24 avril 1996 relative à la maîtrise médicalisée des dépenses de soins.

Ordonnance n° 96-345 du 24 avril 1996 portant réforme de l'hospitalisation publique et privée.

4. Vers 1980.

➢ **VOIR AUSSI** Accréditation. Critères de soins infirmiers. Directeur(trice) des soins. Expert visiteur. Indicateur. Indicateur de la qualité des soins infirmiers. Norme de soins infirmiers. Recueil de données.

ÉVALUATION DE STAGE n. f.

DÉFINITION

Appréciation qui, en fonction d'objectifs et de critères* prédéterminés, rend compte des aptitudes, des capacités et des comportements* d'un stagiaire* et des connaissances acquises. Elle aide à l'apprentissage* et favorise l'adaptation aux situations professionnelles.

NOTES

1. Cette évaluation est une des composantes du dossier d'évaluation continue des étudiants en soins infirmiers et des élèves aides-soignant(e)s ou auxiliaires de puériculture. Elle est effectuée, au cours et à la fin du stage, avec la participation de l'intéressé par les responsables de l'encadrement. Elle peut être formative en cours de stage ou normative en fin de stage.

2. Décret n° 90-1118 du 12 décembre 1990, modifiant le décret n° 47-1544 du 13 août 1947 modifié instituant le diplôme d'État de puéricultrice.

Arrêté du 30 mars 1992 modifié relatif à l'évaluation continue des connaissances et des aptitudes acquises au cours des études conduisant au diplôme d'État d'infirmier(ère).
Arrêté du 22 juillet 1994 modifié relatif au diplôme professionnel d'aide-soignant(e) et au diplôme professionnel d'auxiliaire de puériculture, art. 20.
Arrêté du 6 septembre 2001 relatif à l'évaluation continue des connaissances et des aptitudes acquises au cours des études conduisant au diplôme d'État d'infirmier(ère), art. 6, 7, 8 et 9.
Arrêté du 22 octobre 2001 relatif à la formation conduisant au diplôme d'État d'infirmier(ère) de bloc opératoire.
Arrêté du 17 janvier 2002 relatif à la formation conduisant au diplôme d'État d'infirmier(ère) anesthésiste.
3. Vers 1970.

➢ **VOIR AUSSI** Bilan de stage. Encadrement de stage. Évaluation clinique. Évaluation continue. Évaluation formative. Évaluation normative. Mise en situation professionnelle. Stage. Tuteur.

ÉVALUATION DES SOINS INFIRMIERS n. f.

DÉFINITION
Appréciation des résultats d'une intervention infirmière* en fonction des objectifs de soins fixés. Elle constitue la dernière étape de la démarche de soins infirmiers*.

NOTE
Vers 1970.

➢ **VOIR AUSSI** Critère. Critère de soins infirmiers. Évaluation de la qualité des soins infirmiers. Indicateur. Indicateur d'activité en soins infirmiers. Indicateur de la qualité des soins infirmiers.

ÉVALUATION FORMATIVE n. f.

DÉFINITION
Appréciation des progrès et/ou des difficultés d'un étudiant ou d'un élève dans l'acquisition des connaissances et des capacités professionnelles. Cette évaluation lui permet de se situer aux différentes étapes de son apprentissage* et peut conduire à des réajustements pédagogiques.

NOTES
1. Fondée sur le dialogue et l'empathie entre le formateur et l'apprenant, l'évaluation formative contribue au développement de l'autonomie et de la motivation de l'étudiant(e) ou de l'élève. L'exploitation de l'évaluation formative est une des composantes du suivi pédagogique.
2. Vers 1970.

➢ **VOIR AUSSI** Évaluation continue. Évaluation normative. Évaluation somative. Guidance. Suivi pédagogique. Tuteur (éducation).

ÉVALUATION NORMATIVE n. f.

DÉFINITION
Appréciation des acquis d'un(e) étudiant(e) ou d'un(e) élève en fonction d'objectifs pédagogiques* préétablis qui donne lieu à l'attribution d'une note chiffrée.

NOTES
1. Les programmes de formation préparant au diplôme d'État d'infirmier(ère) et spé-

cialisations, au diplôme professionnel d'aide-soignant(e) ou d'auxiliaire de puériculture déterminent la nature et le nombre des évaluations normatives dont les résultats figurent dans le dossier d'évaluation du formé et comptent pour l'obtention du diplôme préparé.
Décret n° 90-1118 du 12 décembre 1990, modifiant le décret n° 47-1544 du 13 août 1947 modifié instituant le diplôme d'État de puéricultrice.
2. Arrêté du 30 mars 1992 modifié relatif à l'évaluation continue des connaissances et des aptitudes acquises au cours des études conduisant au diplôme d'État d'infirmier(ère).
Arrêté du 22 juillet 1994 modifié relatif au diplôme professionnel d'aide-soignant(e) et au diplôme professionnel d'auxiliaire de puériculture, art. 20.
Arrêté du 18 août 1995, modifié par les arrêtés des 27 mai 1997, 16 août 1999, 14 août 2002 relatifs au diplôme de cadre de santé.
Arrêté du 6 septembre 2001 relatif à l'évaluation continue des connaissances et des aptitudes acquises au cours des études conduisant au diplôme d'État d'infirmier(ère).
Arrêté du 22 octobre 2001 relatif à la formation conduisant au diplôme d'État d'infirmier(ère) de bloc opératoire.
Arrêté du 8 novembre 2001 modifiant l'arrêté du 6 septembre 2001 relatif à l'évaluation continue des connaissances et des aptitudes acquises au cours des études conduisant au diplôme d'État d'infirmier(ère).
Arrêté du 22 mars 2002 relatif à l'évaluation continue des connaissances et des aptitudes acquises au cours des études conduisant au diplôme d'État d'infirmier(ère).
Arrêté du 17 janvier 2002 relatif à la formation conduisant au diplôme d'état d'infirmier(ère) anesthésiste.
3. Vers 1960.

➢ **VOIR AUSSI** Évaluation continue. Évaluation formative. Évaluation sommative.

e

ÉVALUATION SOMMATIVE n. f.

DÉFINITION

Appréciation fondée sur l'addition des notes obtenues en vue de passer en année supérieure, sanctionner le résultat final de la formation, autoriser l'inscription aux épreuves de l'examen de fin d'études.

NOTES

1. Arrêté du 30 mars 1992 modifié relatif à l'évaluation continue des connaissances et des aptitudes acquises au cours des études conduisant au diplôme d'État d'infirmier(ère).
Arrêté du 22 juillet 1994 modifié relatif au diplôme professionnel d'aide-soignant(e) et au diplôme professionnel d'auxiliaire de puériculture, art. 20.
Arrêté du 18 août 1995, modifié par les arrêtés des 27 mai 1997, 16 août 1999, 14 août 2002 relatifs au diplôme de cadre de santé.
Arrêté du 6 septembre 2001 relatif à l'évaluation continue des connaissances et des aptitudes acquises au cours des études conduisant au diplôme d'État d'infirmier(ère).
Arrêté du 22 octobre 2001 relatif à la formation conduisant au diplôme d'État d'infirmier(ère) de bloc opératoire.

Arrêté du 8 novembre 2001 modifiant l'arrêté du 6 septembre 2001 relatif à l'évaluation continue des connaissances et des aptitudes acquises au cours des études conduisant au diplôme d'État d'infirmier(ère).
Arrêté du 22 mars 2002 relatif à l'évaluation continue des connaissances et des aptitudes acquises au cours des études conduisant au diplôme d'État d'infirmier(ère).
Arrêté du 17 janvier 2002 relatif à la formation conduisant au diplôme d'état d'infirmier(ère) anesthésiste.
2. Vers 1980.

➢ **VOIR AUSSI** Évaluation continue. Évaluation formative. Évaluation normative.

EXERCICE DE LA PROFESSION D'INFIRMIER(ÈRE) n. m.

DÉFINITION
Pratique de la profession infirmière* comprenant la démarche de soins infirmiers*, l'application des prescriptions médicales*, le conseil, la recherche*, l'enseignement des soins infirmiers* et l'évaluation. Cet exercice relève de dispositions législatives et réglementaires et se réfère à des règles professionnelles*.

NOTES
1. Cet exercice professionnel comporte en outre une contribution au recueil de données cliniques et épidémiologiques et la participation à des actions de prévention, de dépistage, de formation, d'éducation et de promotion en matière de santé individuelle et collective, à la formation et à l'encadrement des autres personnels de santé et la participation à la recherche en matière d'épidémiologie, d'ergonomie, d'hygiène et de sécurité.
2. Les infirmiers(ères) exercent leur activité en relation avec les autres professionnels du secteur de la santé, du secteur social et médico-social et du secteur éducatif.
3. Les infirmiers en soins généraux de l'Union européenne et de l'Espace économique européen peuvent obtenir une autorisation d'exercer la profession d'infirmier en France (loi n° 80-527 du 12 juillet 1980). Les médecins étrangers non autorisés à exercer en qualité de médecin en France peuvent obtenir une autorisation d'exercer la profession d'infirmier(ère). Cette autorisation est délivrée sous condition que l'établissement employeur en fasse la demande à la Ddass et pour une durée limitée à 3 ans.
4. La toute première tentative de réglementation de l'exercice des soins date de 1815 sous l'impulsion de M. de Lezay-Marnésia, préfet du Bas-Rhin. Lors d'une épidémie de typhus, le Dr F.E. Fodéré publia le projet d'un arrêté à prendre dans chaque département pour réglementer l'exercice professionnel des gardes-malades et des infirmiers militaires, F. E. Fodéré, *Manuel des gardes-malades*, Strasbourg, F.G. Levrault, 1815. Ce projet resta sans suite. Plus tard, la circulaire du 17 juillet 1899 proposa aux commissions administratives des établissements publics hospitaliers des villes de faculté ou d'école de médecine la création d'écoles d'infirmières. Cette tentative, comme la précédente,

resta sans effet et conduisit Émile Combes, président du Conseil, ministre de l'Intérieur et des cultes, à rappeler aux préfets par la circulaire du 28 octobre 1902, relative à l'application de la loi du 15 juillet 1893 sur l'Assistance médicale gratuite, l'obligation de créer des écoles d'infirmières. Mais il fallut attendre le rapport intitulé « Nécessité de réglementer l'exercice de la profession d'infirmière en France », présenté en 1921 par Léonie Chaptal au Conseil supérieur de l'Assistance publique dont elle était vice-présidente, pour que soient proposés par le sénateur Strauss, ministre de l'Hygiène publique, trois décrets :

– celui du 17 juin 1922 portant institution du brevet de capacité professionnelle ;

– celui du 10 octobre 1923 relatif à la reconnaissance administrative des écoles d'infirmières ;

– celui du 18 juillet 1924 modifiant celui du 17 juin 1922 et permettant aux infirmières de porter le titre d'infirmière diplômée de l'État français.

La Chambre des députés adopta, quinze ans plus tard, un projet de loi relatif au statut officiel des infirmiers(ères) déposé par le Dr Fié et plusieurs de ses collègues. Paru au Journal officiel du 29 janvier 1937, ce nouveau texte de loi, à la veille du deuxième grand conflit mondial, ne fut pas adopté par les sénateurs. Avec la loi n° 372 du 15 juillet 1943, modifiée par la loi n° 46-630 du 8 avril 1946 l'exercice de la profession infirmière obtint, sous l'État français, sa première définition légale. Cette loi, modifiée 35 ans plus tard par celle du 31 mai 1978, confère pour la première fois aux infirmières et aux infirmiers une autonomie pour dispenser certains actes de soins infirmiers. Par la suite, la loi n° 80-527 du 12 juillet 1980 prévoit les règles professionnelles liées à cet exercice et le met en conformité avec les directives européennes concernant le libre échange des travailleurs au sein de l'Union européenne. Le premier décret relatif aux actes de soins infirmiers que les infirmiers(ères) sont habilité(e)s à exercer soit en fonction de leur rôle propre, soit sur prescription médicale parut le 12 mai 1981 (décret n° 81-539 du 12 mai 1981). Il a été cassé en Conseil d'État au printemps 1984 pour vice de forme, à la demande des médecins biologistes, remplacé par le décret n° 84-689 du 17 juillet 1984, relatif à la fonction infirmière à l'exception de l'article 1, puis modifié par le décret n° 93-345 du 15 mars 1993 abrogé. En février de la même année, ont été instaurées les règles professionnelles qui s'imposent à toute personne exerçant la profession d'infirmier ou d'infirmière (décret n° 93-221 du 16 février 1993).

5. Loi n° 78-615 du 31 mai 1978, modifiant le *Code de la Santé publique* relatif à la profession d'infirmier ou d'infirmière et relatif à l'exercice illégal de la profession de médecin.

Loi n° 80-527 du 12 juillet 1980 modifiant certaines dispositions du *Code de la Santé publique* relatives à l'exercice de la profession d'infirmier ou d'infirmière et de certaines autres professions d'auxiliaires médicaux,

Arrêté du 16 juillet 1980 : liste des diplômes, certificats et autres titres d'infirmier responsable des soins généraux délivrés par les États membres de la Communauté économique européenne visée au *Code de la Santé publique* ; complété par les arrêtés du 6 février 1981, 21 avril 1983, 10 mars 1987, 8 février 1990, 5 février 1991, 2 août 1994, 18 juin 2002.

Circulaire DGS/371/0B du 19 février 1985 relative à l'exercice d'une activité paramédicale par des personnes titulaires d'un diplôme de médecin ne leur permettant pas d'exercer leur activité en France et qui demandent à bénéficier des dispositions de la loi 72-661 du 13 juillet 1972, modifiée par la circulaire DHOS/P2/2001 n° 388 du 1er août 2001 relative à l'exercice en qualité d'infirmier(ère) des personnes titulaires d'un diplôme de médecin ne leur permettant pas d'exercer leur activité en France.

Décret n° 93-221 du 16 février 1993 relatif aux règles professionnelles des infirmiers et des infirmières.

Décret n° 2000-341 du 13 avril 2000 relatif à l'autorisation d'exercer la profession d'infirmier(ère) et modifiant le *Code de la Santé publique* (deuxième partie : Décrets en Conseil d'État).

Arrêté du 13 avril 2000 relatif à l'autorisation d'exercer la profession d'infirmier(ère).

Circulaire DGS/PS3 n° 2000-370 du 4 juillet 2000 relative à l'application du décret n° 2000-341 du 13 avril 2000 et de l'arrêté du 13 avril 2000 relatifs à l'autorisation d'exercer la profession d'infirmier(ère).

Décret n° 2002-914 du 11 février 2002 relatif aux actes professionnels et à l'exercice de la profession d'infirmier(ère).

Ordonnance n° 2003-850 du 4 septembre 2003 portant simplification de l'organisation et du fonctionnement du système de santé ainsi que des procédures de création d'établissement ou de services sociaux ou médico-sociaux soumis à autorisation, art. 24.

6. *Code de la Santé publique.* Livre III : Auxiliaires médicaux, titre Ier. Profession d'infirmier ou d'infirmière, chapitre Ier. Exercice de la profession, section 1. Annexe au décret n° 2004-802 du 29 juillet 2004.

7. Déb. XXe siècle.

➢ **VOIR AUSSI** Autonomie de l'infirmier(ère). Code de Déontologie. Décret de compétence infirmière. Infirmier(ère) autorisé(e) polyvalent(e). Rôle propre de l'infirmier(ère). Soins infirmiers.

EXPÉRIENCE D'APPRENTISSAGE n. f.

DÉFINITION

Ensemble des acquisitions théoriques, pratiques et socio-relationnelles développées à partir de situations professionnelles concrètes encadrées par un tuteur*.

NOTES

1. L'expérience d'apprentissage peut désigner par ailleurs une situation, une méthode pédagogique ou le processus d'apprentissage. Par la diversité des stages prévus au programme des études préparant au diplôme d'État d'infirmier(ère) et spécialisations, au diplôme professionnel d'aide-soignant(e) ou d'auxiliaire de puériculture, la formation permet à chaque futur professionnel de cumuler des expériences tant en intra qu'en extra-hospitalier.

2. Vers 1970.

➢ **VOIR AUSSI** Apprentissage. Mise en situation professionnelle. Stage. Stagiaire. Terrain de stage.

EXPÉRIMENTATION n. f.

➢ **VOIR** Investigation clinique.

EXPERT VISITEUR n. m.

DÉFINITION
Professionnel de santé* expérimenté et exercé au fonctionnement des établissements de santé, qui collabore à la mise en œuvre de la procédure d'accréditation* développée par l'Agence nationale d'évaluation en santé*.

NOTES
1. Les professionnels de santé font acte de candidature auprès de l'Agence nationale d'évaluation en santé (Anaes). Après sélection, ils sont formés à la mission d'expertise des établissements. Une charte définit les conditions d'exercice.
2. Les experts visiteurs travaillent en équipe pluridisciplinaire comportant au moins trois membres dont un médecin, un professionnel paramédical, un gestionnaire. Garants de l'objectivité de la procédure d'accréditation, ils sont obligatoirement indépendants de l'établissement de santé visité et de ses organismes de tutelle. Au cours des visites, ils mettent en évidence les points forts de l'établissement et identifient les pistes d'amélioration.
3. Ordonnance n° 96-346 du 24 avril 1996 portant réforme de l'hospitalisation publique et privée.
4. 1996.

➢ **VOIR AUSSI** Évaluation de la qualité des soins infirmiers. Qualité des soins infirmiers.

EXTRACTION DE FÉCALOMES n. f.

DÉFINITION
Acte de soins infirmiers*, sur prescription médicale*, qui consiste à évacuer des matières fécales déshydratées, dures et compactes, accumulées dans le rectum à la suite d'un état de constipation prolongé, afin de soulager le patient et de prévenir des complications digestives.

NOTES
1. Cet acte peut être précédé d'un lavement ou d'un goutte-à-goutte rectal pour ramollir le fécalome. Il est parfois nécessaire de recourir à l'extraction manuelle du fécalome.
2. Ce soin a été reconnu, en 1984, comme acte de soins infirmiers sur prescription médicale (décret n° 84-689 du 17 juillet 1984 et dans celui de 1993, abrogés).
3. Décret n° 2002-194 du 11 février 2002 relatif aux actes professionnels et à l'exercice de la profession d'infirmier(ère), art. 6.

➢ **VOIR AUSSI** Lavement. Pose et surveillance de goutte-à-goutte rectal.

EXTRA-HOSPITALIER(IÈRE) adj.

DÉFINITION
Terme employé pour qualifier les structures de soins* extérieures aux établissements de santé, les soins* dispensés hors du milieu hospitalier et les professionnels qui les assurent.

NOTE
Vers 1970.

e

FAMILLE D'ACCUEIL n. f.

DÉFINITION

Famille agréée pour recevoir des personnes, enfants ou adultes, dont le maintien ou le retour au domicile personnel ou dans la famille naturelle ne paraît ni souhaitable, ni possible.

NOTES

1. Cette famille offre contre rétribution un lieu de vie et/ou de soins pour une durée plus ou moins longue. Ce mode de prise en charge fait partie des alternatives à l'hospitalisation en psychiatrie. Pour les enfants, les personnes âgées et/ou handicapées, il permet d'éviter un placement en institution.

2. En matière d'aide sociale à l'enfance, le concept de « famille d'accueil » est apparu avec la création des placements familiaux expérimentés par Me Guy, fondateur des Hospitaliers du Saint-Esprit. Saint Vincent de Paul a rémunéré les premières familles d'accueil (A. Thévenet, *L'aide sociale aujourd'hui après la décentralisation*, Paris, ESF, 1986).

3. Loi n° 84-422 du 6 juin 1984 relative au droit des familles dans leurs rapports avec les services de la protection de la famille et de l'enfance et aux statuts des pupilles de l'État.

Arrêté du 14 mars 1986 relatif aux équipements et services de lutte contre les maladies mentales comportant ou non des possibilités d'hébergement.

Loi n° 89-475 du 10 juillet 1989 relative à l'accueil par des particuliers à leur domicile, à titre onéreux, de personnes âgées ou handicapées adultes.

4. 1984.

➢ **VOIR AUSSI** Alternatives à l'hospitalisation. Lieu de soins. Lieu de vie. Placement familial.

FILE ACTIVE n. f.

DÉFINITION

Ensemble des personnes atteintes d'une même maladie*, enregistrées et prises en charge par un réseau de soins*.

NOTES

1. En psychiatrie, tous les patients pris en charge au moins une fois au cours de l'année, sont enregistrés. La file active est constituée à partir du premier contact et donne lieu à l'établissement de la fiche individuelle ou du dossier unique qui suivra le malade.

2. La file active permet de calculer l'incidence et la prévalence de certaines maladies qui posent un problème de santé publique.

3. Expression proposée par les équipes psychiatriques de secteur du 13e arrondissement de Paris (G. Bleandonu, *Dictionnaire de psychiatrie sociale*, Paris, Payot, 1976) et qui s'applique de plus en plus à d'autres maladies.

4. Vers 1960.

➢ **VOIR AUSSI** Épidémiologie. Incidence. Prévalence. Santé mentale. Santé publique.

FISTULE n. f.

DÉFINITION
Canal d'origine congénitale, traumatique ou infectieuse produit et entretenu par l'écoulement d'un liquide physiologique ou pathologique.

NOTES
1. Ouverte en un ou plusieurs points d'une paroi plus ou moins éloignés de l'origine de la production liquidienne, la fistule peut être notamment lacrymale, salivaire, digestive, biliaire, pancréatique, urétrale, anale.
2. Ce terme est aussi employé pour désigner, en hémodialyse, une voie d'abord artérioveineuse.
3. 1314. *Le Robert, Dictionnaire historique de la langue française*, Paris, 1992.

➢ **VOIR AUSSI** Appareillage, irrigation et surveillance d'un drainage. Appareillage, irrigation et surveillance d'une fistule. Drainage.

FOLIE n. f.

DÉFINITION
Terme qui désignait tous les dérèglements de l'esprit et se rapportait avant tout aux manifestations extérieures, à leur aspect immédiat, sans description de leur mécanisme, de leur origine psychologique ou organique, ni de leur évolution (J. Carrère, J. Dessaignes, *Lexique des termes usuels de psychiatrie*, Nancy, Berger-Levrault, 1982).

NOTES
1. Les travaux de M. Foucault (*Histoire de la folie à l'âge classique*, Paris, Plon, 1961) ont souligné que la folie n'a reçu qu'au milieu du XXe siècle le statut de maladie mentale. En effet, au Moyen Âge, la folie, catégorie du sacré, est partie intégrante de l'expérience de chacun, mais l'Église y voyant le signe d'une possession démoniaque, pourchasse les insensés, les fous, les hérétiques, les sorciers... À la Renaissance, la folie devient l'enjeu d'un conflit religion/médecine et est réduite au silence par l'enfermement. Les aliénistes au XVIIIe siècle donnent une description détaillée de la folie (aliénation mentale), élaborent des classifications minutieuses (Pinel, Esquirol) et sont à l'origine de la psychiatrie moderne. Les XIXe et XXe siècles développent la connaissance et le traitement des maladies mentales jusqu'aux travaux de S. Freud, qui sont à l'origine d'une mutation radicale de la conception de la folie.
2. 1080 – *Le Robert, Dictionnaire historique de la langue française*, Paris, 1992.

➢ **VOIR AUSSI** Asile d'aliénés. Chambre d'isolement. Gardien d'asile. Isolement (psychiatrie). Malade mental. Maladie mentale. Santé mentale.

FONCTION INFIRMIÈRE n. f.

DÉFINITION
Ensemble des missions, des domaines d'intervention et des activités qui caractérisent l'exercice de la profession infirmière*.

NOTES
1. La fonction infirmière recouvre plusieurs champs d'action relevant soit du rôle propre de l'infirmier, soit d'une prescription

médicale : les soins curatifs et de prévention, l'éducation et la promotion en matière de santé individuelle et collective, la formation, l'encadrement des personnels infirmiers et d'autres professionnels de santé, la recherche infirmière et la participation à des actions de recherche notamment en matière d'épidémiologie, d'ergonomie, d'hygiène et de sécurité.

2. Loi n° 78-615 du 31 mai 1978, modifiant les articles du *Code de la Santé publique* relatifs à la profession d'infirmier ou d'infirmière.

Décret n° 93-221 du 16 février 1993 relatif aux règles professionnelles des infirmiers et des infirmières.

Décret n° 2002-194 du 11 février 2002 relatif aux actes professionnels et à l'exercice de la profession d'infirmier(ère).

3. [Fin XIXe siècle] – 1981.

➢ **VOIR AUSSI** Autonomie de l'infirmier(ère). *Code de Déontologie*. Décision infirmière. Décret de compétence infirmière. Démarche de soins infirmiers. Diagnostic infirmier. Infirmier(ère). Règles professionnelles. Rôle propre.

FORMATEUR n. m.

DÉFINITION

Personne qui a pour fonction de concevoir, d'organiser, de réaliser, d'animer et d'évaluer des actions de formation théorique et/ou pratique dans son domaine de compétence.

NOTES

1. Cette fonction s'exerce à titre permanent ou occasionnel.

2. Tout(e) infirmier(ère) participe à des activités de formation initiale et continue dans le cadre de sa fonction (décret n° 2002-194 du 11 février 2002 relatif aux actes professionnels et à l'exercice de la profession d'infirmier(ère), art. 14).

3. Vers 1970.

➢ **VOIR AUSSI** Cadre de santé. Cadre de santé formateur. Équipe enseignante. Formation continue. Infirmier(ère).

FORMATION CADRE n. f.

➢ **VOIR** Formation de cadres de santé.

FORMATION CONTINUE n. f.

DÉFINITION

Dispositif d'éducation et de développement qui s'adresse à toute personne au cours de sa vie professionnelle.

NOTES

1. La formation continue a pour but d'aider les individus à s'adapter aux différentes évolutions et de leur permettre l'accès aux différents niveaux de culture et de qualification professionnelle. Elle contribue à l'amélioration de la qualité des prestations et des produits. Elle a ainsi une finalité de développement culturel, économique et social.

2. La formation initiale et la formation continue s'inscrivent dans un processus permanent d'éducation.

Depuis la loi du 16 juillet 1971, elle constitue un droit pour les salariés. La formation continue est instaurée dans la fonction publique hospitalière, par le décret n° 75-489 du 16 juin 1975 pris en application des dispositions du *Code du Travail* aux agents

f

titulaires relevant du *Code de la Santé publique*.
Pour les infirmiers(ères), le devoir d'actualiser et de perfectionner leurs connaissances professionnelles est affirmé dans le décret n° 93-221 du 16 février 1993 relatif aux règles professionnelles des infirmiers et infirmières, art. 10.
3. Loi n° 90-579 du 4 juillet 1990 relative au crédit formation, à la qualité et au contrôle de la formation professionnelle continue et modifiant le *Code du travail*.
Loi n° 2004-391 du 4 mai 2004 relative à la formation professionnelle tout au long de la vie et au dialogue social.
4. 1971.

➢ **VOIR AUSSI** Formateur. Plan de formation. Règles professionnelles.

FORMATION DE BASE n. f.

➢ **VOIR** Formation initiale.

FORMATION DE CADRES DE SANTÉ n. f.

DÉFINITION

Dispositif d'enseignement préparant au diplôme de cadre de santé* qui permet aux professionnels paramédicaux d'exercer une fonction d'encadrement et/ou d'enseignement.

NOTES

1. Elle s'adresse notamment aux infirmiers(ères) diplômé(e)s ayant une expérience professionnelle dont la durée est définie réglementairement.
2. À partir de 1995, la formation conduisant à un certificat cadre pour les professions suivantes : infirmier(ère) en soins généraux, infirmier(ère) de secteur psychiatrique, kinésithérapeute, manipulateur d'électroradiologie médicale, technicien de laboratoire n'est plus spécifique. Il est créé un diplôme de cadre de santé pour quatorze professions dites paramédicales sanctionnant la formation organisée par les instituts de formation de cadres de santé. Le diplôme porte la mention de la profession du titulaire.
3. Prévue au titre II du décret du 18 février 1938 instituant des diplômes simples et supérieurs d'infirmière et d'infirmier, la formation des cadres infirmiers a vu le jour en 1951 à l'école de cadres de la Croix-Rouge française et a été officiellement reconnue en 1958. La formation des cadres a été validée par l'un des deux certificats : le Certificat d'aptitude aux fonctions d'infirmière monitrice et d'infirmier moniteur (Cafim) pour enseigner et le certificat d'aptitude aux fonctions d'infirmière surveillante et d'infirmier surveillant (Cafis) pour encadrer une équipe de soins (décret n° 58-1104 du 14 novembre 1958 modifié par le décret n° 66-617 du 10 août 1966 relatif au certificat d'aptitude aux fonctions d'infirmière monitrice et d'infirmier moniteur (Cafim). En 1973 un troisième certificat a été créé en santé publique (décret n° 73-822 du 7 août 1973 créant un certificat cadre infirmier de santé publique). En 1975, il a été créé une formation unique préparant au Certificat cadre infirmier (CCI) (décret et arrêté n° 75-928 du 9 octobre 1975 relatifs au certificat cadre infirmier modifié par le décret n° 95-926 du 18 août 1995).
En psychiatrie, un certificat de moniteur de formation professionnelle a été créé en 1970 (arrêté du 6 mai 1970 portant créa-

tion du certificat de moniteur de formation professionnelle du personnel soignant de secteur psychiatrique) qui devient en 1976 un certificat de cadre infirmier de secteur psychiatrique (arrêté du 22 juillet 1976 créant le certificat cadre infirmier de secteur psychiatrique).
En 1995, le diplôme de cadre de santé s'applique à l'ensemble des professionnels paramédicaux.
4. Décret n° 95-926 du 18 août 1995 portant création d'un diplôme de cadre de santé.
Arrêté du 18 août 1995, modifié par les arrêtés des 27 mai 1997, 16 août 1999, 14 août 2002 relatifs au diplôme de cadre de santé.
5. [1938] – 1995.

➢ **VOIR AUSSI** Cadre de santé formateur. Cadre de santé infirmier. Cadre supérieur de santé. Institut de formation de cadres de santé. Profession paramédicale.

FORMATION DES CADRES INFIRMIERS n. f.

➢ **VOIR** Formation de cadres de santé.

FORMATION EN SOINS INFIRMIERS n. f.

DÉFINITION

Formation initiale* préparant au diplôme d'État d'infirmier(ère)* qui habilite l'infirmier(ère)* à exercer sa profession dans tous les domaines de la santé*.

NOTES

1. La réglementation concernant cette formation infirmière est conforme aux directives européennes (directives du Conseil 77-452 et 453, CEE du 27 juin 1977 : JO des Communautés européennes n° L. 176 du 15.07.1977).
2. Décret n° 92-264 du 23 mars 1992 modifiant le décret n° 81-306 du 2 avril 1981 modifié relatif aux études conduisant au diplôme d'État d'infirmier et d'infirmière.
3. [Fin XIXe siècle] – 1992.

➢ **VOIR AUSSI** Enseignement en soins infirmiers. Exercice de la profession d'infirmier(ère). Institut de formation en soins infirmiers. Profession infirmière.

FORMATION INFIRMIÈRE n. f.

DÉFINITION

Ensemble du dispositif destiné à la formation initiale*, spécialisée, supérieure ainsi qu'à la formation de cadre et à la formation continue* des infirmiers(ères).

NOTES

[Fin XIXe siècle] -1924.

➢ **VOIR AUSSI** Enseignement en soins infirmiers. Infirmier(ère). Formation de cadres de santé. Formation supérieure des infirmiers(ères). Formation en soins infirmiers. Institut de formation en soins infirmiers. Institut de formation de cadres de santé.

FORMATION INITIALE n. f.

DÉFINITION

Dispositif d'enseignement constituant un premier niveau de formation et qui prépare à l'exercice professionnel et à l'obtention d'un diplôme professionnel.

NOTES

1. Pour les infirmiers(ères), elle permet ensuite l'accès à une formation spécialisée, à une formation de cadre ou à une formation supérieure.

2. Ce terme a remplacé celui de formation de base.

3. [Fin XIXe siècle] – vers 1970.

➢ **VOIR AUSSI** Élève aide-soignant(e). Enseignement infirmier. Étudiant(e) en soins infirmiers. Exercice de la profession d'infirmier(ère). Formation en soins infirmiers. Institut de formation en soins infirmiers.

FORMATION PERMANENTE n. f.

➢ **VOIR** Formation continue.

FORMATION PROFESSIONNELLE CONTINUE n. f.

➢ **VOIR** Formation continue.

FORMATION SUPÉRIEURE DES INFIRMIERS(ÈRES) n. f.

DÉFINITION

Dispositif d'enseignement ouvert aux infirmiers(ères), préparant à des diplômes délivrés par des universités ou d'autres établissements d'enseignement supérieur.

NOTES

1. Ces formations supérieures concernent les domaines des soins, du management et de l'enseignement. Elles développent des connaissances et un raisonnement scientifique.

2. En 1962, l'Organisation mondiale de la santé cherche à créer, en Europe, des programmes de formation universitaire pour les infirmières. Trois programmes voient le jour : le premier à Edimbourg (Grande-Bretagne) en 1964 pour les étudiants anglophones, le deuxième à Lyon (France) en 1965 pour les étudiants francophones et le troisième à Lublin (Pologne) en 1972 pour les russophones.

Le programme francophone débute avec la création de l'École internationale d'enseignement infirmier supérieur, sous l'égide de l'université (facultés de médecine et de lettres) et des Hospices civils de Lyon, avec la participation de l'Organisation mondiale de la santé. Elle délivre le premier Diplôme universitaire d'enseignement infirmier supérieur (DUEIS) en 1967 et, à partir de 1975, une Maîtrise des sciences et techniques sanitaires et sociales, option soins infirmiers (MSTSS). Ces deux diplômes, préparés dans une formation supérieure ouverte à des cadres infirmiers français et étrangers, ne sont plus délivrés depuis 1995.

D'autres formations supérieures existent. En 1974, l'Assistance publique-hôpitaux de Paris crée, en collaboration avec l'université Paris IX-Dauphine, une maîtrise des sciences et techniques sanitaires et sociales, option gestion hospitalière (institut d'enseignement supérieur des cadres hospitaliers).

En 1977, l'université Paris VIII-Bobigny crée un premier cycle santé, ouvert aux étudiants préparant le diplôme d'État d'infirmier(ère), ce dispositif expérimental a fonctionné une vingtaine d'années. À partir de 1980, de nombreux diplômes universitaires ouverts ou spécifiques aux infirmiers(ères) sont créés dans différentes universités.

3. Vers 1960.

FORMATION UNIVERSITAIRE DES INFIRMIERS(ÈRES) n. f.

➢ **VOIR** Formation supérieure des infirmiers(ères).

FOYER DE POSTCURE n. m.

➢ **VOIR** Centre de postcure.

GARDE-MALADE n.

DÉFINITION

Personne qui assure, le jour et/ou la nuit, la surveillance à domicile d'un malade*. Elle dispense des soins* autres que ceux nécessitant une qualification en soins infirmiers*, réconforte le malade* et s'acquitte de tâches domestiques.

NOTES

1. Le terme de garde-malade est employé à partir du XIXe siècle pour désigner les personnes qui jusque-là, d'une manière empirique, soignaient ou gardaient les malades (mères de famille, religieuses, religieux, dames de charité, curés de campagne, bonnes d'enfants, etc.). À partir de 1920, ce terme disparaît progressivement de l'usage et de la littérature professionnelle. Avec le développement des soins à domicile, notamment pour les personnes âgées et/ou handicapées, il est à nouveau utilisé vers 1980.

2. [1754] – 1815 (F.E. Fodéré, *Manuel des gardes-malades*, Strasbourg, F.G. Levrault).

➢ **VOIR AUSSI** Aide médicopsychologique. Aide-soignant(e). Auxiliaire de vie sociale diplômée d'État. Travailleurs sanitaires et sociaux.

GARDIEN D'ASILE n. m.

DÉFINITION

Personne qui, dans un asile, était chargée de surveiller, de soigner les aliénés* et d'assurer leur sécurité.

NOTES

1. Ce terme n'est plus employé depuis 1950 en raison de l'évolution de la psychiatrie et de la fonction des professionnels de santé mentale.

2. Les gardiens, recrutés essentiellement en fonction de leur force physique, représentaient un sous-prolétariat. Ils partageaient la vie et l'enfermement des aliénés qu'ils soignaient le plus souvent par la contrainte.

3. Règlement modèle de 1839 en application de la loi du 30 juin 1838.

4. Mil. XIXe siècle.

➢ **VOIR AUSSI** Asile d'aliénés. Folie. Santé mentale.

GESTION DU SERVICE DE SOINS INFIRMIERS n. f.

DÉFINITION

Action de diriger le service de soins infirmiers* et de planifier, organiser, évaluer ses activités en lien avec le projet d'établissement*.

NOTES

1. La gestion du service de soins infirmiers traduit la politique de soins infirmiers d'un hôpital ou de toute autre structure de soins.

2. Cette gestion est confiée au(à la) directeur(trice) des soins, dans les établissements publics de santé, ou, en l'absence de directeur(trice) des soins, à un cadre de santé.
3. Loi n° 91-748 du 31 juillet 1991 portant réforme hospitalière.
4. Vers 1980.

➢ **VOIR AUSSI** Directeur(trice) des soins. Directeur(trice) des soins coordonnateur général(e) des soins. Directeur(trice) du service de soins infirmiers. Infirmier(ère) général(e). Service de soins infirmiers.

GOUTTE-À-GOUTTE n. m.

➢ **VOIR** Perfusion.

GOUTTE-À-GOUTTE RECTAL n. m.

➢ **VOIR** Pose et surveillance de goutte-à-goutte rectal.

GROUPE DE PAROLE n. m.

DÉFINITION
Réunion organisée de différentes personnes, fondée sur l'écoute et la parole dans un but thérapeutique, de régulation ou de prévention.

NOTES
1. Le groupe de parole favorise la prise de conscience des problèmes relationnels et psychologiques et éventuellement de leur imbrication dans les facteurs institutionnels ou organisationnels.
2. Un groupe de parole peut être constitué de soignants et de soignés, de soignants, d'étudiants, de personnes soignées, ou uniquement de personnes issues d'une population à risque.
3. Le groupe de parole est généralement animé par un intervenant extérieur. Il est le garant des règles de fonctionnement, notamment en ce qui concerne la présence, les horaires, la confidentialité, l'assiduité, l'absence d'agressivité.
4. Vers 1960.

➢ **VOIR AUSSI** Activités à visée sociothérapeutique individuelle ou de groupe. Relation d'aide. Soins relationnels.

GUIDANCE n. f.

DÉFINITION
Action d'accompagner un étudiant ou un élève, individuellement ou en groupe, pour lui permettre de définir de nouvelles orientations, de clarifier son projet professionnel* et d'atteindre les objectifs fixés. Ce soutien peut être ponctuel ou continu.

NOTES
1. Dans la formation en soins infirmiers, ce mode d'accompagnement est privilégié notamment pour l'élaboration du travail de fin d'études.
2. Ce terme est employé à partir de 1950 pour désigner l'aide psychologique et psychothérapique apportée aux enfants et à leur entourage dans les centres de guidance infantile.
3. [1950] – Vers 1980.

➢ **VOIR AUSSI** Suivi pédagogique. Travail de fin d'études.

h

HABITUDES DE VIE n. f. pl.

DÉFINITION
Usages adoptés par une personne ou un groupe, en relation avec les activités quotidiennes et les événements de la vie, qui révèlent leur manière d'être, de se situer et de s'identifier.

NOTES
1. Ces habitudes sont liées aux valeurs individuelles et collectives et au milieu de vie.
2. Vers 1970.

➢ **VOIR AUSSI** Anamnèse infirmière. Démarche de soins infirmiers. Entretien d'accueil privilégiant l'écoute de la personne avec orientation si nécessaire. Milieu de vie. Mode de vie. Recueil de données. Soins individualisés.

HÉMODIALYSE n. f.

DÉFINITION
Technique d'épuration extrarénale qui consiste, par une circulation extracorporelle, à créer des échanges entre le sang du patient et un dialysat au travers d'une membrane semi-perméable et au moyen d'un générateur d'hémodialyse. Le prélèvement et la réinjection du sang sont conduits simultanément et en continu. Elle supplée la fonction excrétrice des reins.

NOTES
1. Le principe de dialyse est fondé sur la séparation des substances dissoutes. Le dialysat est une substance aqueuse de composition analogue à celle d'un liquide extracellulaire normal, dépourvu de déchets azotés et appauvri en sodium. Le terme de dialyse rénale est donc impropre, on lui préférera celui d'hémodialyse.
2. Cette technique peut être pratiquée ponctuellement, dans le cas d'insuffisance rénale aiguë, en traitement à vie ou dans l'attente d'une transplantation rénale chez les patients atteints d'insuffisance rénale chronique.
3. Dénommée au départ, vers 1950, rein artificiel, elle était réservée à un petit nombre de patients en insuffisance rénale aiguë.
4. En 1854, le terme de dialyse apparaît dans la littérature scientifique.
5. [1854]. 1947 *Le Robert, Dictionnaire historique de la langue française*, Paris, 1992.

➢ **VOIR AUSSI** Branchement, surveillance et débranchement d'une dialyse rénale. Branchement, surveillance et débranchement d'un circuit d'échanges plasmatiques. Soins et surveillance des patients sous dialyse rénale.

HÉMOVIGILANCE n. f.

DÉFINITION
« *Ensemble de procédures de surveillance organisées depuis la collecte du sang et de*

ses composants jusqu'au suivi des receveurs, en vue de recueillir et d'évaluer les informations sur les effets inattendus ou indésirables résultant de l'utilisation thérapeutique des produits sanguins labiles et d'en prévenir l'apparition. » (loi n° 93-5 du 4 janvier 1993 relative à la sécurité en matière de transfusion sanguine et de médicament).

NOTES

1. L'hémovigilance est réglementairement organisée en réseau :
– au plan national par l'Établissement français du sang (EFS) et l'Agence française de sécurité sanitaire des produits de santé (Afssaps), créée en 1998, qui a repris les attributions de l'agence française du sang créée en 1993 ;
– au plan régional par le coordonnateur de l'hémovigilance auprès du directeur régional de l'action sanitaire et sociale, le préfet de département ;
– au plan local par le correspondant d'hémovigilance de l'établissement de santé, celui de l'Établissement de transfusion sanguine (ETS), et le Comité de sécurité transfusionnelle et d'hémovigilance (CSTH).

2. L'infirmier(ère), au même titre que le médecin, le pharmacien, la sage-femme, est dans l'obligation de signaler sans délai au correspondant d'hémovigilance de l'établissement de santé tout effet inattendu ou indésirable dû ou susceptible d'être dû à l'administration d'un produit sanguin labile.

3. Le correspondant d'hémovigilance est chargé :
– du recueil et de la conservation de l'ensemble des informations ;
– du signalement au moyen des fiches d'incident transfusionnel de tout effet inattendu ou indésirable aux trois niveaux du réseau, dans les meilleurs délais.
Il procède aux investigations et examens appropriés en concertation avec le correspondant de l'établissement de transfusion sanguine.

4. Ce dispositif informatif a été renforcé par la création d'un dossier transfusionnel du patient défini réglementairement, ainsi que par la rédaction au sein des établissements de procédures s'appuyant notamment sur les recommandations de l'Agence nationale d'accréditation et d'évaluation en santé (Anaes). Ces informations sont centralisées par l'Institut de veille sanitaire (IVS) à des fins d'analyse épidémiologique prospective.

5. Le terme d'hémovigilance est utilisé pour la première fois dans la circulaire DH/DGS/3B/47 du 15 janvier 1992 relative au suivi de la sécurité transfusionnelle entre les établissements de transfusion sanguine et les établissements de soins précisant la notion de nécessaire traçabilité entre le donneur et le receveur.

6. Loi n° 93-5 du 4 janvier 1993 relative à la sécurité en matière de transfusion sanguine et de médicament. Circulaire DGS/DH/AFS n° 97-707 du 7 novembre 1997 relative à la fonction de correspondant d'hémovigilance de l'établissement de santé.
Directive 2002/98/CE du Parlement européen et du Conseil du 27 janvier 2003 établissant les normes de qualité et de sécurité pour la collecte, le contrôle, la transformation, la conservation et la distribution du sang humain, et des composants sanguins, et modifiant la directive 2001/83/CE.

Arrêté du 10 septembre 2003 portant homologation du règlement de l'Agence française de sécurité sanitaire des produits de santé définissant les principes de bonnes pratiques dont doivent se doter les établissements de transfusion sanguine.
Circulaire DGS/DHOS/AFSSAPS n° 03/582 du 15 décembre 2003 relative à la réalisation de l'acte transfusionnel.
Circulaire DGS/DHOS/AFSSAPS n° 581 du 15 décembre 2003 relative aux recommandations concernant la conduite à tenir en cas de suspicion d'incident transfusionnel par contamination bactérienne.
7. [Mil. XXe siècle] – 1992.

➢ **VOIR AUSSI** Pharmacovigilance. Sécurité sanitaire. Traçabilité. Vigilance.

HÔPITAL DE JOUR n. m.

DÉFINITION

Structure de soins* qui accueille des patients*, pendant la journée, pour effectuer des investigations programmées et coordonnées à visée diagnostique et/ou des actes thérapeutiques complexes, qui requièrent une surveillance médicale et des déplacements limités des patients.

NOTES

1. L'hôpital de jour fait partie des structures de soins alternatives à l'hospitalisation. Il vise notamment à préserver au maximum les liens entre le patient et son milieu familial, social et professionnel.
2. Il existe plusieurs catégories d'hôpitaux de jour qui correspondent à la spécialisation et/ou au coût : anesthésie, chirurgie ambulatoire, chimiothérapie, gériatrie, réadaptation fonctionnelle.
3. Le premier hôpital de jour a été créé par le psychiatre soviétique M.A. Dehagarov, à Moscou, en 1933. D.E. Cameron en a ouvert un autre à Montréal en 1946 et, l'année suivante, une structure du même type a été créée à la clinique psychiatrique de l'université de Yale. En France, il a fallu attendre 1960 pour que de telles unités hospitalières se développent (G. Bleandonu, *Dictionnaire de psychiatrie sociale*, Paris, Payot, 1976).
4. Décret n° 92-1101 du 2 octobre 1992 relatif aux structures de soins alternatives à l'hospitalisation.
Décret n° 92-1102 du 2 octobre 1992 relatif aux conditions techniques de fonctionnement auxquelles doivent satisfaire les structures de soins alternatives à l'hospitalisation.
Décret n° 99-444 du 31 mai 1999 relatif aux conditions de création de places d'anesthésie ou de chirurgie ambulatoires.
Circulaire DHOS/02/DGS/SD5D n° 2002-157 du 18 mars 2002 relative à l'amélioration de la filière de soins gériatrique.
5. [1933] – 1970.

➢ **VOIR AUSSI** Alternatives à l'hospitalisation. Secteur psychiatrique. Soins ambulatoires.

HÔPITAL DE NUIT n. m.

DÉFINITION

Structure de soins* qui accueille pendant la nuit, dans le cadre d'un projet thérapeutique*, des patients* capables de conserver le jour une activité autonome.

NOTES

1. L'hôpital de nuit fait partie des structures de soins alternatives à l'hospitalisa-

tion. Le patient peut éventuellement bénéficier d'une double prise en charge : hôpital de nuit et centre d'aide par le travail par exemple.
2. L'hôpital de nuit apparaît comme un mode d'hospitalisation à partir de 1960 (circulaire du 15 mars 1960 relative au programme d'organisation et d'équipement des départements en matière de lutte contre les maladies mentales).
3. Arrêté du 14 mars 1986 relatif aux équipements et services de lutte contre les maladies mentales, comportant ou non des possibilités d'hébergement.
Décret n° 92-1101 du 2 octobre 1992 relatif aux structures de soins alternatives à l'hospitalisation.
Décret n° 92-1102 du 2 octobre 1992 relatif aux conditions techniques de fonctionnement auxquelles doivent satisfaire les structures de soins alternatives à l'hospitalisation.
4. Vers 1970.

➢ **VOIR AUSSI** Alternatives à l'hospitalisation. Centre d'aide par le travail. Secteur psychiatrique. Soins ambulatoires.

HÔPITAL DE SEMAINE n. m.

DÉFINITION
Structure de soins* ouverte généralement du lundi matin au vendredi soir. Elle accueille des patients* pour des bilans diagnostiques, des traitements et/ou des soins de réadaptation.

NOTES
1. Dans cette structure, la durée d'hospitalisation est supérieure à vingt quatre heures et les soins sont nécessairement programmés et coordonnés.
2. Créée à l'origine pour pallier le manque de personnel, cette structure répond aujourd'hui à la demande des patients et concourt à la maîtrise des dépenses de santé.
3. Vers 1980.

HOSPITALISATION À DOMICILE n. f.

DÉFINITION
Structure de soins* qui permet au malade* de recevoir, à son domicile, des soins* complexes, diversifiés, continus et coordonnés, comparables en densité et en qualité à ceux de l'hospitalisation complète. Ce mode d'hospitalisation, décidé pour une période limitée, est révisable en fonction de l'état de santé du patient*.

NOTES
1. L'hospitalisation à domicile fait partie des structures de soins alternatives à l'hospitalisation ; elle assure une prise en charge globale du malade et exige une action concertée des différents acteurs, notamment une collaboration entre les professionnels des secteurs ambulatoires et hospitaliers.
2. Le patient est admis en hospitalisation à domicile sur prescription d'un médecin hospitalier ou d'un médecin exerçant à titre libéral et sur la base d'un projet thérapeutique qui formalise l'ensemble des soins cliniques, psychologiques et la prise en charge sociale. L'admission nécessite le consentement du malade et de sa famille

et la présence d'une tierce personne. Le malade garde le libre choix de son médecin traitant.

3. Pour les patients adultes, les soins dispensés en hospitalisation à domicile sont classés dans trois catégories : les soins ponctuels, les soins continus et la réadaptation à domicile. La nature des soins délivrés en hospitalisation à domicile est en lien avec la dépendance du patient et son état de santé.

4. Le développement de ce mode d'hospitalisation est lié aux attentes des usagers, à l'incidence des pathologies « lourdes » et à la prise en charge de la douleur et des soins palliatifs, à la diminution des durées moyennes de séjour hospitalier et à des impératifs économiques.

5. Circulaire du 12 mars 1986 relative à l'hospitalisation à domicile dans les établissements publics.

Loi n° 91-748 du 31 juillet 1991 portant réforme hospitalière, art. 24.

Décret n° 92-1101 du 2 octobre 1992 relatif aux structures de soins alternatives à l'hospitalisation.

Décret n° 92-1102 du 2 octobre 1992 relatif aux conditions techniques de fonctionnement auxquelles doivent satisfaire les structures de soins alternatives à l'hospitalisation.

Arrêté du 25 août 1993 portant modification de l'arrêté du 19 septembre 1983 relatif aux nomenclatures applicables aux unités de production des établissements sanitaires et sociaux et aux prestations qui y sont servies.

Circulaire DH/E02 n° 2000-295 du 30 mai 2000 relative à l'hospitalisation à domicile.

6. Vers 1970.

➢ **VOIR AUSSI** Action concertée. Alternatives à l'hospitalisation. Continuité des soins. Dépendance. Équipe pluridisciplinaire. Prise en charge de la douleur. Projet thérapeutique. Réadaptation. Réseau de soins. Service de soins à domicile. Soins palliatifs. Usager.

HOSPITALISATION À LA DEMANDE D'UN TIERS n. f.

☑ DÉFINITION

Mode d'admission dans un établissement de santé relevant du dispositif de secteur psychiatrique* d'une personne présentant des troubles mentaux qui l'empêchent de donner son consentement et qui imposent des soins immédiats, assortis d'une surveillance constante en milieu hospitalier. Cette admission est effectuée à la demande d'un membre de la famille ou d'une personne capable d'agir dans l'intérêt du malade.

NOTES

1. Dans chaque département, seuls les établissements habilités par le préfet peuvent accueillir des personnes atteintes de troubles mentaux, relevant de ce mode d'hospitalisation.

2. Toute personne hospitalisée sans son consentement doit être informée dès son admission et, par la suite, à sa demande, de sa situation juridique et de ses droits.

3. La demande du tiers doit être manuscrite, signée et accompagnée de deux certificats médicaux.

4. Ce dispositif remplace celui du placement volontaire institué par la loi du

30 juin 1838 relative aux établissements d'aliénés, aux placements faits dans les établissements d'aliénés et aux dépenses du service des aliénés.

5. Loi n° 90-527 du 27 juin 1990 relative aux droits et à la protection des personnes hospitalisées en raison de troubles mentaux et à leurs conditions d'hospitalisation. Loi n° 2002-303 du 4 mars 2002 relative aux droits des malades et à la qualité du système de santé.

6. [1838] – 1990.

➢ **VOIR AUSSI** Information du patient. Hospitalisation sans consentement. Malade mental. Registre de la loi. Secteur psychiatrique. Sectorisation psychiatrique. Sortie d'essai.

HOSPITALISATION D'OFFICE n. f.

DÉFINITION

Mode d'admission dans un établissement de santé relevant du dispositif de secteur psychiatrique*, décidé sans le consentement de la personne concernée. L'hospitalisation d'office est prononcée par un arrêté préfectoral, au vu d'un certificat médical circonstancié préconisant l'hospitalisation d'une personne dont les troubles mentaux compromettent l'ordre public ou la sûreté des personnes.

NOTES

1. Dans chaque département, seuls les établissements habilités par le préfet peuvent accueillir des personnes atteintes de troubles mentaux relevant de ce mode d'hospitalisation.

2. Toute personne hospitalisée sans son consentement doit être informée dès son admission et, par la suite, à sa demande, de sa situation juridique et de ses droits.

3. Le terme de placement d'office utilisé depuis la loi du 30 juin 1838 relative aux établissements d'aliénés, aux placements faits dans les établissements d'aliénés et aux dépenses du service des aliénés est remplacé par celui d'hospitalisation d'office.

4. Loi n° 90-527 du 27 juin 1990 relative aux droits et à la protection des personnes hospitalisées en raison de troubles mentaux et à leurs conditions d'hospitalisation. Loi n° 2002-303 du 4 mars 2002 relative aux droits des malades et à la qualité du système de santé.

5. [1838] – 1990.

➢ **VOIR AUSSI** Hospitalisation sans consentement. Information du malade. Malade mental. Registre de la Loi. Secteur psychiatrique. Sectorisation psychiatrique.

HOSPITALISATION LIBRE n. f.

DÉFINITION

Mode d'admission d'une personne présentant des troubles mentaux, avec son consentement, dans un service de psychiatrie d'un établissement de santé public ou privé.

NOTES

1. La personne dispose des mêmes droits liés à l'exercice des libertés individuelles que ceux qui sont reconnus au malade hospitalisé pour une autre cause, quel que soit le service ou la spécialité médicale considéré.

2. L'expression « hospitalisation libre » remplace l'expression « service libre »,

ainsi que « placement libre » improprement employés.
3. À la suite du mouvement social de 1936 ont été créés les services libres et les dispensaires d'hygiène mentale (*circulaire du 13 octobre 1937 dite circulaire Ruccart*). La loi du 30 juin 1838 relative aux établissements d'aliénés, aux placements faits dans les établissements d'aliénés et aux dépenses du service des aliénés, ne prévoyait que deux modes d'hospitalisation : le placement volontaire et le placement d'office.
4. Loi n° 90-527 du 27 juin 1990 relative aux droits et à la protection des personnes hospitalisées en raison de troubles mentaux et à leurs conditions d'hospitalisation.
5. [1936] – 1990.

➢ **VOIR AUSSI** Secteur psychiatrique. Sectorisation psychiatrique.

HOSPITALISATION SANS CONSENTEMENT n. f.

DÉFINITION
Hospitalisation d'office* ou hospitalisation sur demande d'un tiers*, décidée pour une personne atteinte de troubles mentaux.

NOTES
1. Toute personne hospitalisée sans son consentement doit être informée dès son admission et, par la suite, à sa demande, de sa situation juridique et de ses droits.
2. Loi n° 90-527 du 27 juin 1990 relative aux droits et à la protection des personnes hospitalisées en raison de troubles mentaux et à leurs conditions d'hospitalisation. Loi n° 2002-303 du 4 mars 2002 relative aux droits des malades et à la qualité du système de santé.
3. 1990.

➢ **VOIR AUSSI** Information du patient. Malade mental. Registre de la loi. Secteur psychiatrique. Sectorisation psychiatrique. Sortie d'essai.

HOSPITALISATION SOUS CONTRAINTE n. f.

➢ **VOIR** Hospitalisation sans consentement.

INCIDENCE n. f.

DÉFINITION
Nombre de nouveaux cas de maladies* apparus dans une population de personnes non malades pendant une période donnée.

NOTES
1. Il faut comprendre maladie au sens large : accident, handicap...
2. L'incidence représente la probabilité pour des personnes non malades de développer une maladie pendant une période donnée (C. Rumeau-Rouquette, *Épidémiologie, méthodes et pratique*, Flammarion, 1993)
3. 1966. Organisation mondiale de la santé.

➢ **VOIR AUSSI** Épidémiologie. File active. Prévalence.

INDÉPENDANCE n. f.

DÉFINITION
État dans lequel une personne a la possibilité de satisfaire elle-même ses besoins*.

NOTES
1. Dans les soins infirmiers, le concept d'indépendance de la personne a été introduit en France vers 1965 à la suite de la publication, par le Conseil international des infirmières, de l'ouvrage de Virginia Henderson, *Basic Principles of nursing care*.
2. Vers 1970.

➢ **VOIR AUSSI** Autonomie. Besoin fondamental. Dépendance. Soins infirmiers. Théorie de soins infirmiers.

I

INDICATEUR n. m.

DÉFINITION
Variable qui aide à mesurer l'état et l'évolution d'une situation. Ses caractéristiques sont notamment la pertinence, la fiabilité, la sensibilité et la validité.

NOTES
1. Dans l'évaluation d'un programme de santé, on a recours à des indicateurs de résultats, des indicateurs de processus et des indicateurs de moyens.
2. [XIXe siècle] – Vers 1980.

➢ **VOIR AUSSI** Indicateur de santé. Programme de santé.

INDICATEUR D'ACTIVITÉ EN SOINS INFIRMIERS n. m.

DÉFINITION
Variable qui aide à mesurer la nature et le volume des différents types de soins infirmiers*.

NOTES
1. Dans le cadre des études de la charge de travail, on utilise des indicateurs d'acti-

vité en soins infirmiers qui tiennent compte :
– du degré de dépendance de la personne soignée ;
– de la typologie des soins (soins de base, techniques, relationnels ou éducatifs) ;
– de l'intensité des soins (temps de soins par catégorie de personnel).
2. Cette notion apparaît dans le cadre du Programme de médicalisation des systèmes d'information (PMSI).
3. Vers 1980.

➢ **VOIR AUSSI** Charge de travail en soins infirmiers. Indicateur. Indicateur de la qualité des soins infirmiers.

INDICATEUR DE SANTÉ n. m.

DÉFINITION
Variable qui aide à mesurer l'état de santé d'une population.

NOTES
1. Les indicateurs de santé sont notamment les taux de natalité, de fécondité, de mortalité, de morbidité, les causes de décès, l'espérance de vie.
2. Déb. XXe siècle.

➢ **VOIR AUSSI** Indicateur. Programme de santé.

INFECTION NOSOCOMIALE n. f.

DÉFINITION
Toute maladie due à des micro-organismes reconnaissables au plan clinique et/ou microbiologique, qui affecte soit le malade, soit le personnel hospitalier, dès lors qu'elle est contractée dans un établissement de santé.

NOTES
1. Une infection est dite nosocomiale si elle était absente à l'admission du patient et si elle survient :
– dans un délai d'au moins 48 heures après l'admission, ou un délai supérieur à la période d'incubation lorsque celle-ci est connue ;
– dans un délai de 30 jours suivant l'intervention pour les infections de plaie opératoire ;
– dans un délai d'un an lorsqu'il y a mise en place d'une prothèse ou d'un implant.
Au regard de la responsabilité et des mesures à mettre en œuvre, il est recherché si l'infection a été acquise au sein du service, dans un autre service ou dans un autre établissement de santé.
2. Il s'agit le plus souvent d'infections sur les sites urinaire, respiratoire, opératoire et d'infection liée à l'utilisation de cathéters.
Elles sont de deux types : les infections endogènes lorsque le malade se contamine par ses propres germes, les infections exogènes qui sont soit des infections croisées transmises d'un malade à l'autre, soit des infections provoquées par les germes du personnel porteur, soit des infections liées à la contamination de l'environnement hospitalier.
La survenue d'une infection nosocomiale est favorisée par l'âge et l'état de santé du patient, sa pathologie, certains traitements antibiotiques et/ou immunosuppresseurs, la réalisation d'actes invasifs.

3. Les infections nosocomiales sont reconnues comme des problèmes majeurs de santé publique de par leur fréquence, leur coût humain et économique, leur gravité. Selon certains auteurs, 75 % à 90 % des infections nosocomiales sont d'origine manuportée.

4. Le Comité de lutte contre les infections nosocomiales (Clin) de chaque établissement de santé doit élaborer un programme d'actions visant à prévenir et à réduire la fréquence de ces infections. Les infections nosocomiales font l'objet de deux types d'études : les enquêtes de prévalence et les enquêtes d'incidence. Le Comité technique des infections nosocomiales (CTIN) établit une stratégie pour lutter contre les bacilles multirésistants et préconise la signalisation précoce des porteurs de bacilles multirésistants (BMR) pour mettre en place les mesures d'isolement septique.

5. Le livret d'accueil des patients comporte une information synthétique sur la lutte contre les infections nosocomiales dans l'établissement de santé.

6. Depuis juillet 2001, sont obligatoirement signalées à l'institut de veille sanitaire : les infections nosocomiales ayant un caractère rare ou particulier par rapport aux données épidémiologiques locales, régionales et nationales ; celles suspectes d'être causées par un germe présent dans l'eau ou l'air environnant ; les maladies à déclaration obligatoire dont l'origine nosocomiale peut être suspectée et tout décès lié à une infection nosocomiale. Les modalités de signalement ont été clairement précisées en 2003 par la circulaire DGS/SD5C/DHOS/E2/2003/02 du 3 janvier 2003.

7. Décret n° 88-657 du 6 mars 1988 relatif à l'organisation de la surveillance et de la prévention des infections nosocomiales dans les établissements d'hospitalisation publics et privés participant au service public hospitalier.

Décret n° 99-1034 du 6 décembre 1999 relatif à l'organisation de la lutte contre les infections nosocomiales dans les établissements de santé.

Circulaire DGS/DHOS/E2 n° 2000-645 du 29 décembre 2000 relative à l'organisation de la lutte contre les infections nosocomiales dans les établissements de santé.

Décret n° 2001-671 du 26 juillet 2001 relatif à la lutte contre les infections nosocomiales dans les établissements de santé.

Circulaire DHOS/E2-DGS/SD5C n° 2000/383 du 30 juillet 2001 relative au signalement des infections nosocomiales et à l'information des patients en matière d'infection nosocomiale dans les établissements de santé.

Loi n° 2002-303 du 4 mars 2002 relative aux droits des malades et à la qualité du système de santé.

Circulaire DGS/SD5C/DHOS/E2/2003/02 du 3 janvier 2003 relative aux modalités de signalement des infections nosocomiales dans les établissements de santé.

Circulaire DHOS/E2/DGS/SD5C/2004/21 du 22 janvier 2004 relative au signalement des infections nosocomiales et à l'information des patients dans les établissements de santé.

8. Vers 1980.

➢ **VOIR AUSSI** Comité de lutte contre les infections nosocomiales. Décontamination, Désinfection. Équipe opérationnelle d'hygiène. Incidence. Gestion des risques. Lavage des mains. Prévalence. Risque infectieux. Vigilance.

INFIRMIER adj.

DÉFINITION

Relatif aux infirmiers(ères)* et aux soins* qu'ils(elles) dispensent.

NOTES

1. Si le substantif « infirmier » a été admis depuis le XIVe siècle pour désigner une personne chargée du soin des malades, l'adjectif devra attendre six siècles pour rentrer dans la langue française.

En effet ce n'est qu'à partir de la deuxième moitié du XXe siècle, entre 1950 et 1980, qu'il apparaît et s'impose dans le langage courant utilisé par les infirmiers(ères). C'est ainsi que sont employés notamment les expressions suivantes : soins infirmiers, dossier infirmier, service infirmier, exercice infirmier, pratique infirmière, rôle propre infirmier. C'est le Grand Larousse encyclopédique de 1983 qui atteste de son emploi et cite pour la première fois des auteurs infirmiers ayant fait progresser la connaissance et la pratique de l'art infirmier.

2. 1983 – *Grand dictionnaire encyclopédique Larousse*, volume 8, 1983.

INFIRMIER(ÈRE) n.

DÉFINITION

« *Personne qui, en fonction des diplômes qui l'y habilitent, donne habituellement des soins infirmiers* sur prescription ou conseil médical ou bien en application du rôle propre* qui lui est dévolu. En outre, elle participe à différentes actions, notamment en matière de prévention, d'éducation de la santé et de formation ou d'encadrement* ». (*loi n° 78-615 du 31 mai 1978 modifiant les articles du Code de la Santé publique relatifs à la profession d'infirmier ou d'infirmière*).

NOTES

1. Nul ne peut exercer la profession d'infirmier ou d'infirmière s'il n'est pas titulaire d'un diplôme, certificat ou autre titre mentionnés dans le *Code de la Santé publique* – Livre troisième, Auxiliaires médicaux – Titre premier, Profession d'infirmier ou d'infirmière.

2. Tout(e) infirmier(ère) est habilité(e) à effectuer les soins infirmiers énumérés dans le décret relatif aux actes professionnels et à l'exercice de la profession d'infirmier(ère).

3. Le terme d'infirmier (1398) est dérivé d'infirme ; c'est une réfection de enfermier, lui-même dérivé de enferm, qui ne comporte aucune référence à l'enfermement. C'est une des formes archaïques de la traduction d'infirmus qui désignait en latin le malade, ou plutôt l'invalide (littéralement *privé de* force). Enfermiere ou infirmière apparaît dans les statuts des maisons féminines des ordres nés des croisades, pour désigner la moniale chargée de soigner ses consœurs malades. L'appellation est devenue courante dès la fin du XVe et le début du XVIe siècle pour désigner la sœur infirmière, le moine infirmier (*Trésor de la langue française. Dictionnaire de la langue des XIXe et XXe siècles, 1789-1983*, Tome 10, Paris, CNRS, 1983).

À partir du XIXe siècle, le terme de garde-malade a été utilisé de préférence pour désigner les personnes qui, à domicile soignaient, et gardaient les malades (F.E. Fodéré, *Manuel des gardes-malades*, Strasbourg, F.G. Levrault, 1815). Il tend à disparaître à partir de 1920. Le Dr Anna Hamilton, de l'école Florence Nightingale de Bordeaux, préférait les termes de garde-malade à domicile ou de nurse à celui d'infirmière, en raison de l'image négative que donnaient, selon elle, les mauvaises conditions de formation, de travail et de vie offertes aux infirmières laïques.

À partir de 1870, les sociétés de Croix-Rouge formèrent des dames infirmières et des infirmières hospitalières. Dès que la laïcisation des hôpitaux fut engagée, le Dr Bourneville imposa le féminin infirmière pour désigner les personnes employées dans les hôpitaux pour soigner les malades et fit en sorte de développer leur formation (D.M. Bourneville, *Manuel des infirmières*, Paris, Bureau du progrès médical, 1878, 3 volumes).

Jusqu'à cette date, le terme d'infirmier était utilisé pour désigner soit des infirmiers militaires, soit dans les hôpitaux publics des hommes employés au service des malades sous la direction de religieuses responsables des salles de malades.

Tout au long de la première moitié du XXe siècle, les termes d'infirmière et d'infirmière hospitalière étaient très souvent utilisés, mais dès les années vingt, les programmes de formation ont indiqué les caractéristiques des infirmières qui devaient être formées pour répondre aux progrès de la médecine et aux besoins de la santé publique d'alors ; on trouve les termes suivants :

– infirmière visiteuse d'hygiène sociale pour l'enfance et pour la tuberculose (1923-1925) ;
– infirmière polyvalente (1930) ;
– infirmière auxiliaire médicale (1950) ;
– infirmier(ère) technicien(ne) (1960) ;
– infirmier(ère) éducateur(rice) de santé (1972) ;
– infirmier(ère) polyvalent(e) (1992).

Au cours de la deuxième moitié du XXe siècle, ce sont surtout les termes d'infirmier(ère) diplômé(e) d'État, d'infirmier(ère) des hôpitaux psychiatriques et de secteur psychiatrique qui sont utilisés.

4. Loi n° 78-615 du 31 mai 1978 modifiant les articles du *Code de la Santé publique* relatifs à la profession d'infirmier ou d'infirmière et de certaines autres professions d'auxiliaires médicaux.

Loi n° 80-527 du 12 juillet 1980 modifiant certaines dispositions du *Code de la Santé publique* relatifs à la profession d'infirmier ou d'infirmière.

Décret n° 93-221 du 16 février 1993 relatif aux règles professionnelles des infirmiers et infirmières.

Décret n° 2002-194 du 11 février 2002 relatif aux actes professionnels et à l'exercice de la profession d'infirmier(ère).

Ordonnance n° 2003-850 du 4 septembre 2003 portant simplification de l'organisation et du fonctionnement du système de santé ainsi que des procédures de création d'établissements ou de services sociaux ou médico-sociaux soumis à autorisation.

5. [1398] – 1878.

➢ **VOIR AUSSI** Exercice de la profession d'infirmier(ère). Fonction infirmière.

INFIRMIER(ÈRE) À DOMICILE n.

DÉFINITION
Infirmier(ère)* qui dispense des soins infirmiers* au domicile de la personne, dans le cadre d'un exercice professionnel libéral ou salarié.

NOTES
1. Le terme d'infirmier(ère) à domicile s'est imposé vers 1950. Il a remplacé ceux de garde-malade et d'infirmière visiteuse.
2. Décret n° 2002-194 du 11 février 2002 relatif aux actes professionnels et à l'exercice de la profession d'infirmier(ère).
3. Décret n° 93-221 du 16 février 1993 relatif aux règles professionnelles des infirmiers et infirmières.
Décret n° 2002-194 du 11 février 2002 relatif aux actes professionnels et à l'exercice de la profession d'infirmier(ère).
4. 1945.

➢ **VOIR AUSSI** AIS. AMI. Démarche de soins infirmiers. Infirmier(ère) de santé publique. Infirmier(ère) de secteur psychiatrique. Infirmier(ère) libéral(e). Puériculteur(trice). Soins à domicile.

INFIRMIER(ÈRE) AIDE-ANESTHÉSISTE n.

➢ **VOIR** Infirmier(ère) anesthésiste diplômé(e) d'État.

INFIRMIER(ÈRE) AMBULANCIER(ÈRE) n.

DÉFINITION
Infirmier(ère)* titulaire du certificat d'ambulancier(ère) qui exerce soit dans des entreprises privées, soit dans des associations, soit dans le service de santé des armées, et qui s'occupe du transport médicalisé des malades*.

NOTES
1. Décret n° 93-221 du 16 février 1993 relatif aux règles professionnelles des infirmiers et infirmières.
Décret n° 2002-194 du 11 février 2002 relatif aux actes professionnels et à l'exercice de la profession d'infirmier(ère).
2. Vers 1950.

INFIRMIER(ÈRE) ANESTHÉSISTE DIPLÔMÉ(E) D'ÉTAT (IADE) n.

DÉFINITION
Infirmier(ère) spécialisé(e)* qui, sous la responsabilité du médecin anesthésiste, met en œuvre tout acte de soins infirmiers* en rapport avec l'activité d'anesthésie et de réanimation.

NOTES
1. L'infirmier(ère) anesthésiste diplômé(e) d'État est seul(e) habilité(e) à effectuer les techniques déclinées à l'article 10 du décret n° 2002-194 relatif aux actes professionnels et à l'exercice de la profession d'infirmier(ère), sous réserve des conditions énoncées dans le même article.
2. La formation est définie par l'arrêté du 17 janvier 2002 relatif à la formation conduisant au diplôme d'État d'infirmier(ère) anesthésiste.
La dénomination d'infirmier(ère) anesthésiste diplômé(e) d'État (Iade) date du décret n° 91-1281 du 17 décembre 1991 ; elle remplace celles d'infirmier(ère) spé-

cialisé(e) en anesthésie-réanimation créée par le décret n° 88-903 du 30 août 1988 et d'infirmier(ère) aide-anesthésiste créée par le décret du 9 avril 1960.

3. Arrêté du 17 janvier 2002 relatif à la formation conduisant au diplôme d'État d'infirmier(ère) anesthésiste.

Décret n° 93-221 du 16 février 1993 relatif aux règles professionnelles des infirmiers et infirmières.

Décret n° 2002-194 du 11 février 2002 relatif aux actes professionnels et à l'exercice de la profession d'infirmier(ère).

4. [Vers 1960] – 1991.

INFIRMIER(ÈRE) AUTORISÉ(E) n.

➢ **VOIR** Infirmier(ère) autorisé(e) polyvalent(e).

INFIRMIER(ÈRE) AUTORISÉ(E) POLYVALENT(E) n.

DÉFINITION

Personne ne possédant pas le diplôme d'État d'infirmier(ère)* français, mais qui peut exercer la profession d'infirmière par dérogation.

NOTES

1. La circulaire du 17 décembre 1993 rappelle que l'arrêté du 30 avril 1981 relatif à la validation des titres pour l'exercice de la profession d'infirmier(ère) a validé, pour l'exercice en qualité d'infirmier(ère) autorisé(e) polyvalent(e), un certain nombre de diplômes précédemment reconnus en qualité d'infirmier(ère) auxiliaire par de nombreux textes parus de 1964 à cette date, à l'exception du diplôme d'assistant(e) hospitalier(ère) des Hospices civils de Lyon.

2. Cette même circulaire stipule que les infirmiers(ères) autorisé(e)s polyvalent(e)s jouissent des mêmes droits d'exercice de la profession d'infirmier(ère) que les infirmiers(ères) diplômés d'État, tant dans le secteur salarié public qu'en secteur libéral. Sans le contrôle des infirmiers(ères) diplômé(e)s d'État, ils accomplissent les mêmes actes que ces derniers.

3. Ces dérogations remontent aux premiers textes réglementant l'exercice professionnel infirmier. Dans ceux-là, ces personnes sont désignées par les termes d'infirmier(ère) auxiliaire ou d'auxiliaire polyvalent(e) :

Loi n° 372 du 15 juillet 1943 relative à la formation des infirmières et infirmiers hospitaliers, à l'organisation et à l'exercice de leur profession.

Loi n° 46-630 du 9 avril 1946 relative à l'exercice des professions d'assistant(e) ou d'auxiliaire de service social et d'infirmiers et d'infirmières (art. 5).

Arrêté du 3 février 1949 relatif à l'exercice de la profession d'infirmier(ère) ou d'infirmière.

Arrêté du 30 avril 1981 relatif à la validation des titres pour l'exercice de la profession d'infirmier(ère) ou d'infirmière.

Décret n° 93-221 du 16 février 1993 relatif aux règles professionnelles des infirmiers et infirmières.

Décret n° 2002-194 du 11 février 2002 relatif aux actes professionnels et à l'exercice de la profession d'infirmier(ère).

4. [1943] – 1964.

➢ **VOIR AUSSI** Exercice de la profession d'infirmier(ère).

INFIRMIER(ÈRE) CADRE DE SANTÉ PUBLIQUE n.

DÉFINITION
Infirmier(ère)* titulaire du certificat cadre infirmier de santé publique ou du diplôme de cadre de santé* qui exerce des fonctions de formation, d'encadrement, de conseil et de recherche, essentiellement dans le secteur extra-hospitalier*.

NOTES
1. L'appellation de cadre de santé publique a remplacé celle d'infirmière cadre de santé publique. Il n'existe plus de formation spécifique de cadre de santé publique (décret n° 73-822 du 7 août 1973 portant création du certificat cadre infirmier de santé publique, abrogé).
2. [Vers 1970] – 1973.

➢ **VOIR AUSSI** Cadre de santé.

INFIRMIER(ÈRE) CADRE PÉDAGOGIQUE n.

DÉFINITION
Infirmier(ère)* titulaire du diplôme de cadre de santé* qui exerce des fonctions d'enseignement dans un institut de formation en soins infirmiers.

NOTES
1. Ce terme est plus particulièrement utilisé dans les instituts de formation en soins infirmiers gérés par la Croix-Rouge française.
2. Vers 1980.

➢ **VOIR AUSSI** Cadre de santé formateur.

INFIRMIER(ÈRE) CIRCULANT(E) n.

➢ **VOIR** Infirmier(ère) de bloc opératoire diplômé(e) d'État (Ibode).

INFIRMIER(ÈRE) CLINICIEN(NE) n.

DÉFINITION
Expert infirmier qui, par sa formation, son expérience et sa compétence dans un domaine spécifique de la profession, dispense des soins infirmiers*, apporte aide et conseil dans la pratique des soins et de leur enseignement, notamment au lit du malade*. Sa fonction l'amène à effectuer et à promouvoir des recherches dans son domaine de compétence ou à y participer.

NOTES
1. Il n'y a pas de reconnaissance statutaire de la fonction d'infirmier(ère) clinicien(ne), bien que de nombreux postes d'expert se soient créés en milieu hospitalier ou extra-hospitalier.
2. Le concept d'un emploi orienté vers la clinique apparaît en 1973 dans le rapport sur la réunion conjointe de l'Organisation mondiale de la santé et de l'Organisation internationale du travail relative aux conditions de travail et de vie des personnels infirmiers. Il stipulait : « Des disponibilités d'études devraient être accordées à tous les membres du personnel infirmier, suivant leurs capacités, afin de maintenir dans la profession infirmière [...], ceux qui désireraient développer leur expérience clinique... ».
3. Cette possibilité de former des infirmiers(ères) compétent(e)s dans un domaine

clinique des soins infirmiers, et qui bénéficient d'une promotion autre que hiérarchique par la voie de l'encadrement ou de l'enseignement, a fait l'objet de bien des controverses depuis les années 1990 ; il en a été de même au sujet de leur formation, de leur place statutaire et de la terminologie employée pour caractériser ces nouvelles fonctions. Le rapport de la mission infirmière sur « *Les perspectives d'évolution de la profession infirmière* », rédigé à la demande du ministre délégué à la Santé, en 1994, ne conteste pas une telle évolution pour les infirmières, mais seulement la terminologie « d'infirmière clinicienne ». Il propose que soit retenu le terme « d'infirmière experte » ou « d'infirmière référente ». Brigitte Garbi (juin 1994).

4. OIT – OMS. Réunion conjointe sur les conditions de travail et de vie du personnel infirmier. Rapport. Genève. 19-30 novembre 1973.

5. Décret n° 93-221 du 16 février 1993 relatif aux règles professionnelles des infirmiers et infirmières.

Décret n° 2002-194 du 11 février 2002 relatif aux actes professionnels et à l'exercice de la profession d'infirmier(ère).

6. Vers 1980.

➢ **VOIR AUSSI** Exercice de la profession d'infirmier(ère). Fonction infirmière. Infirmier(ère) conseil. Profession infirmière.

INFIRMIER(ÈRE) CONSEIL n.

DÉFINITION

Infirmier(ère)* expert(e) ayant des compétences spécifiques dans un domaine particulier des soins infirmiers*. Sa formation et son expérience lui donnent autorité pour émettre des avis sur toute question relevant de sa compétence. Dans ce domaine, il(elle) initie, forme le personnel et effectue des recherches.

NOTES

1. Il(elle) exerce ses fonctions dans des structures de santé* au niveau local, régional et national.

2. Décret n° 93-221 du 16 février 1993 relatif aux règles professionnelles des infirmiers et infirmières.

Décret n° 2002-194 du 11 février 2002 relatif aux actes professionnels et à l'exercice de la profession d'infirmier(ère).

3. Vers 1980.

➢ **VOIR AUSSI** Infirmier(ère) clinicien(ne).

INFIRMIER(ÈRE) CONSEILLER(ÈRE) TECHNIQUE DU RECTEUR D'ACADÉMIE n.

DÉFINITION

Infirmier(ère)* qui, sous l'autorité du recteur d'académie, concourt avec le médecin conseiller technique à la promotion de la santé* des élèves.

NOTES

1. En collaboration étroite avec le médecin conseiller technique, il(elle) assiste et conseille le recteur pour l'élaboration, l'impulsion, la coordination et l'évaluation de la politique académique en matière de santé. Il(elle) donne son avis sur les établissements scolaires nécessitant la présence permanente d'un(e) infirmier(ère). Il(elle) assure un rôle de coordination, de concertation auprès des infirmiers(ères) responsables départementaux et auprès des autres partenaires extérieurs.

2. Loi n° 89-486 d'orientation sur l'éducation du 10 juillet 1989.
Circulaire de l'Éducation nationale n° 91-148 du 24 juin 1991 définissant les missions et fonctions du service réunifié et créant un service infirmier autonome au sein du service de promotion de la santé en faveur des élèves.
Décret n° 93-221 du 16 février 1993 relatif aux règles professionnelles des infirmiers et infirmières.
Décret n° 2002-194 du 11 février 2002 relatif aux actes professionnels et à l'exercice de la profession d'infirmier(ère).

3. 1991.

➢ **VOIR AUSSI** Infirmier(ère) de l'Éducation nationale. Infirmier(ère) responsable départemental conseiller(ère) technique de l'inspecteur d'académie. Promotion de la santé. Santé publique. Service de promotion de la santé en faveur des élèves.

INFIRMIER(ÈRE) COORDINATEUR(TRICE) n.

DÉFINITION

Infirmier(ère)* responsable d'un service de soins infirmiers à domicile pour personnes âgées*. Il(elle) assure la gestion du service, l'animation de l'équipe soignante*, l'organisation et le contrôle des activités, la coordination entre les différents professionnels de santé* et les relations avec les services concernés par le maintien à domicile.

Ce terme désigne également des infirmiers(ères) ayant des fonctions de coordination dans d'autres structures, et notamment l'infirmier(ère) responsable de la coordination des prélèvements et/ou des transplantations d'organes.

NOTES

1. Le décret n° 81-448 du 8 mai 1981 recommande que cet(te) infirmier(ère) soit titulaire du certificat cadre infirmier de santé publique.

2. Décret n° 93-221 du 16 février 1993 relatif aux règles professionnelles des infirmiers et infirmières.
Décret n° 2002-194 du 11 février 2002 relatif aux actes professionnels et à l'exercice de la profession d'infirmier(ère).

3. Vers 1980.

➢ **VOIR AUSSI** Infirmier cadre de santé publique.

INFIRMIER(ERE) D'ACCUEIL ET D'ORIENTATION (IAO) n.

DÉFINITION

Infirmier(ère)* affecté(e) en service d'urgences et se tenant dans la zone d'accueil. Il(elle) est chargé(e) de recevoir les consultants, d'évaluer la gravité de leur état de santé pour établir les besoins en soins prioritaires et de diriger les personnes vers la prise en charge médicale appropriée.

NOTES

1. Selon les situations, il(elle) peut être amené(e) à déclencher les premiers soins en cas de détresse vitale ou, après l'entretien d'accueil, poser un diagnostic infirmier à partir d'indicateurs et de critères de sélection ciblés (douleur, symptômes divers, antécédents principaux...).

2. Il(elle) a aussi pour attribution :

– de gérer les flux de patients, les délais et conditions d'attente ;

– d'informer et de rassurer le consultant et ses accompagnateurs ;

– de coordonner les différentes étapes avec les services prestataires et les partenaires extérieurs à l'institution hospitalière ;

– d'envoyer sur place les moyens humains et matériels dont le service dispose pour porter assistance à un blessé ou une personne présentant une défaillance, à proximité immédiate de l'hôpital (circulaire du 31 mars 1988).

3. En France, tout(e) infirmier(ère) affecté(e) en service d'urgence, après un temps de formation et d'encadrement par un pair, peut assurer cette fonction. Une formation est préconisée par la circulaire du 15 février 1990.

4. Le terme d'infirmier(ère) d'accueil et d'orientation des urgences a été introduit pour la première fois par la circulaire du 14 mai 1991, intervenue à la suite du rapport Steg (1989) sur la prise en charge des urgences à l'hôpital.

5. Plusieurs expériences en France comme à l'étranger existaient avant 1991 : au Québec, l'infirmière d'accueil et d'orientation est une « infirmière clinicienne » spécialement formée à l'appréciation des situations d'urgence ; en Espagne, elle est également formée et appelée « infirmière de triage » ou de « classification » ; en Suisse, cette fonction est assurée par trois infirmières : une infirmière de porte, une infirmière responsable et une « infirmière de *desk* ».

6. Circulaire n° 335 du 31 mars 1988, relative à l'intervention des personnels en cas d'urgence ou d'accident survenant à proximité immédiate d'un établissement de soins public ou privé.

Circulaire DH/DGS/90-236 du 15 février 1990 relative à l'amélioration de l'accueil des urgences.

Circulaire DH/4B/DGS/3E/91-34 du 14 mai 1991 relative à l'amélioration des services d'accueil des urgences dans les établissements hospitaliers à vocation générale.

Décret n° 93-221 du 16 février 1993 relatif aux règles professionnelles des infirmiers et infirmières.

Décret n° 95-647 du 9 mai 1995 relatif à l'accueil et au traitement des urgences dans les établissements de santé et modifiant le *Code de la Santé publique*.

Décret n° 976616 du 30 mai 1997 relatif aux conditions techniques de fonctionnement auxquelles doivent satisfaire les établissements de santé pour être autorisés à mettre en œuvre l'activité des soins « accueil et traitement des urgences » et modifiant le *Code de la Santé publique*.

Décret n° 2002-194 du 11 février 2002 relatif aux actes professionnels et à l'exercice de la profession d'infirmier(ère). art. 2, 5, 9 et 13.

7. 1991.

➢ **VOIR AUSSI** Anamnèse infirmière. Démarche de soins infirmiers. Entretien d'accueil privilégiant l'écoute de la personne avec orientation si nécessaire. Recueil de données.

INFIRMIER(ÈRE) D'ENTREPRISE n.

➢ **VOIR** infirmier(ère) de santé au travail.

INFIRMIER(ÈRE) DE BLOC OPÉRATOIRE DIPLÔMÉ(E) D'ÉTAT (IBODE) n.

DÉFINITION

Infirmier(ère) spécialisé(e)* qui exerce dans un bloc opératoire les activités de circulant(e), d'instrumentiste et d'aide opératoire en présence de l'opérateur.

NOTES

1. Dans son rôle de circulant(e), appelé(e) précédemment panseur(euse), il(elle) accueille le malade, l'installe, veille à son confort et à sa sécurité durant son séjour au bloc opératoire, il(elle) participe au bon déroulement de l'intervention en étant attentif(tive) aux besoins de l'équipe chirurgicale. Aide-opératoire, il(elle) collabore directement à l'acte chirurgical sous la responsabilité du chirurgien. Dans son rôle d'instrumentiste, il(elle) participe à l'acte opératoire en assurant l'instrumentation.

2. L'infirmier(ère) de bloc opératoire diplômé(e) d'État est habilité(e) à exercer dans tous les secteurs où sont pratiqués des actes invasifs à visée diagnostique et thérapeutique, dans les secteurs de stérilisation du matériel médico-chirurgical et dans les services d'hygiène hospitalière.

3. Depuis 2002, les activités exercées en priorité par un(e) infirmier(ère) titulaire du diplôme d'État d'infirmier(ère) de bloc opératoire ou un(e) infirmier(ère) en cours de formation préparant à ce diplôme sont énumérées dans le décret n° 2002-194 du 11 février 2002, art. 12. Cette spécialisation est ouverte aux sages-femmes.

4. Le terme d'infirmier(ère) de bloc opératoire diplômé(e) d'État créé par le décret n° 92-48 du 13 janvier 1992 remplace celui d'infirmier(ère) de salle d'opération créé par le décret n° 71-338 du 21 mai 1971 portant création du certificat d'aptitude aux fonctions d'infirmier(ère) de salle d'opération.

5. Décret n° 92-48 du 13 janvier 1992 portant création du diplôme d'État d'infirmier(ère) de bloc opératoire.
Décret n° 93-221 du 16 février 1993 relatif aux règles professionnelles des infirmiers et infirmières.
Circulaire DGS/DH/PS3/FH3 n° 52 du 26 juillet 1994 relative à la situation des infirmiers(ères) de blocs opératoires diplômé(e)s d'État.
Circulaire DGS/DH/PS3/FH3 n° 98-566 du 4 septembre 1998 relative aux infirmiers(ères) affecté(e)s dans les blocs opératoires.
Décret n° 2001-928 du 4 octobre 2001 modifiant le décret n° 71-388 du 21 mai 1971.
Arrêté du 22 octobre 2001 relatif à la formation conduisant au diplôme d'État d'infirmier(ère) de bloc opératoire.
Décret n° 2002-194 du 11 février 2002 relatif aux actes professionnels et à l'exercice de la profession d'infirmier(ère), art. 12.

6. [Fin XIXe siècle] – 1992.

➢ **VOIR AUSSI** Démarche de soins infirmiers. Décontamination. Désinfection. Dispositif médical. Gestion des risques. Matériovigilance. Soins cutanés préopératoires. Stérilisation. Traçabilité. Vigilance.

INFIRMIER(ÈRE) DE CLASSE NORMALE n.

DÉFINITION
Infirmier(ère)* appartenant au premier grade du corps des infirmiers(ères) de la fonction publique hospitalière.

NOTES
1. Décret n° 89-609 du 1er septembre 1989 modifié portant statuts particuliers des personnels de rééducation.
Décret n° 89-613 du 1er septembre 1989 modifié portant statuts particuliers des personnels médicotechniques de la fonction publique hospitalière.
Décret n° 2001-1374 du 31 décembre 2001 modifiant le décret n° 88-1077 du 30 novembre 1988 modifié portant statuts particuliers des personnels infirmiers.
2. 1988.

INFIRMIER(ÈRE) DE CLASSE SUPÉRIEURE n.

DÉFINITION
Infirmier(ère)* appartenant au deuxième grade du corps des infirmiers(ères) de la fonction publique hospitalière.

NOTES
1. Ce grade permettait, jusqu'au 31 décembre 2001, l'inscription au tableau d'avancement pour être nommé(e) surveillant(e) des services médicaux.
2. Décret n° 2001-1374 du 31 décembre 2001 modifiant le décret n° 88-1077 du 30 novembre 1988 modifié portant statuts particuliers des personnels infirmiers.
Décret n° 89-609 du 1er septembre 1989 modifié portant statuts particuliers des personnels de rééducation.
Décret n° 89-613 du 1er septembre 1989 modifié portant statuts particuliers des personnels médicotechniques de la fonction publique hospitalière.
3. 1988.

INFIRMIER(ÈRE) DE L'ADMINISTRATION PÉNITENTIAIRE n.

➢ **VOIR** Infirmier(ère) en milieu pénitentiaire.

INFIRMIER(ÈRE) DE L'ÉDUCATION NATIONALE n.

DÉFINITION
Infirmier(ère)* qui assure les missions du service de promotion de la santé en faveur des élèves*.

NOTES
1. Sa fonction consiste à accueillir et écouter les élèves et à leur dispenser les soins infirmiers. Il(elle) participe aux bilans de santé, effectue les actes infirmiers de dépistage, la surveillance constante de la santé de chaque élève ainsi que celle de l'hygiène générale en milieu scolaire. Éducateur(trice) de la santé, il(elle) peut proposer et/ou coordonner des projets d'éducation pour la santé. Il(elle) participe aux recherches en matière d'ergonomie, d'hygiène, de sécurité et d'épidémiologie.
2. Placé(e) sous la responsabilité technique de l'infirmier(ère) responsable conseiller(ère) technique de l'inspecteur d'académie, il(elle) est affecté(e), sur l'ordre de l'inspecteur d'académie, à un établissement du second degré, ou à plusieurs autres établissements d'un secteur géographique.

I

3. Organisées depuis 1969 au sein des Directions départementales d'action sanitaire et sociale (Ddass), les actions en faveur de la santé en milieu scolaire ont été confiées au ministère de l'Éducation nationale par un décret en date du 21 décembre 1984 ; cependant la gestion de la totalité des moyens du service de santé scolaire au sein du ministère de l'Éducation nationale n'a pris effet qu'au 1er janvier 1991. Depuis, tout le personnel infirmier est rassemblé en un service infirmier au sein du service de promotion de la santé des élèves. Cette nouvelle organisation prévoit que les actions de santé sont assurées par deux services qui agissent en étroite collaboration, le service médical et le service infirmier.
4. Circulaire de l'Éducation nationale n° 91-148 du 24 juin 1991 définissant les missions et fonctions du service réunifié et créant un service infirmier autonome au sein du service de promotion de la santé en faveur des élèves.
Décret n° 93-221 du 16 février 1993 relatif aux règles professionnelles des infirmiers et infirmières.
Décret n° 2002-194 du 11 février 2002 relatif aux actes professionnels et à l'exercice de la profession d'infirmier(ère).
5. [Vers 1970] – 1991.

➢ **VOIR AUSSI** Éducation à la sexualité. Éducation pour la santé. Infirmier(ère) conseiller(ère) technique du recteur d'académie. Infirmier(ère) responsable départemental conseiller(ère) technique de l'inspecteur d'académie. Service infirmier.

INFIRMIER(ÈRE) DE RÉFÉRENCE n.

➢ **VOIR** Infirmier(ère) référent(e).

INFIRMIER(ÈRE) DE SALLE D'OPÉRATION n.

➢ **VOIR** Infirmier(ère) de bloc opératoire diplômé(e) d'État (Ibode).

INFIRMIER(ÈRE) DE SANTÉ AU TRAVAIL n.

DÉFINITION
Infirmier(ère)* qui, au sein d'une ou plusieurs entreprises, participe aux missions des services de santé au travail dont le but est de maintenir l'état de santé physique et mentale des salariés. Il(elle) assiste le médecin du travail dans l'ensemble de ses activités et prend des initiatives dans le cadre de son rôle propre*.

NOTES
1. Ses actions répondent aux besoins de prévention primaire, secondaire et tertiaire et comprennent :
– la surveillance médicale des travailleurs ;
– le conseil en matière d'hygiène générale de l'entreprise, d'hygiène professionnelle, de prévention des accidents et d'adaptation aux conditions de travail ;
– la promotion et l'éducation pour la santé ;
– les soins d'urgence ;
– la tenue des registres d'infirmerie et de soins ;
– la formation et le recyclage des secouristes ;
– la participation au tiers-temps médical par les actions sur le terrain.
2. Il(elle) collabore avec tous les acteurs de la santé et de la sécurité au travail.
Cette fonction peut être nommée : infirmier(ère) des services médicaux d'entreprise, infirmier(ère) des services médicaux

du travail, infirmier(ère) des services inter-entreprises de médecine du travail, infirmier(ère) du travail.
3. Décret n° 93-221 du 16 février 1993 relatif aux règles professionnelles des infirmiers et infirmières.
Décret n° 2002-194 du 11 février 2002 relatif aux actes professionnels et à l'exercice de la profession d'infirmier(ère).
4. [1946] – 1979 (*Code du travail*, titre IV, art. R. 241-36, alinéa 3).

➢ **VOIR AUSSI** Actes conservatoires. Dépistage. Dépistage des maladies professionnelles. Dépistage des maladies (ou infections) sexuellement transmissibles. Dépistage des pratiques addictives. Éducation pour la santé. Prévention primaire. Prévention secondaire. Prévention tertiaire. Promotion de la santé.

INFIRMIER(ÈRE) DE SANTÉ COMMUNAUTAIRE n.

➢ **VOIR** Infirmier(ère) de santé publique.

INFIRMIER(ÈRE) DE SANTÉ PUBLIQUE n.

DÉFINITION
Infirmier(ère)* qui assure plus particulièrement des actions de prévention et d'éducation pour la santé* auprès d'un individu, d'une famille ou d'une collectivité. En tant qu'éducateur(trice) de santé, il(elle) travaille en collaboration et en concertation avec d'autres professionnels.

NOTES
1. Dans la littérature professionnelle québécoise on trouve le terme d'infirmière de santé communautaire.
2. Décret n° 93-221 du 16 février 1993 relatif aux règles professionnelles des infirmiers et infirmières.
Décret n° 2002-194 du 11 février 2002 relatif aux actes professionnels et à l'exercice de la profession d'infirmier(ère).
3. Vers 1970.

➢ **VOIR AUSSI** Action concertée. Démarche en santé publique. Équipe pluridisciplinaire. Infirmier(ère) à domicile. Infirmier(ère) de l'Éducation nationale. Infirmier(ère) de santé au travail. Infirmier(ère) des collectivités territoriales. Prévention primaire. Prévention secondaire. Prévention tertiaire. Santé publique.

INFIRMIER(ÈRE) DE SECTEUR PSYCHIATRIQUE n.

DÉFINITION
Infirmier(ère)* titulaire du diplôme d'infirmier(ère) de secteur psychiatrique* délivré jusqu'à la mise en place du programme de formation en soins infirmiers de 1992.

NOTES
1. En 1973, ce terme remplace officiellement celui d'infirmier(ère) des hôpitaux psychiatriques qui avait succédé à celui de gardien d'asiles d'aliénés. Les directives européennes en matière de formation infirmière ont imposé la fusion des programmes de formation des infirmiers(ères) de secteur psychiatrique et des infirmiers(ères) en soins généraux. À partir de 1999, l'infirmier(ère) de secteur psychiatrique peut bénéficier du diplôme d'État d'infirmier(ère) de secteur psychiatrique sur demande à la direction régionale des

I

affaires sanitaires et sociales, cependant pour obtenir le diplôme d'État d'infirmier(ère), il doit suivre un complément de formation clinique.

2. Loi n° 99-641 du 27 juillet 1999 portant création de la couverture maladie universelle, art. 37 modifiant les articles du *Code de la Santé publique* relatifs à la création d'un diplôme d'infirmier(ère) d'État de secteur psychiatrique.

Décret n° 93-221 du 16 février 1993 relatif aux règles professionnelles des infirmiers et infirmières.

Décret n° 99-1147 du 29 décembre 1999 relatif à l'application des dispositions du *Code de la Santé publique*.

Décret n° 2002-194 du 11 février 2002 relatif aux actes professionnels et à l'exercice de la profession d'infirmier(ère).

3. 1973.

➢ **VOIR AUSSI** Diplôme d'État d'infirmier(ère). Santé mentale. Sectorisation psychiatrique.

INFIRMIER(ÈRE) DES ADMINISTRATIONS CENTRALES DE L'ÉTAT n.

DÉFINITION

Infirmier(ère)* occupant un emploi permanent dans des services médicaux des administrations centrales de l'État, des services extérieurs qui en dépendent ou les établissements publics de l'État.

NOTES

1. Il(elle) fait partie du corps interministériel de l'État : ministères, préfectures, directions des affaires sanitaires et sociales... Dans ces emplois, les postes d'encadrement sont occupés par des infirmiers(ères) ayant le grade d'infirmier(ère) de classe supérieure.

2. Décret n° 93-221 du 16 février 1993 relatif aux règles professionnelles des infirmiers et infirmières.

Décret n° 94-1020 du 23 novembre 1994 portant statut des infirmiers(ères) du corps interministériel de l'État, modifié par différents décrets dont le décret n° 96-60 du 24 janvier 1996, le décret n° 98-936 du 13 octobre 1998, le décret n° 2003-695 du 28 juillet 2003.

Décret n° 2002-194 du 11 février 2002 relatif aux actes professionnels et à l'exercice de la profession d'infirmier(ère).

3. Vers 1970.

INFIRMIER(ÈRE) DES ARMÉES n.

➢ **VOIR** Militaire infirmier(ère) technicien(ne) des hôpitaux de l'armée (Mitha).

INFIRMIER(ÈRE) DES COLLECTIVITÉS TERRITORIALES n.

DÉFINITION

Infirmier(ère)* qui exerce, soit dans une structure communale ou intercommunale, soit dans une structure départementale ; dans ce dernier cas, il(elle) dépend du conseil général.

NOTES

1. Il(elle) relève du statut de la fonction publique territoriale.

2. Il(elle) est souvent appelé(e) infirmier(ère) de santé publique.

3. Décret n° 92-861 du 28 août 1992 portant statut particulier du cadre d'emplois des infirmiers(ères) territoriaux(iales).

Décret n° 93-221 du 16 février 1993 relatif aux règles professionnelles des infirmiers et infirmières.
Décret n° 2002-194 du 11 février 2002 relatif aux actes professionnels et à l'exercice de la profession d'infirmier(ère).

➢ **VOIR AUSSI** Infirmier(ère) de santé publique.

INFIRMIER(ÈRE) DES PRISONS n.

➢ **VOIR** Infirmier(ère) en milieu pénitentiaire.

INFIRMIER(ÈRE) DIPLÔMÉ(E) D'ÉTAT n.

➢ **VOIR** Infirmier(ère).

INFIRMIER(ÈRE) DU SERVICE DE SANTÉ DES ARMÉES n.

➢ **VOIR** Militaire infirmier(ère) technicien(ne) des hôpitaux de l'armée (Mitha).

INFIRMIER(ÈRE) DU TRAVAIL n.

➢ **VOIR** Infirmier(ère) de santé au travail.

INFIRMIER(ÈRE) EN ASSISTANCE CIRCULATOIRE n.

DÉFINITION

Infirmier(ère)* qui, en salle d'opération, participe à la mise en œuvre et au bon déroulement de la technique de circulation extracorporelle. Il(elle) assure la maintenance des équipements.

NOTES

1. Cette activité peut être confiée aux infirmiers(ères) anesthésistes diplômé(e)s d'État et/ou aux infirmiers(ères) diplômés(es) d'État ayant suivi une formation théorique et pratique d'une année dans un établissement et obtenu du chef de service une attestation certifiant leur capacité à appliquer cette technique.
2. Décret n° 93-221 du 16 février 1993 relatif aux règles professionnelles des infirmiers et infirmières.
Décret n° 2002-194 du 11 février 2002 relatif aux actes professionnels et à l'exercice de la profession d'infirmier(ère).
3. Vers 1960.

➢ **VOIR AUSSI** Préparation, utilisation et surveillance des appareils de circulation extracorporelle.

I

INFIRMIER(ÈRE) EN CHEF n.

DÉFINITION

Infirmier(ère)* qui était chargé(e) de fonctions comportant des responsabilités particulières et un rôle d'encadrement dans le corps des infirmiers(ères) des administrations centrales de l'État*. Ce grade a été supprimé en 1994.

NOTES

1. Décret n° 84-99 du 10 février 1984 relatif au statut des infirmiers et infirmières des services médicaux des administrations centrales de l'État, des services extérieurs qui en dépendent et des établissements publics de l'État.
2. Vers 1970.

➢ **VOIR AUSSI** Infirmier(ère) des administrations centrales de l'État.

INFIRMIER(ÈRE) EN MILIEU PÉNITENTIAIRE n.

DÉFINITION

Infirmier(ère)* qui, en milieu carcéral, participe au maintien, à la restauration et à la promotion de la santé* des détenus et leur dispense les soins infirmiers* qu'exige leur état.

NOTES

1. Jusqu'en 1994, les soins de santé en milieu pénitentiaire étaient confiés au corps médical et au corps des infirmiers de l'administration pénitentiaire, ainsi qu'aux infirmiers(ères) de la Croix-Rouge française mis à disposition. Depuis la santé des détenus est confiée par convention à un établissement de santé public ou privé du département dont relève l'établissement pénitentiaire. Les personnels médicaux et infirmiers dépendent de l'établissement de santé.

2. Décret n° 93-221 du 16 février 1993 relatif aux règles professionnelles des infirmiers et infirmières.

Décret n° 2002-194 du 11 février 2002 relatif aux actes professionnels et à l'exercice de la profession d'infirmier(ère).

Loi n° 94-43 du 18 janvier 1994 relative à la santé publique et à la protection sociale.

3. [Déb. XIXe siècle] – 1994.

➢ **VOIR AUSSI** Service médico-psychologique régional. Unité de consultation et de soins ambulatoires.

INFIRMIER(ÈRE) ENSEIGNANT(E) n.

➢ **VOIR** Cadre de santé formateur.

INFIRMIER(ÈRE) ENTÉRO-STOMATHÉRAPEUTE n.

➢ **VOIR** Infirmier(ère) stomathérapeute.

INFIRMIER(ÈRE) GÉNÉRAL(E) n.

DÉFINITION

Cadre infirmier* qui, jusqu'en 2002, était chargé de coordonner l'organisation et la mise en œuvre des soins infirmiers*, d'assurer l'animation, l'encadrement et la gestion du service de soins infirmiers* et de développer la recherche infirmière*.

NOTES

1. Le décret n° 2002-550 portant statut particulier du corps de directeur(trice) des soins de la fonction publique hospitalière, remplace le grade d'infirmier(ère) général(e) par celui de directeur(trice) des soins. Le corps des infirmiers généraux de la fonction publique hospitalière comprenait deux grades : infirmier(ère) général(e) de 1re classe, infirmier(ère) général(e) de 2e classe. Ce corps était classé en catégorie A.

2. Par la loi de 1991, l'infirmier(ère) général(e) de 1re classe assurait la direction du service de soins infirmiers de l'établissement. À ce titre, il(elle) était membre de l'équipe de direction et présidait la commission du service de soins infirmiers. Sous l'autorité du chef d'établissement et en liaison avec le corps médical et les autres corps d'encadrement, il(elle) participait à la gestion des personnels infirmiers, aides-soignant(e)s et agents de services hospitaliers, dont il(elle) proposait l'affectation. Il(elle) contribuait à la définition d'une politique de soins infirmiers et à la formation des personnels du service de soins infirmiers. Il(elle) rendait compte du fonctionnement de ce dernier dans un rapport annuel d'activité.

3. Dans certaines conventions collectives du secteur privé, ce terme désigne le titulaire du grade de surveillant(e) général(e) ou celui de directeur(trice) de soins infirmiers.

4. Cette fonction séculaire, détenue jusqu'au milieu du XXe siècle par les mères supérieures des communautés religieuses, a été remplie depuis 1950, dans certaines administrations hospitalières, par des surveillantes générales ou des conseillères hospitalières à l'Assistance publique de Paris. La création de cette fonction a été proposée à la séance du 30 avril 1970 du Conseil supérieur des infirmières, officialisée et réglementée sous le vocable d'infirmière générale par le décret du 11 avril 1975.

5. Décret n° 75-245 du 11 avril 1975 relatif au recrutement et à l'avancement des infirmiers et infirmières généraux et des infirmiers et infirmières généraux adjoints des établissements d'hospitalisation publics, abrogé.

Décret n° 89-758 du 18 octobre 1989 portant statut particulier des infirmiers généraux de la fonction publique hospitalière, abrogé.

Circulaire DH/8D/90, n° 401 du 2 octobre 1990 relative à l'application du décret n° 89-758 du 18 octobre 1989 modifié par le décret n° 94-904 du 18 octobre 1994 portant statut particulier des infirmiers généraux de la fonction publique hospitalière, abrogés.

Décret n° 92-272 du 26 mars 1992 relatif aux missions, à l'organisation et aux personnels des établissements publics de santé et modifiant le *Code de la Santé publique*.

6. [Vers 1960] – 1975.

➢ **VOIR AUSSI** Commission du service de soins infirmiers. Directeur(trice) des soins. Directeur(trice) des soins coordonnateur(trice) général(e) des soins. Directeur(trice) du service de soins infirmiers.

INFIRMIER(ÈRE) HYGIÉNISTE n.

DÉFINITION

Infirmier(ère) conseil* ou cadre infirmier conseil dont la fonction s'exerce dans le domaine de l'hygiène et vise à prévenir et à combattre les risques infectieux liés au milieu hospitalier. Il(elle) participe à la formation des personnels en hygiène hospitalière et aux recherches entreprises dans ce domaine.

NOTES

1. Cette fonction requiert une formation spécifique (Conseil de l'Europe, Recommandation n° R(83)5 du 26 mai 1983 du Comité des ministres aux États membres sur la formation complémentaire des infirmières).

2. Dans les établissements de santé, l'infirmier(ère) hygiéniste est membre de droit du Comité d'hygiène, de sécurité et des conditions de travail (CHSCT) et du Comité de lutte contre les infections nosocomiales (Clin).

3. Vers 1970.

➢ **VOIR AUSSI** Comité de lutte contre les infections nosocomiales. Correspondant en hygiène. Équipe opérationnelle d'hygiène. Infection nosocomiale.

INFIRMIER(ÈRE) INSTRUMENTISTE n.

➢ **VOIR** Infirmier(ère) de bloc opératoire diplômée d'État (Ibode).

INFIRMIER(ÈRE) LIBÉRAL(E) n.

DÉFINITION

Infirmier(ère)* qui dispense des soins infirmiers* en cabinet ou au domicile du patient. Il(elle) perçoit directement les honoraires correspondant à ses prestations.

NOTES

1. Il(elle) exerce sa profession soit seul(e) ou en association avec d'autres infirmiers(ères) et/ou d'autres professionnels de santé.

2. Il(elle) effectue des actes codifiés en Acte médical infirmier (AMI) et en Acte infirmier de soins (AIS). Ces actes font l'objet d'un remboursement aux patients assurés sociaux.

3. La convention nationale des infirmiers(ères) redéfinit les modalités de l'exercice infirmier libéral : arrêté du 29 juillet 1992 portant approbation de la Convention nationale des infirmiers(ères) conclue le 23 juillet 1992.

4. Loi n° 93-8 du 4 janvier 1993 relative aux relations entre les professions de santé et l'assurance maladie.
Décret n° 93-221 du 16 février 1993 relatif aux règles professionnelles des infirmiers et infirmières.
Décret n° 2002-194 du 11 février 2002 relatif aux actes professionnels et à l'exercice de la profession d'infirmier(ère).
Arrêté du 28 juin 2002 modifiant la nomenclature générale des actes professionnels des médecins, des chirurgiens-dentistes, des sages-femmes et des auxiliaires médicaux, art. 11.

5. Vers 1950.

➢ **VOIR AUSSI** AIS. AMI. Démarche de soins infirmiers.

INFIRMIER(ÈRE) MAJOR n.

➢ **VOIR** Cadre de santé.

INFIRMIER(ÈRE) MANIPULATEUR(TRICE) EN ÉLECTROPHYSIOLOGIE MÉDICALE, EN ÉLECTRO-ENCÉPHALOGRAPHIE n.

DÉFINITION

Infirmier(ère)* qui, en fonction des diplômes qui l'y habilitent, participe avec les médecins spécialistes à l'enregistrement des tracés d'électrophysiologie et d'électroencéphalographie ; en outre il(elle) est chargé(e) de l'entretien des matériels, du classement des dossiers et participe aux travaux de recherche.

NOTES

1. La formation et le diplôme, qui permettaient aux infirmiers(ères) d'accéder à ce grade ont été supprimés en 1988.

2. Décret n° 93-221 du 16 février 1993 relatif aux règles professionnelles des infirmiers et infirmières
Décret n° 2002-194 du 11 février 2002 relatif aux actes professionnels et à l'exercice de la profession d'infirmier(ère).

3. Vers 1960.

➢ **VOIR AUSSI** Enregistrement d'électro-encéphalogramme. Enregistrement d'électro-encéphalogramme avec épreuve emploi de médicaments modificateurs.

INFIRMIER(ÈRE) PANSEUR(EUSE) n.

➢ **VOIR** Infirmier(ère) de bloc opératoire diplômé(e) d'État (Ibode).

INFIRMIER(ÈRE) POLYVALENT(E) n.

DÉFINITION
Infirmier(ère)* ayant la capacité d'exercer ses fonctions dans différents secteurs d'activité.

NOTES
1. Le terme d'infirmière polyvalente fut introduit au début du XXe siècle dans un contexte de santé publique préoccupant (pauvreté, logements insalubres, maladies infantiles, tuberculose, maladies vénériennes…) et fit l'objet vers 1930 de plusieurs articles dans *l'Infirmière Française*. Il était reconnu à l'infirmière polyvalente une fonction de soins, de lutte contre les grands fléaux sociaux, de conseil, d'assistance, de prophylaxie et d'éducation. Abandonné en 1938 ce terme est à nouveau utilisé depuis 1992 avec l'unification des programmes de formation des infirmiers(ères).
2. Décret n° 92-254 du 23 mars 1992 modifiant le décret n° 81-306 du 2 avril 1981 relatif aux études conduisant au diplôme d'État d'infirmier(ère).
Décret n° 93-221 du 16 février 1993 relatif aux règles professionnelles des infirmiers et infirmières (Titre II).
Décret n° 2002-194 du 11 février 2002 relatif aux actes professionnels et à l'exercice de la profession d'infirmier(ère).
3. [1930] – 1992.

➢ **VOIR AUSSI** Exercice de la profession d'infirmier(ère). Fonction infirmière. Infirmier(ère) de secteur psychiatrique.

INFIRMIER(ÈRE) PRINCIPAL(E) n.

DÉFINITION
Infirmier(ère)* qui, outre ses activités de soins, occupe des fonctions d'encadrement dans les centres de lutte contre le cancer.

NOTES
1. Dans le service de santé des armées, la fonction d'infirmier(ère) principal(e) correspondait à celle d'infirmier(ère) général(e) dans la fonction publique hospitalière.
2. Décret n° 93-221 du 16 février 1993 relatif aux règles professionnelles des infirmiers et infirmières.
Décret n° 2002-194 du 11 février 2002 relatif aux actes professionnels et à l'exercice de la profession d'infirmier(ère).
3. Mil. XXe siècle.

➢ **VOIR AUSSI** Cadre de santé.

INFIRMIER(ÈRE) PSYCHIATRIQUE n.

➢ **VOIR** Infirmier(ère) de secteur psychiatrique.

INFIRMIER(ÈRE) PUÉRICULTEUR(TRICE) n.

➢ **VOIR** Puériculteur(trice).

INFIRMIER(ÈRE) RÉFÉRENT(E) n.

DÉFINITION

Infirmier(ère)* reconnu(e) par l'équipe soignante*, par le patient* et son entourage comme la personne responsable de la planification, de l'organisation et du suivi des soins*.

NOTES

1. Dans la pratique, l'infirmier(ère) référent(e) est le plus souvent celui(celle) qui effectue l'entretien d'accueil.

2. Ce terme désigne également l'infirmier(ère) compétent(e) dans un domaine particulier, auquel ou à laquelle peuvent se référer les infirmiers(ères) du service ou les étudiants.

3. Ce terme remplace celui d'infirmier(ère) de référence.

4. Décret n° 93-221 du 16 février 1993 relatif aux règles professionnelles des infirmiers et infirmières.

Décret n° 2002-194 du 11 février 2002 relatif aux actes professionnels et à l'exercice de la profession d'infirmier(ère).

5. Vers 1980.

➢ **VOIR AUSSI** Entretien d'accueil privilégiant l'écoute de la personne avec orientation si nécessaire.

INFIRMIER(ÈRE) RESPONSABLE DE CENTRE DE SOINS n.

DÉFINITION

Infirmier(ère)* ou cadre de santé* de la filière infirmière qui exerce des fonctions d'encadrement ou de direction dans un centre de soins*.

NOTE

Vers 1970.

➢ **VOIR AUSSI** Extra-hospitalier. Structure de santé. Structure de soins.

INFIRMIER(ÈRE) RESPONSABLE DÉPARTEMENTAL(E), CONSEILLER(ÈRE) TECHNIQUE DE L'INSPECTEUR D'ACADÉMIE n.

DÉFINITION

Infirmier(ère)* qui a pour mission, en concertation avec l'infirmier(ère) conseiller(ère) technique du recteur d'académie* et en collaboration avec le médecin responsable départemental, d'assister et de conseiller l'inspecteur d'académie pour la mise en œuvre de la politique de santé* des élèves définie par le ministre de l'Éducation nationale et en fonction des orientations déterminées par le recteur.

NOTES

1. Il(elle) assume la responsabilité technique du service infirmier au sein du service de promotion de la santé en faveur des élèves.

2. Circulaire de l'Éducation nationale n° 91-148 du 24 juin 1991 définissant les missions et fonctions du service réunifié et créant un service infirmier autonome au sein du service de promotion de la santé en faveur des élèves.

Décret n° 93-221 du 16 février 1993 relatif aux règles professionnelles des infirmiers et infirmières.

Décret n° 2002-194 du 11 février 2002 relatif aux actes professionnels et à l'exercice de la profession d'infirmier(ère).
3. 1991.

➢ **VOIR AUSSI** Infirmier(ère) de l'Éducation nationale. Service de promotion de la santé en faveur des élèves. Service infirmier.

INFIRMIER(ÈRE) SCOLAIRE n.

➢ **VOIR** Infirmier(ère) de l'Éducation nationale.

INFIRMIER(ÈRE) SPÉCIALISÉ(E) n.

DÉFINITION
« *Infirmier(ère)* qualifié(e) en soins généraux ayant acquis un niveau de compétence supplémentaire dans un domaine spécifique de soins infirmiers*, autorisé(e) à pratiquer dans un hôpital ou dans une communauté.* » (Conseil de l'Europe : Recommandation n° R.(83)5 du 26 mai 1983 du comité des ministres aux États membres sur la *formation complémentaire des infirmières*).

NOTES
1. La formation spécialisée est dispensée dans le cadre d'un programme officiellement reconnu, sanctionnée par un diplôme d'État :
– de puériculteur(trice) ;
– d'infirmier(ère) anesthésiste diplômé(e) d'État (Iade) ;
– d'infirmier(ère) de bloc opératoire diplômé(e) d'État (Ibode).
2. Le terme d'infirmier(ère) spécialisé(e) est parfois utilisé de façon impropre pour désigner les infirmiers(ères) exerçant dans des services hautement spécialisés.
3. Les spécialisations ont été créées en 1947 pour les puéricultrices (diplôme d'État de puéricultrice), en 1960 pour les infirmiers(ères) anesthésistes (certificat d'aptitude aux fonctions d'aide-anesthésiste) et en 1971 pour les infirmiers(ères) de bloc opératoire (certificat d'aptitude aux fonctions d'infirmier(ère) de salle d'opération).
4. Décret n° 93-221 du 16 février 1993 relatif aux règles professionnelles des infirmiers et infirmières.
Décret n° 2002-194 du 11 février 2002 relatif aux actes professionnels et à l'exercice de la profession d'infirmier(ère), art. 10, 11, 12.
5. 1947.

➢ **VOIR AUSSI** Directeur(trice) d'école d'infirmiers(ères) spécialisés(es). Infirmier(ère) anesthésiste diplômé(e) d'État. Infirmier(ère) de bloc opératoire diplômé(e) d'État. Puériculteur(trice).

INFIRMIER(ÈRE) SPÉCIALISÉ(E) EN ANESTHÉSIE RÉANIMATION n.

➢ **VOIR** Infirmier(ère) anesthésiste diplômé(e) d'État (Iade).

INFIRMIER(ÈRE) STOMATHÉRAPEUTE n.

DÉFINITION
Infirmier(ère)* ayant acquis des compétences spécifiques pour les soins* aux malades* stomisés, le conseil et l'éducation des patients*, des familles, des membres

d'associations de stomisés et pour la formation de l'équipe soignante*.

NOTES

1. Son avis est prépondérant dans le choix et l'amélioration des techniques d'appareillage des malades stomisés.
2. Ses compétences sont acquises dans le cadre de la formation continue.
3. Ce terme apparaît avec le premier programme de formation lancé en 1978 par Catherine Mordacq et Suzanne Montandon à l'École internationale d'enseignement infirmier supérieur de Lyon.
4. Décret n° 93-221 du 16 février 1993 relatif aux règles professionnelles des infirmiers et infirmières.
Décret n° 2002-194 du 11 février 2002 relatif aux actes professionnels et à l'exercice de la profession d'infirmier(ère).
5. 1978.

➢ **VOIR AUSSI** Appareillage, irrigation et surveillance d'une stomie. Consultation infirmière. Éducation pour la santé. Infirmier(ère) clinicien(ne). Infirmier(ère) conseil.

INFIRMIER(ÈRE) TERRITORIAL(E) n.

➢ **VOIR** Infirmier(ère) des collectivités territoriales.

INFORMATION DU PATIENT n. m.

DÉFINITION

Explication donnée à la personne soignée* sur son état de santé, sur les actes diagnostiques et de soins dont elle peut bénéficier, ainsi que sur les conditions de sa prise en charge.

NOTES

1. L'information est l'un des droits fondamentaux des patients. Renforcée par la loi du 4 mars 2002, elle porte sur :
– les différentes investigations, traitements, actions de prévention proposées ;
– leur utilité ;
– leur urgence éventuelle ;
– leurs conséquences ;
– les risques fréquents ou graves normalement prévisibles ;
– les alternatives possibles ;
– les conséquences prévisibles en cas de refus.

2. L'information du patient sur son état de santé incombe à tout professionnel de santé dans le cadre de ses compétences et dans le respect des règles professionnelles qui lui sont applicables. Seules l'urgence ou l'impossibilité peuvent l'en dispenser.

3. Des recommandations ont été publiées : *« Information des patients : Recommandations destinées aux médecins,* Anaes, mars 2000. *Accès aux informations concernant la santé d'une personne. Modalités pratiques et accompagnement »,* Anaes, février 2004.

4. Loi n° 2002-303 du 4 mars 2002 relative aux droits des malades et à la qualité du système de santé.
Arrêté du 5 mars 2004 portant homologation des recommandations de bonnes pratiques relatives à l'accès aux informations concernant la santé d'une personne, et notamment l'accompagnement de cet accès.
Loi n° 2005-370 du 22 avril 2005 relative aux droits des malades et à la fin de vie.

➢ **VOIR AUSSI** Charte du patient hospitalisé. Consentement libre et éclairé. Droits des malades.

INJECTION n. f.

DÉFINITION

Introduction sous pression, à l'aide d'un dispositif approprié, soit d'un produit d'origine humaine ou d'un liquide médicamenteux dans un vaisseau ou dans l'épaisseur d'un tissu, soit d'un gaz dans une cavité.

NOTES

1. Les principaux dispositifs sont les seringues, les pousse-seringues électriques, les bocks à injection.

2. L'injection peut être sous-cutanée, intramusculaire, intradermique, intraveineuse, intra-artérielle, intravaginale, intra-utérine, intrarachidienne, urétrale, rectale, pleurale ou péritonéale.

3. Par métonymie, injection désigne aussi le produit injecté et la voie d'administration.

4. La première injection d'une série d'allergènes ne peut être réalisée que par un médecin (art. 9 du décret n° 2002-194 du 11 février 2002).

5. Enseigné et pratiqué depuis le milieu du XIXe siècle, ce soin a été reconnu, en 1981, comme acte de soins infirmiers sur prescription médicale (décret n° 81-539 du 12 mai 1981 et repris dans les décrets successifs en 1984 et 1993 abrogés).

6. Décret n° 2002-194 du 11 février 2002 relatif aux actes professionnels et à l'exercice de la profession d'infirmier(ère), art. 6, 7, 8., 9.

7. [1416 – 1422] – 1860. *Le Robert, Dictionnaire historique de la langue française*, Paris, 1992.

➢ **VOIR AUSSI** Injection destinée aux vaccinations. Injections de médicaments à des fins analgésiques dans des cathéters périduraux et intrathécaux ou placés à proximité d'un tronc ou d'un plexus nerveux. Injection (première) d'une série d'allergènes. Surveillance des scarifications, injections, perfusions.

INJECTION DE MÉDICAMENTS À DES FINS ANALGÉSIQUES DANS DES CATHÉTERS PÉRIDURAUX ET INTRATHECAUX OU PLACÉS À PROXIMITÉ D'UN TRONC OU D'UN PLEXUS NERVEUX n.

DÉFINITION

Acte de soins infirmiers, sur prescription médicale* à condition qu'un médecin puisse intervenir à tout moment, qui consiste à administrer au patient un médicament contre la douleur, par l'intermédiaire d'un cathéter, placé par le médecin dans la dure-mère, en intrarachidien ou au niveau d'un entrecroisement de fibres nerveuses.

NOTES

1. Cet acte de soins infirmiers est réalisé à condition qu'un médecin puisse intervenir à tout moment, celui-ci ayant réalisé la première injection.

2. L'analgésie agit de manière loco-régionale sur la partie du corps irradiée par les nerfs concernés.

3. Décret n° 2002-194 du 11 février 2002 relatif aux actes professionnels et à l'exercice de la profession d'infirmier(ère), art. 8.

4. 2002.

INJECTION DESTINÉE AUX VACCINATIONS n. f.

➢ **VOIR** Scarification et injection destinées aux vaccinations ou aux tests tuberculiniques.

INJECTION ET PERFUSION DANS DES CATHÉTERS VEINEUX CENTRAUX n. f.

DÉFINITION
Actes de soins infirmiers*, sur prescription médicale*, qui consistent à introduire de façon intermittente ou continue un produit thérapeutique au moyen d'un cathéter placé dans une veine profonde afin d'assurer au patient* un traitement médicamenteux et un apport hydrique et/ou nutritionnel.

NOTES
1. La première injection ou perfusion dans des cathéters veineux centraux est réalisée par le médecin.
2. Ce soin a été reconnu, en 1993, comme acte de soins infirmiers sur prescription médicale (décret du n° 93-345 du 15 mars 1993, abrogé).
3. Décret n° 2002-194 du 11 février 2002 relatif aux actes professionnels et à l'exercice de la profession d'infirmier(ère), art. 6.
4. [Vers 1960] – 1993.

➢ **VOIR AUSSI** Injection. Montage d'accès vasculaire implantable mis en place par un médecin. Perfusion. Surveillance de cathéters veineux centraux mis en place par un médecin. Surveillance de montages d'accès vasculaire implantables mis en place par un médecin.

INJECTION ET PERFUSION DE PRODUITS D'ORIGINE HUMAINE NÉCESSITANT PRÉALABLEMENT À LEUR RÉALISATION, LORSQUE LE PRODUIT L'EXIGE, UN CONTRÔLE D'IDENTITÉ ET DE COMPATIBILITÉ OBLIGATOIRE EFFECTUÉ PAR L'INFIRMIER(ÈRE) n. f.

DÉFINITION
Actes de soins infirmiers*, sur prescription médicale* à condition qu'un médecin puisse intervenir à tout moment, qui consistent à administrer au patient du sang ou des concentrés globulaires pouvant entraîner une incompatibilité entre le donneur et le receveur dans le système ABO et nécessitant une vérification ultime, obligatoire au lit du malade pour éviter une erreur transfusionnelle.

NOTES
1. Ces actes sont soumis aux dispositions relatives à la sécurité transfusionnelle. Les termes de contrôle prétransfusionnel ultime, de compatibilité ou de contrôle ultime au lit du malade sont aussi utilisés.
2. Ils ont été reconnus comme actes de soins infirmiers en 1981 sur prescription médicale à condition qu'un médecin puisse intervenir à tout moment (décret n° 81-539 du 12 mai 1981 et repris dans les décrets successifs de 1984 et 1993 abrogés).
3. Loi n° 93-5 du 4 janvier 1993 relative à la sécurité en matière de transfusion sanguine et médicamenteuse.
Décret n° 2002-194 du 11 février 2002 relatif aux actes professionnels et à l'exercice de la profession d'infirmier(ère), art. 8.

Loi n° 2002-303 du 4 mars 2002 relative aux droits des malades et à la qualité du système de santé.
Décret n° 2002-639 du 29 avril 2002 relatif à l'accès aux informations personnelles détenues par les professionnels et les établissements de santé en application du *Code de la Santé publique*.
4. [Mil. XXe siècle] – 1993.

➢ **VOIR AUSSI** Contrôle de compatibilité transfusionnelle. Hémovigilance. Injection. Perfusion. Traçabilité.

INJECTION (PREMIÈRE) D'UNE SÉRIE D'ALLERGÈNES n. f.

DÉFINITION

Technique de soins* mise en œuvre par le médecin, à laquelle participe l'infirmier(ère), qui consiste à administrer par voie épidermique (prick test) ou par voie intradermique, des produits susceptibles d'entraîner des allergies respiratoires, digestives, cutanées, dans un but diagnostique ou thérapeutique.

NOTES

1. D'autres tests allergologiques se pratiquent également en chambre close (patch test), par voie cutanée.
2. Les tests allergologiques pratiqués par ingestion ou contact sont appelés tests de provocation.
3. Décret n° 2002-194 du 11 février 2002 relatif aux actes professionnels et à l'exercice de la profession d'infirmier(ère), art. 9.
4. 1984.

➢ **VOIR AUSSI** Injection.

INJECTION VAGINALE n. f.

DÉFINITION

Acte de soins infirmiers*, sur prescription médicale*, qui consiste à introduire dans le vagin, à l'aide d'une sonde ou d'une canule, un liquide stérile, sous pression modérée. Ce liquide, additionné ou non d'un produit médicamenteux, est injecté à des fins d'hygiène, de prévention, de diagnostic et/ou de traitement.

NOTES

1. Les principales indications sont notamment les infections vaginales et certaines affections nécessitant une intervention chirurgicale.
2. Ce soin a été reconnu, en 1981, comme acte de soins infirmiers sur prescription médicale (décret n° 81-539 du 12 mai 1981 abrogé et repris dans les décrets successifs en 1984 et 1993, abrogés).
3. Décret n° 2002-194 du 11 février 2002 relatif aux actes professionnels et à l'exercice de la profession d'infirmier(ère), art. 6.
4. [Fin XIXe siècle] – 1981.

➢ **VOIR AUSSI** Préparation du patient en vue d'une intervention. Soins d'hygiène corporelle et de propreté.

INSTALLATION DU PATIENT DANS UNE POSITION EN RAPPORT AVEC SA PATHOLOGIE OU SON HANDICAP n. f.

DÉFINITION

Acte de soins infirmiers*, relevant du rôle propre*, qui consiste à placer le patient* dans une posture fonctionnelle compte tenu de sa pathologie afin de prévenir les complications et de préserver le plus possible son indépendance* et son confort.

NOTES

1. Le patient peut être installé dans un lit ou dans un fauteuil ; il arrive que l'installation du patient exige la participation de plusieurs soignants et l'emploi de divers appareillages.
2. Les positions varient selon l'état de conscience du patient et sa pathologie (malades insuffisants respiratoires, cardiaques, opérés, traumatisés, comateux...).
3. Depuis la fin du XVIIIe siècle, ce soin a toujours fait l'objet de l'instruction et de la pratique des personnes qui soignent les malades. Il a été reconnu comme acte de soins infirmiers relevant du rôle propre infirmier en 1981 (décret n° 81-539 du 12 mai 1981 et repris dans les décrets successifs en 1984 et 1993, abrogés).
4. Décret n° 2002-194 du 11 février 2002 relatif aux actes professionnels et à l'exercice de la profession d'infirmier(ère), art. 5.
5. [Fin XVIIIe siècle] – 1981.

➢ **VOIR AUSSI** Installation et surveillance des patients placés sous oxygénothérapie normobare et à l'intérieur d'un caisson hyperbare. Installation, surveillance et sortie du nouveau-né placé en incubateur. Installation, surveillance et sortie du nouveau-né placé sous photothérapie. Pose de dispositifs d'immobilisation. Prévention d'escarres. Prévention non médicamenteuse des thromboses veineuses.

INSTALLATION ET SURVEILLANCE DES PATIENTS PLACÉS SOUS OXYGÉNOTHÉRAPIE NORMOBARE ET À L'INTÉRIEUR D'UN CAISSON HYPERBARE n. f.

☑ DÉFINITION

Ensemble d'actes de soins infirmiers*, sur prescription médicale*, qui consistent à placer le patient* sous des dispositifs dont le but est d'améliorer son oxygénation tissulaire, à observer et contrôler l'évolution de son état ainsi que le bon fonctionnement du matériel.

NOTES

1. Au cours de l'oxygénothérapie normobare, l'oxygène est administré par sonde nasale, par masque ou sous enceinte. L'infirmier(ère) doit s'assurer du bon fonctionnement du matériel (source d'oxygène, position et perméabilité de la sonde, humidification de l'oxygène) et de l'exactitude du débit prescrit. Il(elle) surveille l'efficacité du traitement (rythme respiratoire, fréquence cardiaque, saturation en oxygène, coloration des téguments, conscience...) et dépiste l'apparition d'éventuelles complications.
2. L'oxygénothérapie hyperbare est un mode d'administration d'oxygène sous une pression supérieure à la pression atmosphérique (2 à 3 atmosphères), afin d'augmenter considérablement la quantité d'oxygène dissous dans le plasma. Les indications principales sont les intoxications par oxyde de carbone, les embolies gazeuses, les accidents de décompression, les encéphalopathies post-anoxiques...

Au cours de l'oxygénothérapie hyperbare, les actes infirmiers impliquent la mise en œuvre d'un protocole spécifique qui permet une prise en charge du patient avant, pendant et après la séance. Le caractère spécifique de ce traitement et les contraintes physiques qui s'y rattachent (pression, température, exiguïté du caisson...) nécessitent une information précise donnée au patient et un soutien psychologique important.

3. Pour toute oxygénothérapie, il est nécessaire d'informer le patient de l'interdiction absolue de fumer, d'ôter tout corps gras de la surface de la peau et tout vêtement synthétique.

4. L'arrêté du 28 janvier 1991 définit les modalités de formation à la sécurité des personnels intervenant dans des opérations hyperbares.

5. Ce soin est devenu, en 1993, un acte de soins infirmiers sur prescription médicale (décret n° 93-345 du 15 mars 1993, abrogé).

6. Décret n° 2002-194 du 11 février 2002 relatif aux actes professionnels et à l'exercice de la profession d'infirmier(ère), art. 6.

7. [Mil. XXe siècle] – 1993.

> **VOIR AUSSI** Aide et soutien psychologiques. Installation du patient dans une position en rapport avec sa pathologie et son handicap. Paramètre.

INSTALLATION, SURVEILLANCE ET SORTIE DU NOUVEAU-NÉ PLACÉ EN INCUBATEUR n. f.

DÉFINITION

Ensemble d'actes de soins infirmiers* qui consistent à placer en couveuse un enfant né avant terme ou un nouveau-né fragile, à observer ses réactions, le bon fonctionnement du matériel et à réaliser sa sortie de l'incubateur.

NOTES

1. La surveillance porte notamment sur l'aspect général de l'enfant, sa température, sa respiration, la fréquence cardiaque, les sécrétions du carrefour aérodigestif, l'éveil, la mobilité, les fonctions d'élimination, le sommeil, le repos, le poids.

2. Enseignés et pratiqués depuis la fin du XIXe siècle, ces soins ont été reconnus, en 1984, comme actes de soins infirmiers sur prescription médicale (décret n° 84-689 du 17 juillet 1984 et dans celui de 1993, abrogés). Le décret de 2002 attribue ces soins prioritairement aux infirmiers(ères) titulaires du diplôme d'État de puériculteur(trice) ou en cours de formation préparant à ce diplôme.

3. Décret n° 2002-194 du 11 février 2002 relatif aux actes professionnels et à l'exercice de la profession d'infirmier(ère), art. 11.

4. [1881] – 1984.

> **VOIR AUSSI** Installation, surveillance et sortie du nouveau-né placé sous photothérapie. Paramètre. Soins du nouveau-né placé en incubateur.

INSTALLATION, SURVEILLANCE ET SORTIE DU NOUVEAU-NÉ PLACÉ EN INCUBATEUR OU SOUS PHOTOTHÉRAPIE n.

> **VOIR** Installation, surveillance et sortie du nouveau-né placé en incubateur. Installation, surveillance et sortie du nouveau-né placé sous photothérapie.

INSTALLATION, SURVEILLANCE ET SORTIE DU NOUVEAU-NÉ PLACÉ SOUS PHOTOTHÉRAPIE n. f.

DÉFINITION

Ensemble d'actes de soins infirmiers* relevant du rôle propre* qui consistent à placer un nouveau-né sous une rampe de tubes fluorescents et à observer les réactions de l'enfant à ce traitement ainsi que le bon fonctionnement du dispositif.

NOTES

1. Le traitement, qui vise à abaisser le taux de bilirubine, est effectué soit en continu, soit en discontinu. Les tubes doivent être placés à 50 cm au moins au-dessus de l'enfant installé dans son berceau ou dans un incubateur.
2. La surveillance porte notamment sur la température de l'enfant et de l'incubateur, la courbe de poids, les pertes hydriques et le taux de bilirubine.
3. Ces soins ont été reconnus comme actes de soins infirmiers en 1993 (décret n° 93-345 du 15 mars 1993, abrogé). Le décret de 2002 attribue ces soins prioritairement aux infirmiers(ères) titulaires du diplôme d'État de puériculteur(trice) ou en cours de formation préparant à ce diplôme.
4. Décret n° 2002-194 du 11 février 2002 relatif aux actes professionnels et à l'exercice de la profession d'infirmier(ère), art. 11.
5. [Fin XIXe siècle] – 1993.

➢ **VOIR AUSSI** Paramètre. Photothérapie. Installation, surveillance et sortie du nouveau-né placé en incubateur.

INSTILLATION DE COLLYRES n. f.

DÉFINITION

Acte de soins infirmiers*, relevant du rôle propre*, qui consiste à introduire goutte-à-goutte dans le cul-de-sac conjonctival, du côté de l'angle externe de l'œil, des solutions médicamenteuses prescrites, dans un but préventif, diagnostique ou thérapeutique.

NOTES

1. Les principales indications sont les affections oculaires et la préparation aux examens et aux interventions chirurgicales ophtalmologiques.
2. On utilise le plus souvent des antiseptiques, des antibiotiques, des anesthésiques, des médicaments mydriatiques ou myotiques, des larmes artificielles.
3. Enseigné et pratiqué depuis la fin du XIXe siècle, ce soin a été reconnu comme acte de soins infirmiers sur prescription médicale, en 1981 (décret n° 81-539 du 12 mai 1981 abrogé et repris dans les décrets successifs en 1984 et 1993, abrogés). Le décret de 2002 habilite l'infirmier(ère) à pratiquer cet acte dans le cadre de son rôle propre.
4. Décret n° 2002-194 du 11 février 2002 relatif aux actes professionnels et à l'exercice de la profession d'infirmier(ère), art. 5.
5. [Fin XIXe siècle] – 1981.

➢ **VOIR AUSSI** Irrigation de l'œil.

INSTILLATION INTRA-URÈTRALE n. f.

DÉFINITION

Acte de soins infirmiers*, sur prescription médicale*, qui consiste à introduire lentement dans l'urètre à l'aide d'une sonde un produit médicamenteux. Il est réalisé pour une anesthésie locale et dans les cas de désinfection ou cicatrisation.

NOTES

1. Les produits médicamenteux utilisés sont notamment des anesthésiques locaux, des anti-infectieux, des cicatrisants.

2. Ce soin a été reconnu, en 1981, comme acte de soins infirmiers sur prescription médicale (décret n° 81-539 du 12 mai 1981 abrogé et dans les décrets successifs en 1984 et 1993, abrogés).

3. Décret n° 2002-194 du 11 février 2002 relatif aux actes professionnels et à l'exercice de la profession d'infirmier(ère), art. 6.

4. [Fin XIXe siècle] – 1981.

INSTILLATION MÉDICAMENTEUSE AURICULAIRE n. f.

DÉFINITION

Acte de soins infirmiers*, sur prescription médicale*, qui consiste à introduire dans le conduit auditif quelques gouttes d'un produit médicamenteux.

NOTES

1. Le produit varie selon la pathologie traitée : ramollissement d'un bouchon de cérumen avant évacuation, traitement d'une otite, cicatrisation après une intervention, imprégnation d'une mèche. Les gouttes sont tiédies et instillées délicatement en tenant le lobe de l'oreille pour les faire pénétrer.

2. Ce soin a été reconnu, en 1981, comme acte de soins infirmiers sur prescription médicale (décret n° 81-539 du 12 mai 1981 relatif à l'exercice de la profession d'infirmier(ère). Non inscrit dans le décret n° 84-689 du 17 juillet 1984, il a été réintroduit dans celui de 1993, abrogés).

3. Décret n° 2002-194 du 11 février 2002 relatif aux actes professionnels et à l'exercice de la profession d'infirmier(ère), art. 6.

4. [Déb. XXe siècle] – 1981.

➢ **VOIR AUSSI** Bain d'oreille.

INSTITUT DE FORMATION DE CADRES DE SANTÉ (IFCS) n. f.

DÉFINITION

Structure de formation publique ou privée, dirigée par un(e) directeur(trice) des soins*, rattachée ou non à un établissement de santé qui dispense l'enseignement préparatoire au diplôme de cadre de santé*.

NOTES

1. Il a pour mission de développer des activités d'enseignement, de documentation et de recherche qui s'appuient sur l'expérience professionnelle des étudiants. La formation vise à l'acquisition des concepts, méthodes et techniques nécessaires à l'exercice de la fonction cadre, dans les professions de santé paramédicales. Il a aussi pour mission de développer des actions de formation continue.

2. La première école de cadres destinée uniquement aux infirmiers(ères), a été créée en 1951 à Paris par la Croix-Rouge française, sous l'impulsion de Jane Martin et du professeur Fred Siguier.

3. À partir de 1960, chaque région sanitaire a été dotée d'une ou de plusieurs écoles de cadres infirmiers. Depuis 1975, certaines écoles formaient des cadres manipulateurs d'électroradiologie et des cadres techniciens de laboratoire, au sein d'une section spécialisée. À la suite d'une demande des professions de santé autres que celle d'infirmier(ère) et sous l'impulsion des Recommandations du Conseil de l'Europe en faveur des formations multiprofessionnelles dans le domaine de la santé, les écoles de cadres ont été transformées en instituts de formation des cadres de santé.

4. Dans l'histoire de la profession infirmière et des autres professions de santé non médicales, le décret et l'arrêté du 18 août 1995, qui officialisent cette évolution, sont les premiers textes signés conjointement par le ministère de la Santé publique et de l'assurance maladie et par le ministère de l'Éducation nationale, de l'enseignement supérieur, de la recherche et de l'insertion professionnelle.

5. Recommandation n° R(93-8) du Comité des ministres des États membres *sur la formation multiprofessionnelle des personnels de santé*. Conseil de l'Europe, 18 octobre 1993.

6. Décret n° 95-926 du 18 août 1995 portant création d'un diplôme de cadre de santé et arrêté du 18 août 1995 relatif au diplôme de cadre de santé modifié par les arrêtés du 27 mai 1997, du 16 août 1999 et du 14 août 2002.

7. [1951] – 1995.

➢ **VOIR AUSSI** Cadre de santé. Directeur(trice) d'institut de formation des cadres de santé. Formation des cadres de santé. Professionnel de santé. Profession paramédicale.

INSTITUT DE FORMATION EN SOINS INFIRMIERS (IFSI) n. m.

☑ DÉFINITION

Structure de formation publique ou privée rattachée ou non à un établissement de santé, dirigée par un(e) directeur(trice) des soins* issu de la filière infirmière, elle dispense l'enseignement préparatoire à l'obtention du diplôme d'État d'infirmier(ère)* et au diplôme professionnel d'aide-soignant(e)*.

NOTES

1. Elle a également pour mission ;

– la formation préparatoire aux concours d'entrée dans les Instituts de formation en soins infirmiers ;

– la formation continue dont la formation d'adaptation à l'emploi ;

– la documentation et la recherche en soins infirmiers.

2. Des textes réglementaires définissent les conditions de fonctionnement de l'institut, les conditions d'admission des étudiants et des élèves, les programmes des études, les modalités d'évaluation.

3. Les premières écoles d'infirmières ou de cours publics pour gardes-malades qui ont été ouvertes à partir de 1870 sont :

– les écoles des sociétés de Croix-Rouge, Dr Duchaussoy, 1876 ;

– les écoles publiques des hôpitaux de l'Assistance publique de Paris, (Dr Bourneville, 1878) ;

– les cours publics pour gardes-malades à domicile : Maison de Santé Protestante de Bordeaux, 1884 ;
– les écoles publiques en province Lyon et Lille, 1889 ;
– les écoles privées : rue Amyot, Madame Alphen Salvador, 1900, et la Maison école d'infirmières privée Chaptal, 1905.

À partir de 1920, la création des écoles d'infirmières privées et publiques s'est poursuivie pour atteindre 328 institutions en 2001.

Elles ont été désignées tour à tour par les vocables d'école d'infirmières et de gardes-malades (début du XXe siècle), d'école d'infirmières, de centre de formation en soins infirmiers ou d'école de formation en soins infirmiers, pour devenir institut de formation en soins infirmiers en 1992.

Les écoles d'infirmiers et d'infirmières des hôpitaux psychiatriques, ouvertes vers 1950, sont devenues les centres de formation du personnel soignant de secteur psychiatrique vers 1970 puis des instituts de formation en soins infirmiers, après la réforme des études de 1992.

4. La création en 1949 du Comité d'entente des écoles d'infirmières a favorisé la reconnaissance de la fonction enseignante et a contribué au développement de divers courants de la formation professionnelle.

5. Arrêté du 30 mars 1992, décret n° 92-510 du 5 juin 1992 modifiant le décret n° 81-206 du 2 avril 1981 modifié relatif aux études conduisant au diplôme d'État d'infirmier(ère) et d'infirmière relatif aux conditions de fonctionnement des centres de formation en soins infirmiers.

Arrêté du 8 juillet 1998 modifiant l'arrêté du 19 janvier 1988 modifié, relatif aux conditions de fonctionnement des écoles paramédicales.

6. 6 [Fin XIXe siècle] – 1992.

➢ **VOIR AUSSI** Centre de formation. Conseiller(ère) pédagogique régional(e). Directeur(trice) d'institut de formation en soins infirmiers. Formation initiale. Formation continue. Formation infirmière. Recherche infirmière.

INSTITUT MÉDICO-ÉDUCATIF (IME) n. m.

DÉFINITION

Établissement qui regroupe un institut médicopédagogique* et un institut médicoprofessionnel*.

NOTES

1. Circulaire n° 443 du 16 mars 1972 relative aux programmes d'organisation et d'équipement des départements en matière de lutte contre les maladies et déficiences mentales des enfants et des adolescents.

Loi n° 2002- 2 du 2 janvier 2002 rénovant l'action sociale et médico-sociale.

2. 1972.

INSTITUT MÉDICOPÉDAGOGIQUE (IMP) n. m.

DÉFINITION

Établissement destiné à l'adaptation et/ou à la réadaptation des enfants et adolescents handicapés mentaux par des actions médicales et pédagogiques spécialisées.

NOTES

1. Loi n° 2002-2 du 2 janvier 2002 rénovant l'action sociale et médico-sociale.

2. 1953.

INSTITUT MÉDICOPÉDAGOGIQUE ET PROFESSIONNEL (IMPPRO) n. m.

➢ **VOIR** Institut médico-éducatif (IME).

INSTITUT MÉDICOPROFESSIONNEL (IMPRO) n. m.

DÉFINITION

Établissement destiné à l'adaptation et/ou à la réadaptation des adolescents handicapés mentaux par des mesures médicales et un apprentissage professionnel.

NOTES

1. Loi n° 2002-2 du 2 janvier 2002 rénovant l'action sociale et médico-sociale.
2. 1953.

INSULINOTHÉRAPIE À VISÉE PSYCHIATRIQUE n. f.

DÉFINITION

Technique de soin* utilisée en psychiatrie consistant à administrer des doses d'insuline pour obtenir un coma hypoglycémique, puis à injecter du sérum glucosé hypertonique qui provoque le réveil du patient appelé aussi « période de re-sucrage ».

NOTES

1. Cette technique, aussi appelée cure de Sakel, cure d'insuline, consiste en l'injection d'insuline ordinaire à doses progressives jusqu'à l'obtention d'un coma hypoglycémique à 0,30 g par litre. Celui-ci est répété quotidiennement 5 ou 6 jours par semaine. La cure comporte 20 à 30 comas. La période de réveil doit faire l'objet d'une attention particulière de la part de l'infirmier(ère) afin d'adopter pendant la cure une attitude psychologique adaptée à la régression du patient et à sa quête affective.
2. Les difficultés techniques et psychologiques de cette thérapeutique exigent la mise en œuvre d'un protocole de soin rigoureux, la présence d'un médecin et d'une équipe infirmière rompue à l'exécution et à la surveillance du traitement.
3. Les risques de complications sont notamment la survenue d'accident cardio-respiratoire et de coma prolongé.
4. Mise au point en 1932 par le Dr Manfred Sakel, cette thérapeutique, qui a représenté pendant longtemps le seul traitement de la schizophrénie, n'est plus guère pratiquée. Cependant, une technique dite de « chocs humides » s'en est inspirée. Elle n'aboutit pas à l'installation du coma mais à sa phase prémonitoire avec des sueurs profuses et un léger assoupissement. Elle est également suivie d'une période de re-sucrage.
5. La participation des infirmiers(ères) à la mise en œuvre par le médecin de cette technique a été reconnue officiellement en 1993 (décret n° 93-345 du 15 mars 1993, abrogé).
6. Décret n° 2002-194 du 11 février 2002 relatif aux actes professionnels et à l'exercice de la profession d'infirmier(ère), art. 9.
7. [1932] – 1993.

➢ **VOIR AUSSI** Aide et soutien psychologiques. Infirmier(ère) référent(e). Protocole de soins infirmiers. Relation d'aide. Relation thérapeutique.

INTERRUPTION VOLONTAIRE DE GROSSESSE (IVG) n. f.

DÉFINITION

Acte réalisé exclusivement par un médecin dans un établissement de santé public ou privé agréé, qui consiste à pratiquer un avortement dans des conditions légales, à la demande de la femme enceinte.

NOTES

1. Cet acte peut être pratiqué, lorsque la femme est en état de détresse, avant la fin de la douzième semaine de gestation. L'interruption volontaire d'une grossesse pour motif médical n'est pas soumise à un délai.

2. La procédure est réglementée, elle comporte des étapes :

– l'information sur les méthodes, les risques et les effets secondaires potentiels lors de la première consultation ;

– la remise d'un dossier guide ;

– le délai de réflexion ;

– la proposition d'un entretien avec une personne formée en conseil, au cours duquel une assistance personnalisée lui est apportée. Cet entretien est obligatoire pour la femme mineure non émancipée qui a la possibilité de garder le secret à l'égard des titulaires de l'autorité parentale ;

– la réalisation de l'avortement par médicament ou par aspiration endo-utérine ;

– l'information de la femme en matière de régulation des naissances.

3. Le médecin a la possibilité de refuser cette pratique en invoquant la clause de conscience, de même, aucune sage-femme, aucun(e) infirmier(ère), aucun(e) auxiliaire médical(e) n'est tenu de concourir à cette pratique.

4. L'avortement était en France un délit grave jusqu'à la suspension de l'application des dispositions pénales le réprimant, par la loi n° 75-617 du 17 janvier 1975 promulguée pour une durée de cinq ans. Cette loi âprement défendue par la ministre de la Santé de l'époque, Mme Simone Veil, dans un hémicycle masculin en majorité hostile à cette dépénalisation, avait été aussi l'occasion d'un large débat contradictoire au sein de la société française. Les poursuites médicolégales de l'avortement devenaient de plus en plus insupportables et injustes au fur et à mesure que la place des femmes changeait, que les sciences techniques et médicales progressaient, que les mœurs et les mentalités notamment relatifs à la sexualité évoluaient. La loi proposée par Mme Veil avait été précédée par un texte non moins fondamental, la loi du 31 décembre 1967 dite « loi Neuwirth » sur la régulation des naissances, légalisant les méthodes contraceptives orales. Les dispositions contenues dans la loi de 1975 ont été définitivement adoptées par la loi n° 79-1204 du 31 décembre 1979 relative à l'interruption volontaire de grossesse et à la contraception. Certaines d'entre elles ont été modifiées par la loi du 4 juillet 2001.

5. Loi n° 2001-588 du 4 juillet 2001 relative à l'interruption volontaire de grossesse et à la contraception.

6. 1975.

➢ **VOIR AUSSI** Aide et soutien psychologiques. Consentement libre et éclairé. Détresse physique et psychique. Éducation à la sexualité. Information du patient. Relation d'aide.

INTERVENTION INFIRMIÈRE n. f.

➢ **VOIR** Acte de soins infirmiers.

INTUBATION TRACHÉALE n. f.

DÉFINITION

Cathétérisme de la glotte puis de la trachée à l'aide d'une sonde flexible qui a pour but de préserver la liberté des voies aériennes supérieures et d'assurer la ventilation.

NOTES

1. L'intubation est pratiquée en situation d'urgence, dans les anesthésies générales, dans les traitements pour insuffisances respiratoires graves et dans les états comateux.

2. Fin XIXe siècle.

➢ **VOIR AUSSI** Acte conservatoire. Aspiration des sécrétions d'un patient. Maintien de la liberté des voies aériennes supérieures. Soins et surveillance d'un patient intubé ou trachéotomisé.

INVESTIGATION CLINIQUE n. f.

DÉFINITION

« *Toute étude systématique sur des sujets humains entreprise, pour vérifier la sécurité et les performances d'un dispositif médical particulier, dans les conditions normales d'utilisation* ». *Guide pratique loi du 20 décembre 1988 modifiée*, éd. Doin AP-HP, 1995.

NOTE

1. Loi n° 88-1138 du 20 décembre 1988 modifiée par les lois n° 90-86 du 23 janvier 1990, n° 91-73 du 18 janvier 1991 et 94-630 du 25 juillet 1994 relatives à la protection des personnes qui se prêtent à des recherches biomédicales.

2. Directives européennes 90/385/CEE et 93/42/CEE sur l'investigation clinique des dispositifs médicaux sur les sujets humains.

➢ **VOIR AUSSI** Comité consultatif de protection des personnes dans la recherche biomédicale. Consentement libre et éclairé. Information du patient. Recherche biomédicale. Recherche infirmière.

IRRIGATION DE L'ŒIL n. f.

DÉFINITION

Acte de soins infirmiers*, relevant du rôle propre*, qui consiste à laver l'œil atteint, sur les lieux de l'accident, de façon abondante et prolongée.

NOTES

1. L'irrigation ou lavage de l'œil s'effectue toujours en urgence, en cas de projection accidentelle d'un produit chimique, d'une substance irritante pour l'œil ou d'un produit biologique d'origine humaine.

2. L'eau de lavage, éventuellement l'eau du robinet, doit s'écouler dans le cul-de-sac conjonctival immédiatement après la projection du produit dangereux, en évitant toujours de diriger le jet sur la cornée. Le lavage doit durer au moins cinq à dix minutes.

3. Enseigné et pratiqué depuis la fin du XIXe siècle, ce soin a été reconnu comme acte de soins infirmiers sur prescription médicale en 1981 (décret n° 81-539 du 12 mai 1981 abrogé et repris dans les décrets successifs en 1984 et 1993, abrogés). Le décret de 2002 habilite l'infirmier(ère) à pratiquer cet acte dans le cadre de son rôle propre.

4. Décret n° 2002-194 du 11 février 2002 relatif aux actes professionnels et à l'exercice de la profession d'infirmier(ère), art. 5.

5. [Fin XIXe siècle] – 1981.

➢ **VOIR AUSSI** Accident d'exposition au sang. Instillation de collyres.

IRRIGATION DE L'ŒIL ET INSTILLATION DE COLLYRES n. f.

➢ **VOIR** Instillation de collyres. Irrigation de l'œil.

ISOLEMENT (HYGIÈNE) n. m.

DÉFINITION

Ensemble de mesures qui a pour objet d'établir des barrières à la transmission de micro-organismes entre personnes soignées, entre soignants et soignés. Ces mesures sont aussi destinées à protéger la personne soignée des risques infectieux de l'environnement.

NOTES

1. Il existe deux grands types d'isolement :
– l'isolement protecteur qui fait barrière aux agents infectieux à l'entrée de la chambre et donc protège un malade qui présente une baisse des défenses immunitaires ;
– l'isolement septique qui fait barrière aux agents infectieux à la sortie de la chambre qui protège d'une contamination les autres patients, les soignants et l'entourage.

2. Vis-à-vis des risques infectieux, il existe des précautions générales, dites « standard » (*Standard précautions* « S »), applicables quel que soit le statut infectieux du patient afin d'assurer une protection systématique de tous les patients et des personnels. Ces précautions portent sur :
– le lavage et/ou antisepsie des mains,
– le port des gants,
– le port de surblouses, lunettes, masques,
– le traitement du matériel et des surfaces souillés,
– le transport de prélèvements biologiques, de linge et de matériel souillés,
– la conduite à tenir en cas d'accident d'exposition au sang.

3. Des mesures complémentaires sont prises selon le type d'isolement et font l'objet de précautions particulières : air (*Airborne précautions* « A »), gouttelettes (*Droplet précautions* « D ») et contacts (*Contact précautions* « C ») qui sont déterminées en fonction de l'agent infectieux, de son mode de transmission (contact inter-humain, sécrétions oro-trachéo-bronchiques, fèces, etc.) et de l'infection. Elles peuvent porter sur :
– l'isolement géographique en chambre individuelle ;
– la limitation des déplacements ;
– le renforcement du lavage des mains ;
– le port de vêtements de protection ;
– le renforcement des précautions lié à l'environnement lors de l'élimination des instruments ou du linge contaminés, des déchets et des excréta.

4. Le comité de lutte contre les infections nosocomiales établit la liste des maladies soumises à isolement et les protocoles correspondants. Les soignants s'appuient sur les recommandations : « *Maîtrise de la diffusion des bactéries multirésistantes aux antibiotiques* » par le Cclin Paris Nord-1998 et repris en 1999 par le Ctin à Paris et « *Les 100 recommandations pour la surveillance et la prévention des infections nosocomiales* », Ctin, édition 1999.

5. En mars 1879, Louis Pasteur a déclaré : « *ce qui cause l'épidémie, c'est le médecin et son personnel qui transmettent le microbe d'une femme malade à une femme saine…* ». L'isolement, connu sous les termes de : quarantaine, lazaret ou mise à l'écart, était d'abord basé sur des arguments religieux, culturels ou rituels. Le but était d'éviter la diffusion des maladies. Les maladies virales transmissibles, les bactéries multirésistantes, les infections nosocomiales ont amené les professionnels à prendre des précautions dites « universelles » qui ont évolué en précautions « standard », selon les recommandations des comités de lutte contre les infections nosocomiales.

6. Circulaire DGS/DH n° 98/249 du 20 avril 1998 relative à la prévention de la transmission des agents infectieux véhiculés par le sang ou les autres liquides biologiques lors des soins.

Décret n° 2002-194 du 11 février 2002 relatif aux actes professionnels et à l'exercice de la profession d'infirmier(ère), art. 5 et 12.

7. Déb. XXe siècle.

➢ **VOIR AUSSI** Accident d'exposition au sang. Comité de lutte contre les infections nosocomiales. Déchets d'activité de soins. Infection nosocomiale. Lavage des mains.

ISOLEMENT (PSYCHIATRIE) n. m.

DÉFINITION

Toute mesure à visée thérapeutique qui consiste à soustraire une personne présentant des troubles mentaux, à son milieu de vie* habituel et à la confiner dans un environnement sûr pour des raisons de sécurité ou de maîtrise de son comportement.

NOTES

1. L'isolement peut revêtir différentes formes notamment la limitation ou l'interdiction de relations avec la famille et/ou l'entourage, la restriction des déplacements dans le service, le confinement dans sa chambre ou la mise en chambre d'isolement.

2. Au début du XIXe siècle, Philippe Pinel (1745-1826) considère qu'il faut soustraire l'aliéné aux influences néfastes de son milieu. À la Salpêtrière où il exerce, l'isolement devient l'instrument de ce qu'il nomme « traitement moral ». Les aliénistes de l'époque soutiennent la nécessité d'isoler l'aliéné. La loi du 30 juin 1838 généralise cette modalité thérapeutique en instituant les internements. Pendant la deuxième moitié du XIXe siècle la terreur inspirée par les aliénés conduit à une utilisation abusive de l'isolement en cellule pour tous les malades dits « dangereux ». À partir de la deuxième moitié du XXe siècle, de moins en moins de psychiatres sont favorables à l'isolement.

3. [1820] – 1990.

➢ **VOIR AUSSI** Mise en chambre d'isolement. Surveillance des personnes en chambre d'isolement.

l

LAVAGE D'ESTOMAC n. m.

DÉFINITION

Acte de soins infirmiers*, sur prescription médicale*, accompli le plus souvent en urgence pour évacuer le contenu gastrique soit avant un acte chirurgical, soit après une intoxication médicamenteuse ou l'ingestion de substances toxiques, médicamenteuses ou non.

NOTES

1. Il se pratique au moyen d'une sonde gastrique appelée « tube de Faucher ».
2. Ce soin a été reconnu, en 1981, comme acte de soins infirmiers sur prescription médicale (décret n° 81-539 du 12 mai 1981 et repris dans les décrets successifs en 1984 et 1993, abrogés).
3. Décret n° 2002-194 du 11 février 2002 relatif aux actes professionnels et à l'exercice de la profession d'infirmier(ère), art. 6.
4. [Fin XIXe siècle] – 1981.

➢ **VOIR AUSSI** Acte conservatoire. Aspiration gastrique. Pose d'une sonde gastrique en vue de tubage, d'aspiration, de lavage ou d'alimentation gastrique.

LAVAGE DES MAINS n. m.

DÉFINITION

Acte d'hygiène élémentaire qui vise à éliminer les salissures, à réduire ou à supprimer les germes de la flore cutanée transitoire ou résidente, afin de prévenir les infections nosocomiales* par transmission manuportée.

NOTES

1. Il existe trois types de lavage des mains qui font l'objet de protocoles, indiquant notamment la durée et les produits à utiliser :
– le lavage simple ou hygiénique, lors de tout geste de la vie quotidienne ;
– le lavage antiseptique, dans tous les cas de soins à risque infectieux ;
– le lavage chirurgical, dans tous les cas de haut risque infectieux (techniques chirurgicales, actes invasifs).
2. L'application d'une solution hydroalcoolique en complément du lavage simple des mains et, en l'absence de souillure des mains, entre deux activités de soins participe à la réalisation d'une antisepsie de qualité.
3. Semmelweis (1818-1865) fut le premier à reconnaître le caractère infectieux et transmissible de la fièvre puerpérale et l'action préventive des sels de chaux additionnés à l'eau de lavage des mains. Entre 1870 et 1886, Pasteur découvrit les microbes (vibrion septique, staphylocoque, streptocoque) et lutta pendant des années pour démontrer que ces micro-organismes sont les agents des maladies infectieuses, et que les mains des opérateurs sont la principale cause de la transmission des infections. Dans la première

moitié du XXe siècle, il fit école à la ville et à la campagne. En ce temps là, la fin de la visite à domicile du « médecin de famille » était l'occasion d'un rituel : *le « lavage des mains »* du praticien avant même qu'il ne rédige l'ordonnance.

4. Mil. XIXe siècle.

➢ **VOIR AUSSI** Comité de lutte contre les infections nosocomiales. Isolement (hygiène). Protocole de soins infirmiers. Risque infectieux.

LAVAGE DES SINUS PAR L'INTERMÉDIAIRE DE CATHÉTERS FIXÉS PAR LE MÉDECIN n. m.

DÉFINITION

Acte de soins infirmiers*, sur prescription médicale*, qui consiste à injecter dans les sinus, à l'aide de drains posés et fixés par un médecin, du sérum physiologique et/ou un produit médicamenteux, afin de laver et de désinfecter les cavités sinusales.

NOTES

1. Ce soin a été reconnu, en 1984, comme acte de soins infirmiers sur prescription médicale (décret n° 84-689 du 17 juillet 1984 et repris dans celui de 1993, abrogés).

2. Décret n° 2002-194 du 11 février 2000 relatif aux actes professionnels et à l'exercice de la profession d'infirmier(ère), art. 6.

3. [XXe siècle] – 1984.

LAVEMENT n. m.

Acte de soins infirmiers*, sur prescription médicale*, qui consiste à introduire dans le côlon un liquide, médicamenteux ou non, à basse pression, en quantité et à une température variables, à l'aide d'une sonde lubrifiée placée dans le rectum.

NOTES

1. Ce soin aide à l'évacuation des selles et des gaz, prépare la muqueuse colique à un examen endoscopique, radiologique ou à une intervention chirurgicale ou permet l'administration de médicaments.

2. Les lavements peuvent être effectués à l'aide de différents matériels : bock à lavement, poire à injection, dispositif à usage unique contenant ou non des produits médicamenteux prêts à l'emploi.

3. Depuis le XVIIIe siècle, ce soin a toujours fait l'objet de l'instruction et de la pratique des personnes qui soignent les malades. En vieux français (XIIIe siècle), le mot *lavement* s'est dit de l'injection d'un liquide dans le gros intestin. Employé à la place de *clystère*, il s'est imposé au XVIIe siècle (1628). Depuis son remplacement par *lavement*, le mot *clystère* appartient à la médecine ancienne et à l'histoire de la médecine. Avec le sens métonymique de « seringue », il a été immortalisé par Molière qui en a fait l'attribut du médecin de ses comédies. Sous Louis XIV, au nom des bienséances, on employait le mot *remède* comme synonyme de clystère ou de lavement, par le fondement. *Le Robert, Dictionnaire historique de la langue française*, Paris, 1992. *Nouveau Larousse illustré*, publié sous la direction de Claude AUGE (fin XIXe siècle).

4. Ce soin a été reconnu, en 1981, comme acte de soins infirmiers sur prescription médicale (décret n° 81-539 du 12 mai 1981

relatif et repris dans les décrets successifs en 1984 et 1993, abrogés).
5. Décret n° 2002-194 du 11 février 2002 relatif aux actes professionnels et à l'exercice de la profession d'infirmier(ère), art. 6.
6. [Fin XVIIe siècle] – 1981.

➢ **VOIR AUSSI** Extraction de fécalomes. Goutte-à-goutte rectal. Pose d'une sonde rectale. Pose et surveillance de goutte-à-goutte rectal.

LEVER DU PATIENT ET AIDE À LA MARCHE NE FAISANT PAS APPEL AUX TECHNIQUES DE RÉÉDUCATION n. m.

DÉFINITION
Ensemble d'actes de soins infirmiers* relevant du rôle propre*, qui consiste à aider le patient* à se mettre debout et à se déplacer dans le but de préserver son autonomie* et de prévenir les complications liées à l'immobilisation.

NOTES
1. Ces actions consistent à asseoir le patient au bord du lit, jambes pendantes, puis après un balancement de jambes et des exercices respiratoires, à l'aider à poser les pieds par terre. Après le contrôle du pouls, du faciès, éventuellement de la tension artérielle, l'infirmier(ère) aide le patient à faire quelques pas. La marche peut être accomplie avec une aide humaine et/ou matérielle.
2. Depuis la fin du XVIIIe siècle, ces soins ont toujours fait l'objet de l'instruction et de la pratique des personnes qui soignent les malades. Ils ont été reconnus comme actes de soins infirmiers relevant du rôle propre infirmier en 1981 (décret n° 81-539 du 12 mai 1981 et repris dans les décrets successifs en 1984 et 1993, abrogés).
3. Décret n° 2002-194 du 11 février 2002 relatif aux actes professionnels et à l'exercice de la profession d'infirmier(ère), art. 5.
4. [Fin XVIIIe siècle] – 1981.

➢ **VOIR AUSSI** Appréciation du pouls. Appréciation de la pression artérielle. Prévention non médicamenteuse des thromboses veineuses.

LIEU DE SOINS n. m.

DÉFINITION
Espace où sont dispensés des soins*. Il peut être situé au sein d'un établissement de santé, d'accueil ou d'hébergement ou bien au domicile habituel de la personne soignée*.

NOTE
Vers 1980.

➢ **VOIR AUSSI** Lieu de vie. Milieu de vie. Mode de vie. Structure de santé. Structure de soins. Structure intermédiaire.

LIEU DE VIE n. m.

DÉFINITION
Espace dans lequel la personne réside en conservant ses habitudes, ses relations et ses activités de la vie quotidienne en préservant son identité.

NOTES
1. Par restriction de sens, ce terme désigne aussi l'espace aménagé au sein d'une structure de soins, d'accueil ou d'héberge-

ment, dans le but de préserver et de favoriser les relations sociales et les activités communes.

2. Vers 1980.

➢ **VOIR AUSSI** Environnement. Lieu de soins. Milieu de vie. Mode de vie. Structure intermédiaire.

LIVRE DE LA LOI n. m.

➢ **VOIR** Registre de la loi.

m

MAINTIEN À DOMICILE POUR PERSONNES ÂGÉES n. m.

DÉFINITION

Ensemble de mesures qui permet à une personne âgée de continuer à résider dans son milieu de vie* habituel.

NOTES

1. Divers moyens contribuent au maintien à domicile, notamment les services d'aides-ménagères, de gardes à domicile, de soins à domicile, de portage de repas, de télé-alarme et les associations d'aide et de soutien.

2. Vers 1980.

➢ **VOIR AUSSI** Alternatives à l'hospitalisation. Auxiliaire de vie sociale. Hospitalisation à domicile. Infirmier(ère) à domicile. Infirmier(ère) libéral(e). Lieu de soins. Lieu de vie. Service de soins infirmiers à domicile pour personnes âgées.

MAINTIEN DE LA LIBERTÉ DES VOIES AÉRIENNES SUPÉRIEURES n. m.

DÉFINITION

Acte de soins infirmiers* effectué dans le but de maintenir l'hématose en levant toute obstruction et en assurant une ventilation efficace et continue.

NOTES

1. Il peut nécessiter le recours à des techniques comme l'installation adaptée du patient, la manœuvre de Heimlich, la pose d'une canule oropharyngée, l'aspiration des sécrétions, un drainage de posture ou la kinésithérapie respiratoire.

2. Enseigné et pratiqué depuis le début du XXe siècle, ce soin a été reconnu comme acte de soins infirmiers relevant du rôle propre infirmier en 1981 (décret n° 81-539 du 12 mai 1981 repris dans les décrets successifs en 1984 et 1993, abrogés), et repris en termes différents dans le décret n° 2002-194 du 11 février 2002.

3. [Déb. XXe siècle] – 1981.

➢ **VOIR AUSSI** Acte conservatoire. Administration en aérosol de produits médicamenteux. Administration en aérosols de produits non médicamenteux. Aspiration des sécrétions d'un patient. Intubation trachéale. Installation du patient dans une posture en rapport avec sa pathologie ou son handicap. Soins et surveillance d'un patient intubé ou trachéotomisé. Surveillance des fonctions vitales et maintien de ces fonctions par des moyens non invasifs et n'impliquant pas le recours à des médicaments. Trachéotomie. Ventilation instrumentale par masque.

MAISON D'ACCUEIL SPÉCIALISÉE (MAS) n. f.

DÉFINITION

Établissement médico-social recevant, après décision de la Commission technique d'orientation et de reclassement professionnel (Cotorep), des adultes handicapés qui ne peuvent effectuer seuls les actes essentiels de la vie et dont l'état nécessite une surveillance médicale et des soins constants (D. Ceccaldi, *Les institutions sanitaires et sociales*, tome 2, Paris, Foucher, 1979).

NOTES

1. Décret n° 78-1211 du 26 décembre 1978 portant application des dispositions de l'article 46 de la loi du 30 juin 1975 d'orientation en faveur des personnes handicapées.
Loi n° 2002-2 du 2 janvier 2002 rénovant l'action sociale et médico-sociale.
2. Vers 1980.

MALADE n.

DÉFINITION

Personne qui présente une altération de son état de santé, confirmée ou non par un diagnostic médical.

NOTES

1. Les termes de patient, client, usager sont aussi employés. Depuis 1972, les infirmiers(ères) emploient préférentiellement le terme de personne soignée.
2. Certains malades se regroupent en associations pour faciliter leur accès aux soins, pour s'informer et s'entraider.
3. Dans certains cas, l'état de maladie peut conférer au malade un autre statut social.
4. Le mouvement d'humanisme hospitalier, qui a débuté à partir de 1970, a mis en évidence que tout malade est en droit d'attendre des soins personnalisés et adaptés à ses besoins, qu'il les exprime ou non. Ses droits ont fait l'objet d'une première charte du malade hospitalisé en 1974 (circulaire n° 636 du 20 septembre 1974). La circulaire n° 22 du 6 mai 1995 relative aux droits des patients et des hospitalisés reconnaît encore plus formellement ces droits quant au respect de la dignité, de la personnalité, du droit à l'information et à l'accès au dossier médical. La loi de 2002 renforce les droits de la personne soignée et la positionne comme acteur incontournable associé aux décisions le concernant.
5. Loi n° 2002-303 du 4 mars 2002 relative aux droits des malades et à la qualité du système de santé.
Décret du 29 avril 2002 relatif à l'accès aux informations personnelles détenues par les professionnels et les établissements de santé en application des articles L. 1111-7 et L. 1112-1 du *Code de la Santé publique*.
Loi n° 2005-370 du 22 avril 2005 relative aux droits des malades et à la fin de vie.
6. 1126. – *Le Robert Dictionnaire historique de la langue française*, Paris, 1992.

➢ **VOIR AUSSI** Charte du patient hospitalisé. Droits des malades. Personne soignée. Usager.

MALADE MÉDICOLÉGAL n. m.

DÉFINITION

Personne reconnue irresponsable d'un acte délictueux ou criminel après une expertise médicolégale et ayant à ce titre bénéficié d'un non-lieu.

NOTES

1. Circulaire n° 109 du 5 juin 1950 ayant pour objet les services pour malades mentaux difficiles.

2. Art. 122-1 et 122-2 du *Code Pénal*.
3. Vers 1950.

➢ **VOIR AUSSI** Unité pour malades difficiles.

MALADE MENTAL n. m.

DÉFINITION
Personne qui présente une altération de son état de santé mentale confirmée par un diagnostic médical.

NOTES
1. À partir de 1950, le terme de malade mental a progressivement remplacé ceux d'insensé, de fou, d'aliéné. Le terme de personne atteinte de troubles psychiatriques ou de troubles mentaux est également utilisé.
2. Les modes de prise en charge du malade mental, sa protection, celle de sa famille et de la société font l'objet de lois et de textes réglementaires.
3. Du Moyen Âge au XVe siècle, le malade mental, appelé fou, est assimilé à l'hérétique et au sorcier. À partir de la Renaissance et jusqu'au XVIIIe siècle, il n'échappe pas au grand enfermement des déviants, marginaux, mendiants, oisifs, vénériens, etc.. Enfermé et enchaîné dans les hôpitaux généraux ou les maisons de force, il est libéré de ses chaînes, à la fin du XVIIIe siècle, par l'aliéniste Pinel aidé de son surveillant Pussin. Au XIXe siècle, le fou, insensé ou aliéné, est admis dans des établissements départementaux dénommés asiles d'aliénés.
4. Loi n° 90-527 du 27 juin 1990 relative aux droits et à la protection des personnes hospitalisées en raison de troubles mentaux ainsi qu'à leurs conditions d'hospitalisation. Loi n° 2002-303 du 4 mars 2002 relative aux droits des malades et à la qualité du système de santé.
5. [1080] – vers 1950.

➢ **VOIR AUSSI** Aliéné. Folie. Hospitalisation d'office. Hospitalisation libre. Hospitalisation sans consentement. Hospitalisation sur demande d'un tiers. Maladie mentale. Santé mentale. Secteur psychiatrique. Sectorisation psychiatrique.

MALADIE n. f.

DÉFINITION
Altération de l'état de santé qui se traduit notamment par un ensemble de ruptures d'ordre physique, mental et/ou social et se manifeste par des symptômes objectifs et subjectifs.

NOTES
1. Selon les représentations de la vie, de la santé, de la mort et les ressources disponibles, cette altération peut être vécue comme une agression, une diminution de l'autonomie ou une expérience constructive.
2. 1150. – *Le Robert, Dictionnaire historique de la langue française*, Paris, 1992.

➢ **VOIR AUSSI** Autonomie. Malade. Malade mental. Maladie mentale. Morbidité. Personne soignée. Usager.

MALADIE MENTALE n. f.

DÉFINITION
Altération de la santé mentale* qui se traduit par des troubles de la pensée, de la vie affective et/ou du comportement*.

NOTE
Vers 1960.

➢ **VOIR AUSSI** Folie. Hospitalisation d'office. Hospitalisation libre. Hospitalisation sans consentement. Hospitalisation sur demande d'un tiers. Malade mental. Maladie. Maladie mentale. Personne soignée. Santé mentale. Secteur psychiatrique. Sectorisation psychiatrique. Usager.

MALTRAITANCE n. f.

DÉFINITION

Ensemble de mauvais traitements infligés à des personnes particulièrement vulnérables, qui portent atteinte à leur intégrité physique, psychique ou à leurs droits fondamentaux.

NOTES

1. Elle est caractérisée par des comportements de violence, d'abus, de privation ou de négligence, actifs ou passifs, volontaires ou non.

2. La maltraitance s'exerce principalement au sein de la famille ou dans les institutions prenant en charge des personnes vulnérables, notamment les enfants, les personnes âgées, les personnes handicapées, les malades mentaux.

3. Les professionnels du secteur sanitaire et social sont relevés de l'obligation de respecter le secret professionnel lorsqu'ils constatent une situation de maltraitance, en vertu de l'art. 226-14 du *Code Pénal*. Le décret du 11 février 2002 reconnaît « *le dépistage et l'évaluation des risques de maltraitance* » comme acte de soins infirmiers relevant du rôle propre.

4. En 1987, pour la première fois, le Conseil de l'Europe organise un colloque « Violences au sein de la famille ». Un réseau national d'écoute Alma (allô - maltraitance des personnes âgées) est créé en 1995. Un comité national de vigilance contre la maltraitance des personnes âgées est institué par l'arrêté du 16 novembre 2002 ; il a pour mission d'aider à la définition, à la mise en œuvre et au suivi de la politique de prévention et de lutte contre la maltraitance des personnes âgées.

5. Décret n° 93-221 du 16 février 1993 relatif aux règles professionnelles des infirmiers et infirmières, art. 2, art. 7.
Circulaire 2001-306 du 3 juillet 2001 relative à la prévention des violences et maltraitances notamment sexuelles dans les institutions sociales et médico-sociales accueillant des mineurs ou des personnes vulnérables.
Loi n° 2002-303 du 4 mars 2002 relative aux droits des malades et à la qualité du système de santé art. L. 1110-2.
Arrêté du 16 novembre 2002 portant création du comité national de vigilance contre la maltraitance des personnes âgées, JO du 6 décembre 2002.

6. 1987 – *Le Robert dictionnaire historique de la langue française*, Paris, 1992.

➢ **VOIR AUSSI** Règles professionnelles. Secret professionnel.

MATÉRIOVIGILANCE n. f.

DÉFINITION

Système organisé dans le cadre de la sécurité sanitaire* ayant pour objet « *la surveillance des incidents ou des risques d'incidents résultant de l'utilisation des dispositifs médicaux* après leur mise sur le marché* ».

NOTES

1. La matériovigilance est mise en œuvre dès lors qu'un dispositif médical s'avère ou risque de se révéler dangereux. Elle s'appuie sur la traçabilité et comporte :
– le signalement, l'enregistrement des incidents ou des risques d'incidents ;
– l'évaluation et l'exploitation de ces informations dans un but de prévention ;
– la réalisation de toutes études concernant la sécurité d'utilisation des dispositifs médicaux ;
– la réalisation et le suivi des actions correctives.

2. Chaque établissement de santé est tenu de désigner un correspondant local de matériovigilance. Il est chargé de :
– gérer les signalements, notamment analyser les déclarations et les transmettre à l'échelon national ;
– faire le lien avec l'échelon national et les fabricants ;
– conduire des enquêtes et des études ;
– formuler des recommandations et des conseils ;
– sensibiliser l'ensemble des utilisateurs aux problèmes de matériovigilance.

3. Le signalement des informations relatives à un incident ou risque d'incident doit être effectué auprès du correspondant local, ou directement à l'Agence française de sécurité sanitaire des produits de santé (Afssaps) s'il se produit hors d'un établissement de santé. Il est obligatoire pour toute personne en ayant eu connaissance, hormis le patient lui-même :
– fabricants ;
– professionnels de santé utilisateurs du dispositif médical ;
– tiers, notamment professionnels de santé non-utilisateurs du dispositif, entourage des patients.
Si l'incident est grave (ayant entraîné ou étant susceptible d'entraîner la mort ou la dégradation grave de l'état de santé d'un patient, d'un utilisateur ou d'un tiers), il doit être déclaré sans délai. Le correspondant local de matériovigilance, après analyse du signalement, peut alors être amené à prendre des mesures conservatoires en restreignant ou interdisant l'utilisation du dispositif médical.

4. La réglementation relative à la matériovigilance fait suite aux directives européennes du 20 juin 1990 et du 14 juin 1993.

5. Loi n° 94-43 du 18 janvier 1994 relative à la santé publique et à la protection sociale art. 28, modifiée par la loi 95-116 du 4 février 1995 portant diverses dispositions d'ordre social.
Décret n° 96-32 du 15 janvier 1996 relatif à la matériovigilance exercée sur les dispositifs médicaux et modifiant le *Code de la Santé publique*.
Loi 2002-303 du 4 mars 2002 relative aux droits des malades et à la qualité du système de santé.

6. 1990. Directive européenne 90/385/CEE.

➢ **VOIR AUSSI** Traçabilité. Vigilance.

MÉMOIRE n. m.

DÉFINITION

Production d'un écrit personnel d'intérêt professionnel s'appuyant sur une méthode de recherche. Présenté en fin de formation et soutenu devant un jury, il fait l'objet d'une évaluation contribuant à l'obtention du diplôme de cadre de santé* ou de certains diplômes d'enseignement supérieur.

NOTES

1. Les mémoires et les travaux de fin d'études ont fait leur apparition dans la formation des cadres infirmiers en 1951 et celle des infirmières en 1972.

2. 1951.

➢ **VOIR AUSSI** Évaluation continue. Évaluation normative. Évaluation sommative. Formation supérieure des infirmiers(ères). Recherche infirmière. Science infirmière. Travail de fin d'études.

MENSURATIONS n. f. pl.

➢ **VOIR** Surveillance des mensurations.

MESURE DE LA PRESSION VEINEUSE CENTRALE n. f.

DÉFINITION

Acte de soins infirmiers* sur prescription médicale* qui consiste à évaluer la pression sanguine dans l'oreillette droite ou dans les grosses veines intrathoraciques, au moyen d'un cathéter central introduit par un médecin par voie sous-clavière ou jugulaire.

NOTES

1. La Pression veineuse centrale (PVC) est un des éléments de la surveillance hémodynamique d'un patient ; son interprétation est liée à différents facteurs complexes intervenant dans la régulation du retour veineux.

2. La pression veineuse est mesurée en position de décubitus dorsal, soit au moyen d'une réglette avec une colonne d'eau (mesure discontinue), soit par l'intermédiaire d'un capteur de pression relié à un moniteur de pression. Cette deuxième technique requiert l'utilisation d'une sonde à ballonnet de Swan Ganz qui permet de mesurer également la Pression capillaire pulmonaire (PCP) et la Pression artérielle pulmonaire (Pap).

L'étalonnage de l'instrument est vérifié au moment de l'installation de l'ensemble du système de mesure.

3. Ce soin a été reconnu, en 1984, comme acte de soins infirmiers sur prescription médicale (décret n° 84-689 du 17 juillet 1984 et repris dans celui de 1993, abrogés).

4. Décret n° 2002-194 du 11 février 2002 relatif aux actes professionnels et à l'exercice de la profession d'infirmier(ère), art. 6.

5. [Vers 1970] – 1984.

➢ **VOIR AUSSI** Montage d'accès vasculaire implantable. Prise et recueil de pression hémodynamique faisant appel à des techniques à caractère vulnérant. Surveillance des cathéters veineux centraux et de montage d'accès vasculaire implantables mis en place par un médecin.

MESURE DE LA RESPIRATION n. f.

DÉFINITION

Acte de soins infirmiers* relevant du rôle propre* qui consiste à évaluer la fréquence respiratoire et la qualité de la ventilation, son rythme et son amplitude. Une courbe de respiration est tracée par l'infirmier(ère)* sur la feuille de surveillance.

NOTES

1. La respiration se mesure aux mouvements de la cage thoracique et de l'abdo-

men et s'apprécie par l'observation du faciès et de la coloration des téguments. La mesure peut se faire également par des appareils électroniques.
2. Normalement la respiration est souple, régulière et ample ; elle se fait par le nez lentement et profondément. Chez l'adulte, elle est comprise entre 15 et 20 mouvements par minute. Il peut y avoir des troubles de la fréquence (polypnée, bradypnée), du rythme (apnée) ou une gêne respiratoire (dyspnée).
3. Enseigné et pratiqué depuis la fin du XIXe siècle, ce soin a été reconnu comme acte de soins infirmiers relevant du rôle propre infirmier en 1981 (décret n° 81-539 du 12 mai et maintenu dans les décrets successifs en 1984 et 1993, abrogés), et repris dans des termes différents « appréciation du rythme respiratoire » en 2002.
4. Décret n° 2002-194 du 11 février 2002 relatif aux actes professionnels et à l'exercice de la profession d'infirmier(ère), art. 5.
5. [Fin XIXe siècle] – 1981.

➢ **VOIR AUSSI** Constante. Maintien de la liberté des voies aériennes supérieures. Paramètre.

MESURE DU VOLUME DE LA DIURÈSE n. f.

➢ **VOIR** Appréciation du volume de la diurèse.

MILIEU DE VIE n. m.

DÉFINITION
Ensemble des conditions physiques, sociales et culturelles dans lesquelles un individu vit et se développe.

NOTE
[1842] – *Le Robert, Dictionnaire historique de la langue française*, Paris, 1992 – Vers 1970.

➢ **VOIR AUSSI** Environnement. Habitudes de vie. Lieu de vie. Mode de vie.

MILITAIRE INFIRMIER(ÈRE) n.

➢ **VOIR** Militaire infirmier(ère) technicien(ne) des hôpitaux de l'Armée (Mitha).

MILITAIRE INFIRMIER(ÈRE) TECHNICIEN(NE) DES HÔPITAUX DE L'ARMÉE (MITLA) n.

DÉFINITION
Professionnels de santé* des hôpitaux de l'armée qui participent aux missions du service de santé des armées dans les emplois d'encadrement, de soins, de rééducation, médicotechniques ou administratifs correspondant à leur qualification professionnelle.

NOTES
1. Ils peuvent aussi participer au fonctionnement de toute autre formation relevant du ministère de la Défense ou être mis à la disposition d'organismes publics nationaux et internationaux ou d'États étrangers.
2. Ces personnels sont constitués en corps militaire de carrière dont la hiérarchie particulière, qui reprend les grades de la fonction publique hospitalière depuis avril 2002, ne comporte pas d'assimilation avec la hiérarchie militaire générale.

m

3. À côté des infirmiers militaires de carrière, les premières infirmières exerçant dans les hôpitaux militaires jusqu'à la séparation de l'Église et de l'État ont été des sœurs hospitalières. Elles ont été progressivement remplacées par des infirmières laïques ; selon leur niveau de formation, elles étaient auxiliaires, ambulancières ou infirmières-major (décret du 22 juillet 1909). En 1916, le service de santé a créé le corps des infirmières temporaires pour compléter l'action des infirmières laïques. En 1926, a été créé le grade des infirmières civiles des hôpitaux pour rassembler les infirmières laïques des hôpitaux militaires, les bénévoles et les infirmières de la Croix-Rouge diplômées d'État (décret du 6 août 1926). En 1941, un corps de volontaires françaises, au service des forces françaises libres, a été créé (20 décembre 1941). Toutes ces infirmières ont été regroupées sous un seul statut par la création du corps des personnels spécialistes du personnel de santé. Vers 1950, une succession de statuts a permis une intégration progressive des infirmières dans les forces armées. Elles ont été intégrées en 1951 dans un statut leur reconnaissant la condition de militaire, dans le corps des Personnels des cadres militaires féminins (PCMF), décret du 15 octobre 1951. En 1968, ce corps est devenu le corps des Personnels militaires féminins du service de santé des armées (PMFSSA), loi du 31 janvier 1968. Depuis 1980, par une nouvelle réforme de leur statut, les infirmières militaires ont été intégrées dans le corps des militaires infirmiers(ères) et techniciens(nes) des hôpitaux des armées (Mitha). Ce nouveau statut renforce l'alignement sur la fonction publique hospitalière par la création des grades d'infirmiers(ères) principaux(ales) et d'infirmiers(ères) principaux(ales) adjoint(e)s. Par ailleurs, il existe des formations à la spécialité d'infirmier(ère) pour les militaires de carrière dans les armées de la marine, de l'air ou de terre. Les principaux centres sont à Bordeaux, Toulon et Dinan (M. C Trebail, *L'infirmière militaire, L'univers de la profession infirmière*, tome 2, Paris, Les Presses de Lutèce, 1991).

4. Décret n° 93-221 du 16 février 1993 relatif aux règles professionnelles des infirmiers et infirmières.

Décret n° 2002-194 du 11 février 2002 relatif aux actes professionnels et à l'exercice de la profession d'infirmier(ère).

Décret n° 2002-1490 du 20 décembre 2002 portant statut des militaires infirmiers(ères) et techniciens(nes) des hôpitaux des armées.

5. [Déb. XIXe siècle] – 1980.

MISE EN CHAMBRE D'ISOLEMENT n. f.

DÉFINITION

Installation, sur prescription médicale*, dans une chambre fermée à clef et répondant à des impératifs de sécurité, d'une personne présentant des troubles mentaux.

NOTES

1. L'objectif de ce soin est à la fois protecteur et contenant ; il s'agit de permettre à la personne soignée de se « reconstruire » dans un espace protégé et limité, pour qu'elle puisse progressivement contenir ses pulsions et se réapproprier des limites.

2. La prescription médicale de la mise en chambre d'isolement et son renouvellement ont une validité limitée à 24 heures.

3. En cas d'urgence, l'infirmier(ère) est habilité(e) à procéder à la mise en chambre d'isolement. La prescription médicale doit intervenir obligatoirement dans l'heure qui suit. Cet isolement peut être également réalisé à la demande du patient.

4. Les indications, les contre-indications, notamment somatiques ainsi que les facteurs de risque éventuels de la mise en chambre d'isolement sont définis dans un référentiel : Anaes, *Service évaluation en établissements de santé, L'audit clinique appliqué à l'utilisation des chambres d'isolement en psychiatrie*, juin 1998.

5. Dans le cas des personnes relevant de l'hospitalisation libre, le maintien en isolement au-delà de 48 heures doit conduire à la transformation de son régime d'hospitalisation en hospitalisation sans consentement.

6. Loi n° 90-527 du 27 juin 1990 relative aux droits et à la protection des personnes hospitalisées en raison de troubles mentaux et à leurs conditions d'hospitalisation.
Circulaire DGS/SP n° 48 du 19 juillet 1993 portant sur le rappel des principes relatifs à l'accueil et aux modalités de séjours des malades hospitalisés pour troubles mentaux.
Décret n° 2002-194 du 11 février 2002 relatif aux actes professionnels et à l'exercice de la profession d'infirmier(ère), art. 13.

➢ **VOIR AUSSI** Isolement (psychiatrie). Surveillance d'un patient en chambre d'isolement.

MISE EN ŒUVRE DES ENGAGEMENTS THÉRAPEUTIQUES QUI ASSOCIENT LE MÉDECIN, L'INFIRMIER(ÈRE) ET LE PATIENT, ET DES PROTOCOLES D'ISOLEMENT n. f.

➢ **VOIR** Contrat de soins. Isolement (psychiatrie). Mise en chambre d'isolement. Surveillance et évaluation des engagements thérapeutiques qui associent le médecin, l'infirmier(ère) et le patient.

MISE EN PLACE ET ABLATION D'UN CATHÉTER COURT OU D'UNE AIGUILLE POUR PERFUSION DANS UNE VEINE SUPERFICIELLE DES MEMBRES OU DANS UNE VEINE ÉPICRÂNIENNE n.

☑ DÉFINITION

Ensemble d'actes de soins infirmiers* sur prescription médicale* qui consiste à poser un dispositif médical* de type intraveineux en vue de perfuser un patient, puis à retirer ce dispositif pour le remplacer ou lors de l'arrêt du traitement.

NOTES

1. Ce dispositif stérile peut être une aiguille intraveineuse ou à ailettes, appelée épicrânienne, ou bien un cathéter court.

2. Ces soins sont devenus en 1981 un acte de soins infirmiers sur prescription médi-

cale (décret n° 81-539 et repris dans les décrets successifs en 1984 et 1993, abrogés).
3. Décret n° 2002-194 du 11 février 2002 relatif aux actes professionnels et à l'exercice de la profession d'infirmier(ère), art. 6.
4. [Déb. XXe siècle] – 1981.

➢ **VOIR AUSSI** Perfusion. Surveillance des cathéters courts veineux, artériels ou épicrâniens.

MISE EN SITUATION PROFESSIONNELLE n. f.

DÉFINITION
Épreuve qui permet d'évaluer, en situation réelle de soins, la capacité d'un(e) stagiaire infirmier(ère) ou infirmier(ère) spécialisé(e) à prendre en charge une ou plusieurs personnes nécessitant des soins infirmiers* et pour un(e) élève aide-soignant(e) ou auxiliaire de puériculture, à y participer.

NOTES
1. La mise en situation professionnelle est l'épreuve d'évaluation clinique obligatoire dans le cursus de formation des infirmiers(ères), des infirmiers(ères) spécialisées en anesthésie ou bloc opératoire, des aides-soignant(e)s et des auxiliaires de puériculture.
2. Arrêté du 12 décembre 1990 relatif à la scolarité, au diplôme d'État de puériculture et au fonctionnement des écoles.
Arrêté du 22 juillet 1994 relatif au certificat d'aptitude aux fonctions d'aide-soignant(e) et au certificat d'aptitude aux fonctions d'auxiliaire de puériculture, modifié.
Arrêté du 6 septembre 2001 modifié (par l'arrêté du 8 novembre 2001 et l'arrêté du 22 mars 2002), relatif à l'évaluation continue des connaissances et des aptitudes acquises au cours des études conduisant au diplôme d'État d'infirmier(ère).
Arrêté du 22 octobre 2001 relatif à la formation conduisant au diplôme d'État d'infirmier(ère) de bloc opératoire.
Arrêté du 17 janvier 2002 relatif à la formation conduisant au diplôme d'État d'infirmier(ère) anesthésiste.
3. 1972.

➢ **VOIR AUSSI** Diplôme d'État d'infirmier(ère). Évaluation clinique. Évaluation continue. Évaluation formative.

MODE DE VIE n. m.

DÉFINITION
Manière dont une personne organise sa vie en fonction de ses désirs, ses croyances, ses ressources, son environnement* et de son époque.

NOTE
[1452] – *Le Robert, Dictionnaire historique de la langue française*, Paris, 1992 – Vers 1960.

➢ **VOIR AUSSI** Environnement. Habitudes de vie. Lieu de vie. Milieu de vie.

MODÈLE DE SOINS INFIRMIERS n. m.

DÉFINITION
Représentation construite à partir d'un système de valeurs, d'images mentales et de références théoriques, qui sert de fondement à l'exercice des soins infirmiers.

NOTES

1. Depuis la réforme des études d'infirmiers(ères) en France en 1972, le modèle de soins infirmiers le plus souvent utilisé est celui de Virginia Henderson.

2. Vers 1970.

➢ **VOIR AUSSI** Cadre conceptuel. Conception des soins infirmiers. Démarche de soins infirmiers. Exercice de la profession d'infirmier(ère). Théorie de soins infirmiers.

MODULE n. m.

DÉFINITION

Unité d'enseignement constituée d'un ensemble homogène de connaissances qui recouvre un domaine délimité.

NOTES

1. Les programmes de formations infirmières sont organisés en modules.

2. 1972.

➢ **VOIR AUSSI** Diplôme d'État d'infirmier(ère). Diplôme de cadre de santé. Formation infirmière.

MONITEUR(TRICE) n.

➢ **VOIR** Cadre de santé. Cadre de santé infirmier. Infirmier(ère) enseignant(e).

MONITORAGE n. m.

DÉFINITION

Surveillance continue des paramètres* vitaux par un appareil d'enregistrement électronique relié au patient.

NOTE

Mil. XXe siècle.

➢ **VOIR AUSSI** Contrôle des différents paramètres des appareils de ventilation assistée ou de monitorage. Surveillance des patients placés sous des appareils de ventilation artificielle ou de monitorage. Vérification du fonctionnement des appareils de ventilation assistée ou de monitorage.

MONTAGE D'ACCÈS VASCULAIRE IMPLANTABLE n. m.

DÉFINITION

Dispositif sous-cutané placé par un médecin, relié à un cathéter et destiné à administrer des solutions médicamenteuses de façon prolongée.

NOTES

1. Différentes sortes de montages d'accès vasculaire implantables sont utilisées pour des injections ou des perfusions intraveineuses (veine sous-clavière ou jugulaire) ou pour des injections intra-artérielles.

2. Ces dispositifs facilitent l'abord vasculaire et préservent le capital veineux tout en assurant confort, autonomie et sécurité pour le patient.

3. Initialement utilisés pour la polychimiothérapie anticancéreuse au long cours, ces montages sont aujourd'hui employés dans d'autres thérapeutiques.

4. Vers 1980.

➢ **VOIR AUSSI** Surveillance de cathéters veineux centraux mis en place par un médecin. Surveillance de montages d'accès vasculaire implantables mis en place par un médecin.

MORBIDITÉ n. f.

DÉFINITION

« *Ce terme est utilisé comme équivalent de maladie*, affection, état morbide, etc. Il s'applique également à l'incidence* ou à la prévalence* de la maladie dans une population donnée ; au sens littéral, la morbidité a été définie comme tout écart subjectif ou objectif par rapport à l'état de bien-être physiologique* » (J. Hogarth, *Vocabulaire de la santé publique*, Copenhague, Bureau Régional de l'Europe, Organisation mondiale de la santé, 1977).

NOTES

1. La morbidité est mesurée selon trois facteurs : le nombre des personnes malades, les maladies, la durée de la maladie.
2. 1849 – *Le Robert, Dictionnaire historique de la langue française*, Paris, 1992.

➢ **VOIR AUSSI** Incidence. Maladie. Prévalence. Taux de morbidité.

NORME DE SOINS INFIRMIERS n. f.

DÉFINITION

Énoncé de ce qui doit être dans la pratique infirmière* en conformité avec la majorité des cas. Elle sert de référence pour assurer la qualité et la sécurité des soins infirmiers.

NOTES

1. La norme est élaborée par consensus d'experts qui s'accordent sur les pratiques professionnelles et/ou les moyens à utiliser. Elle relève le plus souvent de l'analyse de situations concrètes.

2. La norme peut être édictée sous forme de recommandation, de règle et de règlement.

3. Le terme de standard est également utilisé.

4. L'Agence nationale d'accréditation et d'évaluation en santé (Anaes, 1999) lui a préféré le terme de référence.

5. La première réunion de travail et de réflexion sur les normes de la pratique infirmière pour les pays francophones européens a eu lieu, en septembre 1988, à Lyon, à l'initiative du Bureau régional de l'OMS pour l'Europe et avec le concours du centre collaborant en soins infirmiers. La Belgique, l'Espagne, la France, l'Italie, le Portugal et la Suisse y ont participé.
Les *guides du service infirmier*, n° 12 et 12 bis, série soins infirmiers, 1991-1994, ont été élaborés à la suite de ces travaux et ont été réactualisés avec le *guide du service de soins infirmiers* 2e édition septembre 2001 sur les *normes de qualité pour la pratique infirmière*.

6. Vers 1980.

> **VOIR AUSSI** Accréditation. Critère. Critère de soins infirmiers. Évaluation de la qualité des soins infirmiers. Indicateur. Indicateur de la qualité des soins infirmiers. Protocole de soins infirmiers. Qualité des soins infirmiers.

NOTES INFIRMIÈRES n. f. pl.

DÉFINITION

Observations* écrites par l'infirmier(ère)* concernant les réactions du patient* à l'altération de son état de santé, au traitement et aux soins* qui lui sont dispensés. Éléments du dossier de soins infirmiers*, ces données permettent, notamment, de réajuster le plan de soins infirmiers* et d'assurer la continuité des soins*.

NOTES

1. En France, on utilise plus couramment les termes de transmissions et d'observations.

2. Ce terme apparaît avec la mise en place du dossier de soins infirmiers vers 1970. Cependant, dès la fin du XVIIIe siècle, les instructions données aux personnes qui gardaient ou soignaient les malades préconisaient de noter par écrit tout ce qu'elles observaient au chevet d'un patient (Lebeaud, *Art de soigner les malades ou manuel des mères de famille, des gardes-malades, des dames de charité, des curés de campagne, etc.*, A. Eymery, Paris, 1825).

3. [Fin du XVIIIe siècle] – Vers 1970.

➢ **VOIR AUSSI** Démarche de soins infirmiers. Diagnostic infirmier. Diagnostic infirmier prévalent. Dossier de soins infirmiers. Entretien d'accueil et d'orientation. Recueil de données. Résumé de soins infirmiers. Surveillance. Transmissions. Transmissions ciblées.

NURSING n. m.

DÉFINITION

Expression d'origine anglo-saxonne, utilisée pour désigner les soins infirmiers* mis en œuvre afin de répondre aux besoins fondamentaux* de la personne soignée*.

NOTES

1. Dans les pays anglo-saxons, nursing signifie l'action de : *to nurse* (soigner) par *a nurse* (une infirmière). Ce terme désigne à la fois, les soins relatifs aux besoins et à l'environnement d'une personne (*care*), et ceux nécessités par la maladie et prescrits médicalement (*cure*).

2. En France, cet anglicisme est utilisé de manière restrictive dans certains textes réglementaires et ouvrages destinés aux infirmiers(ères) et dans le langage courant des soignants pour nommer les seuls soins d'hygiène corporelle, de propreté et de confort. Son emploi est donc plus limitatif que dans les pays anglo-saxons. Le sens limitatif de nursing semble avoir été introduit à partir de la traduction par des médecins français en 1862 du livre de Florence Nightingale *notes on Nursing, what it is and what it is not ?* (1859).

3. *Nurse* est un emprunt (1855) à l'anglais nurse, attesté depuis le XIVe siècle (1387) et dont le sens premier est celui du mot français *norrice, nourrice,* avant de se spécialiser médicalement en *garde-malade* (1590) puis *infirmière.*

4. 1862. – *Le Robert. Dictionnaire historique de la langue française,* Paris, 1992.

➢ **VOIR AUSSI** Acte infirmier de soins (AIS). Acte médical infirmier (AMI). Démarche de soins infirmiers. Rôle propre. Soins de continuité et d'entretien de la vie. Soins d'hygiène corporelle et de propreté.

NUTRITION ENTÉRALE n. f.

DÉFINITION

Mode d'alimentation par sonde nasogastrique, buccogastrique ou par stomie. Elle a pour objet d'introduire les aliments directement dans l'estomac lorsque l'alimentation normale est impossible ou contre-indiquée, lorsque la personne est inconsciente, en cas de risque de fausse route, de tumeur ou de traumatisme de la bouche ou de l'œsophage.

NOTE

[Mil. XIXe siècle] – Vers 1960.

➢ **VOIR AUSSI** Administration de l'alimentation par sonde gastrique. Changement de sonde d'alimentation gastrique. Pose d'une sonde gastrique. Soins et surveillance de patients en assistance nutritive entérale.

NUTRITION PARENTÉRALE n. f.

DÉFINITION
Mode d'alimentation par perfusion veineuse centrale ou périphérique. Elle a pour objet de suppléer à l'impossibilité partielle ou totale du patient d'ingérer et/ou d'éliminer par voies naturelles digestives.

NOTES
1. L'alimentation parentérale permet la mise au repos du tube digestif. C'est un élément essentiel du traitement de la dénutrition. Elle peut être utilisée à la place de l'alimentation entérale.
2. Vers 1960.

➢ **VOIR AUSSI** Injection et perfusion dans des cathéters veineux centraux. Perfusion. Soins et surveillance des patients en assistance nutritive parentérale. Surveillance des cathéters veineux centraux mis en place par un médecin. Surveillance des montages d'accès vasculaire implantables mis en place par un médecin.

OBJECTIF D'ÉDUCATION n. m.

➢ **VOIR** Objectif éducationnel.

OBJECTIF DE SOINS INFIRMIERS n. m.

DÉFINITION

Résultat à atteindre en vue de résoudre le ou les problèmes de santé* d'une personne ou d'un groupe, relevant de la compétence de l'infirmier(ère)*.

NOTES

1. Il est formulé en terme mesurable et précise le délai prévu. Il est centré sur la personne et chaque fois que cela est possible, l'objectif de soins est fixé avec elle et/ou avec son entourage et consigné dans le dossier de soins infirmiers.

2. Décret n° 2002-194 du 11 février 2002 relatif aux actes professionnels et à l'exercice de la profession d'infirmier(ère), art. 3.

3. Vers 1970.

➢ **VOIR AUSSI** Critère. Démarche de soins infirmiers. Diagnostic infirmier. Dossier de soins infirmiers. Planification des soins infirmiers. notes infirmières. Recueil de données. Transmissions. Transmissions ciblées.

OBJECTIF DE STAGE n. m.

DÉFINITION

Résultat à atteindre au terme d'un stage*. Il précise les domaines et niveaux d'apprentissage, en rapport avec les objectifs de la formation et permet l'évaluation du stagiaire*.

NOTES

1. Élaboré par le formateur, le stagiaire et le responsable du stage, l'objectif tient compte du niveau de formation, des ressources et de la spécificité du terrain de stage.

2. Vers 1970.

➢ **VOIR AUSSI** Évaluation de stage. Évaluation continue. Formateur. Objectif pédagogique. Stage. Terrain de stage.

OBJECTIF ÉDUCATIONNEL n. m.

DÉFINITION

Résultat à atteindre par le patient* au terme du projet éducatif ; il vise les modifications de comportement* définies avec le patient qu'il est souhaitable de lui voir adopter dans le but de préserver ou d'améliorer son état de santé*.

NOTE

Vers 1970.

➢ **VOIR AUSSI** Éducation pour la santé. Soins éducatifs.

OBJECTIF PÉDAGOGIQUE n. m.

DÉFINITION
Résultat à atteindre par un apprenant au terme d'une action de formation.

NOTES
1. Dans la pédagogie par objectifs, cette expression est utilisée pour décrire, en termes de comportements observables, le niveau de connaissances et de compétences exigé de la personne en formation.
2. Les objectifs pédagogiques peuvent être globaux, intermédiaires ou spécifiques.
3. Vers 1970.

➢ **VOIR AUSSI** Contrat pédagogique. Projet pédagogique. Suivi pédagogique.

OBSERVATION n. f.

DÉFINITION
Action de considérer avec une attention méthodique une ou plusieurs personnes soignées dans le but de recueillir des informations cliniques.

NOTES
1. Par glissement de sens, ce terme désigne aussi l'ensemble des documents dans lesquels sont consignés les résultats de l'observation médicale.
2. L'observation est un élément capital de surveillance, qui permet de saisir et de comprendre les manifestations qui témoignent de l'état de santé de la personne ou du groupe.
3. XVIIIe siècle.

➢ **VOIR AUSSI** Démarche de soins infirmiers. Dossier de soins infirmiers. Entretien d'accueil et d'orientation. Notes infirmières. Recueil de données. Surveillance.

OBSERVATION DES MANIFESTATIONS DE L'ÉTAT DE CONSCIENCE n. f.

DÉFINITION
Acte de soins infirmiers*, relevant du rôle propre*, qui consiste à apprécier la réponse à une stimulation sensorielle, mentale et motrice par une surveillance continue et méthodique.

NOTES
1. Elle est réalisée systématiquement en phase de réveil à la suite d'une anesthésie générale. Elle permet de repérer des troubles de l'état de conscience tels que syncope, convulsions, délire, confusion, coma et d'en surveiller l'évolution.
2. Enseigné et pratiqué depuis le début du XXe siècle, ce soin a été reconnu comme acte de soins infirmiers relevant du rôle propre infirmier en 1984 (décret n° 84-689 du 17 juillet 1984 et dans celui de 1993, abrogés).
3. Décret n° 2002-194 du 11 février 2002 relatif aux actes professionnels et à l'exercice de la profession d'infirmier(ère), art. 5.
4. [Déb. XXe siècle] – 1984.

➢ **VOIR AUSSI** Appréciation des réflexes de défense cutanée. Appréciation des réflexes pupillaires. Paramètre. Soins et surveillance des personnes en post-opératoire.

OBSERVATION ET SURVEILLANCE DES TROUBLES DU COMPORTEMENT n. f.

DÉFINITION
Acte de soins infirmiers*, relevant du rôle propre*, qui consiste à apprécier de manière méthodique et continue, les modifications des conduites mentales et/ou physiques d'une personne, associées ou non à des troubles physiologiques. Il a pour but de modifier ou de réajuster le projet de soins et/ou le projet thérapeutique*.

NOTES
1. Les troubles physiologiques se traduisent notamment par la somnolence, la pâleur, la rougeur. Les troubles du comportement sont l'agitation, la prostration, l'apathie, la violence, le mutisme, la logorrhée, la confusion, la désorientation...
2. Enseignés et pratiqués depuis la moitié du XIXe siècle, ces soins ont été reconnus comme acte de soins infirmiers relevant du rôle propre infirmier en 1993 (décret n° 93-345 du 15 mars 1993, abrogé).
3. Décret n° 2002-194 du 11 février 2002 relatif aux actes professionnels et à l'exercice de la profession d'infirmier(ère), art. 5.
4. [Mil. XIXe siècle] – 1993.

➢ **VOIR AUSSI** Comportement. Surveillance en chambre d'isolement.

OFFRE DE SOINS n. f.

DÉFINITION
Ensemble de moyens et de prestations proposés par les services de santé pour répondre aux besoins sanitaires et sociaux des personnes et des collectivités.

NOTES
1. La finalité et le fonctionnement de l'offre de soins varient selon les choix politiques, économiques et sanitaires du pays, ainsi que selon les recommandations des organismes internationaux.
2. Le schéma régional d'organisation sanitaire a pour objet de prévoir et de susciter les évolutions nécessaires de l'offre de soins, en vue de satisfaire de manière optimale la demande de soins.
3. Loi n° 91-748 du 31 juillet 1991 portant réforme hospitalière.
Ordonnance n° 2003-850 du 4 septembre 2003 portant simplification de l'organisation et du fonctionnement du système de santé ainsi que des procédures de création d'établissement ou de services sociaux ou médico-sociaux soumis à autorisation.
4. Vers 1970.

➢ **VOIR AUSSI** Alternatives à l'hospitalisation. Demande de soins. Planification sanitaire. Promotion de la santé. Structure de soins.

ORDONNANCE n. f.

DÉFINITION
Document écrit qui énonce pour un patient identifié la prescription médicale* datée et signée par le prescripteur.

NOTES
1. Ce document comporte des mentions réglementaires identifiant le prescripteur. Il est indispensable pour la délivrance de certains médicaments et la réalisation d'actes médicaux ou d'actes de soins. Il est obligatoire pour le remboursement par les organismes sociaux.

2. 1558 – *Le Robert, Dictionnaire historique de la langue française*, Paris, 1992.

ORGANISATION ET ANIMATION D'ACTIVITÉS À VISÉE SOCIOTHÉRAPIQUE n. f.

DÉFINITION

Élaboration, mise en œuvre et coordination par les soignants* d'un ensemble d'activités permettant de favoriser l'adaptation du patient* à son environnement*.

NOTES

1. Dans les soins aux malades mentaux, ces activités sont notamment le travail et sa rétribution, l'usage de l'argent, les activités en relation avec la collectivité et le milieu de vie de la personne (loisirs, expression, clubs).

2. Ces activités sont également proposées aux personnes âgées accueillies dans des structures d'hébergement ou de soins.

3. Ces soins ont été reconnus comme actes de soins infirmiers relevant du rôle propre infirmier en 1981 (décret n° 81-539 du 12 mai 1981 et repris dans les décrets successifs en 1984 et 1993, abrogés). Dans le décret n° 2002-194 du 11 février 2002, la formulation retenue est « *activités à visée sociothérapeutique individuelle ou de groupe* »

4. [Mil. XXe siècle] – 1993.

➢ **VOIR AUSSI** Activités à visée sociothérapeutique individuelle ou de groupe. Activités occupationnelles. Groupe de parole. Entretien individuel et utilisation au sein d'une équipe pluridisciplinaire de techniques de médiation à visée thérapeutique ou psychothérapique. Repas thérapeutique. Réunion soignants soignés. Séjour thérapeutique.

PARAMÈTRE n. m.

DÉFINITION

Variable mesurable caractéristique d'une fonction physiologique.

NOTES

1. Dans le domaine des soins infirmiers, ce terme s'applique le plus fréquemment à la température, aux pulsations, au rythme respiratoire, au volume de la diurèse, au poids, aux mensurations, aux réflexes pupillaires, aux réflexes de défense cutanée, à l'état de conscience et à l'évaluation de la douleur.

2. Décret n° 2002-194 du 11 février 2002 relatif aux actes professionnels et à l'exercice de la profession d'infirmier(ère), art. 5.

3. Vers 1980.

➢ **VOIR AUSSI** Appréciation de la pression artérielle. Appréciation des réflexes de défense cutanée. Appréciation des réflexes pupillaires. Appréciation du pouls. Constante. Contrôle des différents paramètres des appareils de ventilation artificielle ou de monitorage usuels. Évaluation de la douleur. Mesure de la respiration. Mesure du volume de la diurèse. Observation des manifestations de l'état de conscience. Prise de température. Surveillance des mensurations. Surveillance du poids.

PARTICIPATION À LA CORRECTION DE L'HYPOTHERMIE ET DE L'HYPERTHERMIE n. f.

DÉFINITION

Ensemble d'actes de soins infirmiers*, sur prescription médicale*, qui consiste à observer les signes cliniques et à mettre en œuvre des actions ayant pour but de réduire l'écart de température constaté par rapport à la température normale du corps humain.

NOTES

1. Pour corriger l'hypothermie, on peut notamment :
- frictionner ;
- donner des boissons chaudes et des bains chauds (de 2 degrés supérieurs à la température constatée) ;
- appliquer des enveloppements chauds ;
- installer une couverture de survie, une couverture chauffante, un matelas chauffant.

Pour corriger l'hyperthermie, on peut notamment :
- découvrir la personne ;
- donner des boissons fraîches et des bains (de 2 degrés inférieurs à la température constatée) ;
- poser des vessies de glace ;
- administrer des médicaments antipyrétiques ;
- réfrigérer les liquides de perfusion.

2. Ces actions doivent faire l'objet d'une surveillance attentive de l'état de conscience, de l'aspect de la peau et des paramètres suivants : température, pulsations, respiration, diurèse.

3. Depuis la fin du XVIIIe siècle, ces soins ont fait l'objet de l'instruction et de la pratique des soignants. Reconnus acte de soins infirmiers du rôle propre en 1981, ils deviennent en 1993 des actes de soins infirmiers à réaliser sur prescription médicale.

4. Décret n° 2002-194 du 11 février 2002 relatif aux actes professionnels et à l'exercice de la profession d'infirmier(ère), art. 6.

5. [Fin XVIIIe siècle] – 1981.

➢ **VOIR AUSSI** Appréciation du pouls. Constante. Mesure de la respiration. Mesure du volume de la diurèse. Observation. Observation des manifestations de l'état de conscience. Paramètre. Prise de température. Surveillance.

PARTICIPATION À LA PROCÉDURE DE DÉSINFECTION ET DE STÉRILISATION n. f.

➢ **VOIR** Désinfection. Stérilisation.

PARTICIPATION À LA RÉALISATION DES TESTS À LA SUEUR n. f.

DÉFINITION

Acte de soins infirmiers*, relevant du rôle propre*, ayant pour but de mettre en œuvre les techniques provoquant l'hypersudation d'un patient et de recueillir la sueur.

NOTES

1. Ce soin a été reconnu, en 1981, comme acte de soins infirmiers sur prescription médicale (décret n° 81-539 du 12 mai 1981 et repris dans les décrets successifs en 1984 et 1993, abrogés). Le décret de 2002 habilite l'infirmier(ère) à accomplir cet acte dans le cadre de son rôle propre.

2. Décret n° 2002-194 du 11 février 2002 relatif aux actes professionnels et à l'exercice de la profession d'infirmier(ère), art. 5.

3. [Vers 1960] – 1981.

➢ **VOIR AUSSI** Test à la sueur.

PARTICIPATION À LA RÉALISATION DES TESTS À LA SUEUR ET RECUEIL DES SÉCRÉTIONS LACRYMALES n. f.

➢ **VOIR** Participation à la réalisation des tests à la sueur. Recueil des sécrétions lacrymales.

PARTICIPATION AUX TECHNIQUES DE DILATATION DE CICATRICES OU DE STOMIES n. f.

DÉFINITION

Ensemble d'actes de soins infirmiers*, sur prescription médicale*, destiné à maintenir ou favoriser la perméabilité d'un orifice naturel ou artificiel, dont l'évolution est défectueuse ou lors de l'apparition d'une sténose.

NOTES

1. Ces techniques sont digitales ou instrumentales et sont réalisées avec ou sans anesthésie. Elles nécessitent une préparation psychologique et physique de la personne. L'infirmier(ère) veille au confort du patient et à la bonne tolérance du soin.

2. Ces soins ont été reconnus comme actes de soins infirmiers sur prescription médicale en 1993 (décret n° 93-345 du 15 mars 1993, abrogé).
3. Décret n° 2002-194 du 11 février 2002 relatif aux actes professionnels et à l'exercice de la profession d'infirmier(ère), art. 6.
4. [Déb. XXe siècle] – 1993.

➢ **VOIR AUSSI** Appareillage, irrigation et surveillance d'une stomie. Drainage. Renouvellement, surveillance et ablation des systèmes de drainage. Soins et surveillance d'une stomie. Stomie.

PATIENT n. m.

➢ **VOIR** Personne soignée.

PAVILLON n. m.

DÉFINITION

Unité architecturale constitutive d'un établissement hospitalier. Les pavillons se différencient selon les catégories de patients, de prestations et/ou selon les modes de prise en charge proposés.

NOTE

XIXe siècle.

PÉCULE n. m.

DÉFINITION

Rémunération attribuée au malade mental* exerçant, au cours de son hospitalisation, un travail au sein de la structure hospitalière. Elle a symboliquement valeur de salaire et constitue un élément de la resocialisation*.

NOTES

1. Le règlement modèle de 1839, en application de la loi du 30 juin 1838 relative aux établissements d'aliénés, prévoyait que le produit du travail des malades mentaux venait en atténuation des dépenses d'hospitalisation et leur permettait d'obtenir des *douceurs*. L'arrêté et la circulaire ministérielle du 4 février 1958 ont institué la rémunération du travail du malade mental selon deux séries de critères : la réglementation prévoit un pécule de base qui dépend essentiellement de la durée du travail ainsi que la catégorie de la tâche effectuée et un pécule complémentaire qui sera, pour chaque malade, fonction d'une part de la rentabilité de son travail et d'autre part de l'importance de l'effort qu'il aura fourni.
2. Ce pécule, seul moyen pour certains malades d'effectuer des achats avec leur argent, a été remplacé par l'allocation mensuelle instituée par la loi n° 75-534 du 30 juin 1975 d'orientation en faveur des personnes handicapées.
3. [1839] – 1958.

PÉDAGOGIE DE L'ALTERNANCE n. f.

DÉFINITION

Stratégie qui repose sur une conception pédagogique ayant pour but l'assimilation de connaissances et le développement de capacités grâce à la confrontation de la pratique avec la théorie dans le temps de stage*, et de la théorie avec la pratique dans le temps d'école.

NOTES

1. La réussite de la pédagogie de l'alternance est conditionnée par la coordination entre le monde du travail et le monde de

l'enseignement ainsi que par les modalités de réflexion et de collaboration.
2. [Fin du XIXe siècle].

➢ **VOIR AUSSI** Apprentissage. Encadrement de stage. Enseignement clinique. Expérience d'apprentissage. Stagiaire. Suivi pédagogique.

PERFUSION n. f.

DÉFINITION

Introduction goutte-à-goutte de solutés dans le système circulatoire ou dans le tissu sous-cutané, à l'aide d'une aiguille ou d'un cathéter.

NOTES

1. La perfusion assure l'apport de médicaments. Elle permet aussi le maintien ou le rétablissement hydro-électrolytique et la volémie. Lorsque l'alimentation par voie orale est insuffisante, elle permet d'assurer les apports nutritionnels nécessaires.
2. Le terme goutte-à-goutte désignait en médecine, au cours de la première moitié du XXe siècle, une perfusion lente et par métonymie, l'appareil qui permettait de la réaliser. Il a été remplacé par le terme de perfusion en 1912, lui-même emprunté à l'anglais *perfusion* (1903).
3. 1912. *Le Robert, Dictionnaire historique de la langue française*, Paris, 1992.
4. Vers 1960.

➢ **VOIR AUSSI** Chambre implantable de perfusion. Injection et perfusion dans des cathéters centraux. Mise en place et ablation d'un cathéter court ou d'une aiguille pour perfusion dans une veine superficielle des membres ou dans une veine épicrânienne. Nutrition parentérale. Injection et perfusion de produit d'origine humaine nécessitant préalablement à leur réalisation lorsque le produit l'exige un contrôle d'identité et de compatibilité obligatoire effectué par l'infirmier(ère). Soins et surveillance des patients en assistance nutritive parentérale. Surveillance des scarifications, injections, perfusions.

PERSONNE HANDICAPÉE n. f.

DÉFINITION

Personne qui, en raison de troubles physiques ou mentaux, présente une incapacité qui empêche ou limite son insertion dans la vie professionnelle et/ou sociale.

NOTES

1. Le taux d'incapacité reconnu par la Commission technique d'orientation et de reclassement professionnel (Cotorep) conduit à l'adoption de mesures compensatoires : médicales, sociales et financières.
Si la notion d'inadaptation est bien antérieure à celle de handicap, c'est cependant cette dernière qui a été officialisée par la loi d'orientation en faveur des personnes handicapées du 30 juin 1975.
Le terme *handicapped*, utilisé par les Anglo-saxons, est entré dans le vocabulaire médico-social en France avec la loi du 23 novembre 1957 sur le reclassement des travailleurs handicapés (*Dictionnaire de psychologie et de psychopathologie*, Larousse Paris, 1993).

2. Loi n° 2002-303 du 4 mars 2002 relative aux droits des malades et à la qualité du système de santé, Titre Ier, art. 1er.
3. 1957.

➢ **VOIR AUSSI** Appartement associatif. Appartement thérapeutique. Centre d'aide par le travail. Réinsertion.

PERSONNE SOIGNÉE n. f.

DÉFINITION
Personne qui présente un ou plusieurs problèmes de santé* pour lesquels elle a recours aux soins*.

NOTES
1. Dans la pratique et la littérature infirmières on trouve, avec des significations voisines, des termes tels que malade, patient, client, usager, bénéficiaire.
2. Cette expression est préférée depuis que, s'est développée à partir de 1970, une approche humaniste des soins infirmiers qui considère les besoins de l'individu malade dans son histoire et son environnement et non pas exclusivement sa maladie.
3. Vers 1970.

➢ **VOIR AUSSI** Besoin. Conception des soins infirmiers. Malade. Usager.

PERSONNEL DE SANTÉ n.

DÉFINITION
Ensemble des personnes qui exercent une fonction dans le domaine de la santé.

NOTE
Déb. XXe siècle.

➢ **VOIR AUSSI** Professions de santé. Profession paramédicale. Professionnel de santé.

PERSONNEL INFIRMIER n. m.

DÉFINITION
Ensemble des infirmiers(ères)* qui au sein du service infirmier* sont, selon leur qualification, habilité(e)s à donner, gérer et/ou enseigner les soins infirmiers*.

NOTES
1. Ce terme, introduit par le comité d'experts en soins infirmiers de l'Organisation mondiale de la santé à Genève en 1950 lors de sa première session, a été repris par le Bureau international du travail, lors de la première réunion sur les conditions de travail et d'emploi du personnel infirmier, tenue à Genève en octobre 1958.
2. 1950.

➢ **VOIR AUSSI** Exercice de la profession d'infirmier(ère). Fonction infirmière. Service de soins infirmiers.

PHARMACOVIGILANCE n. f.

DÉFINITION
Système de surveillance du risque d'effets indésirables des médicaments en cours de développement ou commercialisés.

NOTES
1. Il comporte :
– le signalement des effets indésirables au centre régional de pharmacovigilance ;
– l'enregistrement, l'évaluation et l'exploitation de ces informations dans un but de prévention ;
– la réalisation de toute étude concernant la sécurité d'emploi des médicaments.

2. Les effets indésirables graves ou inattendus font obligatoirement l'objet d'une déclaration par tout médecin, chirurgien-dentiste, sage femme, ou pharmacien qui en a connaissance. Tout professionnel de santé peut en informer le centre régional de pharmacovigilance.

3. Selon le degré de gravité de l'incident, le centre régional transmet sans délai la déclaration à l'Agence française de sécurité sanitaire des produits de santé (Afssaps) qui prend les mesures nécessaires et en informe l'ensemble des utilisateurs par des procédures d'alertes (rappel de lots, suspension d'utilisation, retrait de produits du marché...).

4. Le patient doit être informé des déclarations le concernant.

5. Le système national de pharmacovigilance est le plus ancien système de vigilance sanitaire national, puisque sa mise en place à titre expérimental dans six centres hospitalo-universitaires date de 1973. La loi du 7 juillet 1980 lui a donné une première base législative en modifiant le *Code de la Santé publique*. Puis successivement sont parus les décrets n° 82-682 du 30 juillet 1982, n° 84-402 du 24 mai 1984 et n° 95-278 du 13 mars 1995 qui définissent sa structure et ses objectifs actuels.

À partir de 1995, la dispensation des médicaments dérivés du sang est assurée par le pharmacien. Ces produits sont soumis au dispositif de pharmacovigilance.

La loi n° 93-5 du 4 janvier 1993 relative à la sécurité en matière de transfusion sanguine et de médicament crée l'Agence du médicament dont une des missions est le recueil et l'évaluation des informations sur les effets inattendus ou toxiques des médicaments et autres produits à usage humain. En 1998, elle est remplacée par l'Agence française de sécurité sanitaire des produits de santé (Afssaps).

L'Agence européenne du médicament créée en 1993 assure la coordination de la surveillance des médicaments et elle collabore avec l'Organisation mondiale de la santé (OMS).

6. Loi n° 93-5 du 4 janvier 1993 relative à la sécurité en matière de transfusion sanguine modifiée par la loi n° 98-535 du 1er juillet 1998 relative au renforcement de la veille sanitaire et du contrôle de la sécurité sanitaire des produits destinés à l'homme.

Règlement CEE n° 2309 du Conseil, du 22 juillet 1993 établissant des procédures communautaires pour l'autorisation et la surveillance des médicaments à usage humain et à usage vétérinaire et instituant une Agence européenne pour l'évaluation des médicaments.

Décret n° 95-278 du 13 mars 1995 relatif à la pharmacovigilance et modifiant le *Code de la Santé publique*.

Décret n° 95-566 du 6 mai 1995 relatif à la pharmacovigilance exercée sur les médicaments dérivés du sang humain et modifiant le *Code de la Santé publique*.

Décret n° 2004-99 du 29 janvier 2004 relatif à la pharmacovigilance et modifiant le *Code de la Santé publique*.

7. 1973.

➢ **VOIR AUSSI** Essai clinique. Expérimentation. Gestion des risques. Hémovigilance. Investigation clinique. Matériovigilance. Sécurité sanitaire. Vigilance.

PHOTOTHÉRAPIE n. f.

DÉFINITION
Traitement par les rayons lumineux, en particulier ultraviolets, qui agit par voie transcutanée et permet, notamment chez le nouveau-né ou chez le prématuré, de modifier le taux de bilirubine ou de soigner une affection dermatologique.

NOTES
1. Sous l'action de l'énergie fournie par la lumière fluorescente, la bilirubine non conjuguée subit une photo-oxydation.
2. Fin XIXe siècle.

➢ **VOIR AUSSI** Installation, surveillance et sortie du nouveau-né placé sous photothérapie.

PLACEMENT FAMILIAL n. m.

DÉFINITION
Mode d'accueil et d'hébergement proposé, dans le cadre de la sectorisation psychiatrique*, aux personnes atteintes de troubles mentaux de tous âges pour remplacer l'hospitalisation, quand le maintien ou le retour du patient à son domicile ou dans sa famille ne paraît pas souhaitable. Le patient placé dans une famille d'accueil* bénéficie d'une prise en charge affective et sociale et éventuellement de soins ambulatoires*.

NOTES
1. Ce mode d'accueil et d'hébergement tend à se développer également pour les enfants et les personnes âgées.
2. Arrêté du 1er octobre 1990 relatif à l'organisation et au fonctionnement des services d'accueil familial thérapeutique.
3. Vers 1970.

PLAIE n. f.

DÉFINITION
Lésion du revêtement cutané et des tissus sous-jacents pouvant s'accompagner de perte de substance et affecter les organes internes.

NOTE
1080. *Le Robert, dictionnaire historique de la langue française*, Paris, 1992.

➢ **VOIR AUSSI** Appareillage, irrigation et surveillance d'une plaie. Réalisation et surveillance d'un pansement. Réalisation et surveillance de pansements spécifiques. Renouvellement du matériel de pansements médicamenteux. Renouvellement, surveillance et ablation des systèmes de drainage. Renouvellement, surveillance et ablation des systèmes de tamponnement.

PLAN DE FORMATION n. m.

DÉFINITION
Programme annuel ou pluriannuel qui, dans le cadre de la formation professionnelle continue, regroupe un ensemble coordonné d'actions de formation visant le maintien et/ou le développement des compétences professionnelles, ainsi que la promotion des agents de l'établissement.

NOTES
1. Le plan de formation résulte de l'évaluation des besoins institutionnels et individuels. Élaboré en concertation avec les différents acteurs et soumis aux instances consultatives et décisionnelles, il contri-

bue à la valorisation des ressources humaines et à la mise en œuvre du projet d'établissement.

2. 1971.

➢ **VOIR AUSSI** Formation continue. Politique de formation.

PLAN DE SOINS GUIDE n. m.

DÉFINITION

Plan de soins infirmiers* préétabli à partir d'un diagnostic infirmier prévalent*. Il propose des interventions infirmières* à individualiser en fonction de l'évaluation de la situation du patient*.

NOTES

1. Ce terme a remplacé celui de plan de soins type.

2. *Le guide du service infirmier* n° 4, série Organisation et gestion du service infirmier, BO n° 92-13 bis, introduit la notion de plan de soins guide.

3. 1992.

➢ **VOIR AUSSI** Diagnostic infirmier. Planification des soins infirmiers. Démarche de soins infirmiers. Objectif de soins infirmiers. Problème de soins infirmiers. Transmissions ciblées.

PLAN DE SOINS INFIRMIERS n. m.

DÉFINITION

Élément du dossier de soins infirmiers* qui présente la planification des soins infirmiers*.

NOTES

1. Ce terme a été introduit avec le programme des études de 1972 préparant au diplôme d'État d'infirmier(ère), décret n° 72-818 du 5 septembre 1972 relatif aux études préparatoires et aux épreuves du diplôme d'État d'infirmier(ère).

2. Vers 1970.

➢ **VOIR AUSSI** Diagnostic infirmier. Démarche de soins infirmiers. Objectif de soins infirmiers. Problème de soins infirmiers. Transmissions ciblées.

PLANIFICATION DES SOINS INFIRMIERS n. f.

DÉFINITION

Opération qui, dans la démarche de soins infirmiers*, consiste à fixer les objectifs de soins et les délais pour les atteindre, à programmer les actes de soins infirmiers* sur un support et à organiser leur mise en œuvre ainsi que leur évaluation.

NOTES

1. Dans l'optique de l'organisation du travail, ce terme est également employé de manière restrictive pour désigner la programmation des soins infirmiers à l'intérieur d'une unité de soins, la mise en œuvre de l'ensemble des activités de soins.

2. Vers 1970.

➢ **VOIR AUSSI** Diagramme de soins. Objectif de soins infirmiers. Plan de soins infirmiers. Programmation des soins infirmiers.

PLANIFICATION SANITAIRE n. f.

DÉFINITION

Processus consistant à prévoir et à organiser une ou plusieurs actions de santé selon un plan qui tient compte des besoins* de la population, des moyens disponibles, des structures existantes et de leur répartition géographique entre les secteurs public et privé.

NOTES

1. La circulaire du 15 mars 1960 introduit pour la psychiatrie la notion d'organisation et de répartition de l'offre de soins. La loi n° 70-1318 du 31 décembre 1970 portant réforme hospitalière instaure l'élaboration de la carte sanitaire. La loi n° 91-748 du 31 juillet 1991 portant réforme hospitalière crée les Schémas régionaux d'organisation sanitaire et sociale (Sross), Chapitre II : L'organisation et l'équipement sanitaire, section 1 : Carte sanitaire et schéma d'organisation. L'ordonnance n° 2003-850 du 4 septembre 2003 prévoit une simplification de la planification sanitaire, notamment en supprimant la carte sanitaire et en aménageant le schéma d'organisation sanitaire.
2. Ordonnance n° 2003-850 du 4 septembre 2003 portant simplification de l'organisation et du fonctionnement du système de santé ainsi que des procédures de création d'établissement ou de services sociaux ou médico-sociaux soumis à autorisation.
3. 1960.

➢ **VOIR AUSSI** Politique de santé. Programme de santé. Promotion de la santé.

POLITIQUE DE FORMATION n. f.

DÉFINITION

Ensemble des orientations et des objectifs destinés à promouvoir, par le développement des connaissances et des compétences, la formation et la qualification des personnels. Il implique des stratégies et vise à donner à ces personnels le niveau requis de qualification et à leur permettre de s'adapter et de participer aux évolutions de l'environnement*. Il s'inscrit dans la politique de santé* et dans celle de l'institution.

NOTE

Vers 1970.

➢ **VOIR AUSSI** Commission du service de soins infirmiers. Formation continue. Plan de formation. Politique de soins infirmiers.

POLITIQUE DE SANTÉ n. f.

DÉFINITION

Ensemble des orientations et des objectifs destinés à répondre aux problèmes sanitaires et sociaux d'une population en vue d'améliorer et promouvoir sa santé. Cette politique implique l'élaboration de plans d'actions et de stratégies et le choix de moyens adaptés.

NOTES

1. Elle est un élément de la politique générale du pays et se détermine à différents niveaux : national, régional, local. Elle est liée à l'évolution des besoins de santé et aux ressources disponibles.
2. Deb. XXe siècle.

➢ **VOIR AUSSI** Besoin de santé. Planification sanitaire. Programme de santé. Promotion de la santé. Structure de santé. Structure de soins.

POLITIQUE DE SOINS INFIRMIERS n. f.

DÉFINITION
Ensemble des orientations et des objectifs de soins définis par la direction du service de soins infirmiers*. Cette politique implique des stratégies, prévoit des moyens nécessaires pour répondre aux besoins* de soins infirmiers* des patients et s'inscrit dans la politique de l'institution.

NOTES
1. La loi n° 91-748 du 31 juillet 1991 portant réforme hospitalière, incite à l'élaboration d'un projet de soins infirmiers qui concrétise la politique du service de soins infirmiers. Le(la) directeur(trice) des soins contribue à la définition d'une politique d'amélioration de la qualité des soins.
2. Décret n° 89-758 du 18 octobre 1989 portant statut particulier des infirmiers généraux de la fonction publique hospitalière.
Loi n° 91-748 du 31 juillet 1991 portant réforme hospitalière.
3. Vers 1980.

➢ **VOIR AUSSI** Commission du service de soins infirmiers. Conception des soins infirmiers. Directeur(trice) des soins, coordonnateur général des soins. Directeur(trice) du service de soins infirmiers. Infirmier(ère) général(e). Politique de formation. Projet de soins infirmiers. Projet d'établissement.

POPULATION À RISQUE n. f.

DÉFINITION
Groupe de personnes vulnérables et/ou exposées à un risque d'altération de la santé* lié à des facteurs biologiques, socio-économiques, environnementaux, ethniques et aux habitudes de vie*.

NOTES
1. Cette notion s'est développée avec l'épidémiologie.
2. Mil. XXe siècle.

➢ **VOIR AUSSI** Dépistage. Dépistage des maladies (ou infections) sexuellement transmissibles. Dépistage des maladies professionnelles. Dépistage des pratiques addictives. Épidémiologie. Population cible.

POPULATION CIBLE n. f.

DÉFINITION
Groupe de personnes défini en vue d'une action de santé publique*. Les critères* de définition peuvent être notamment de nature sociodémographique, géographique, économique, sanitaire.

NOTE
Mil. XXe siècle.

➢ **VOIR AUSSI** Dépistage. Épidémiologie. Population à risque.

POSE DE BANDAGE DE CONTENTION n. f.

DÉFINITION
Acte de soins infirmiers*, sur prescription médicale*, qui consiste à mettre en place une bande de gaze ou de crêpe, une bande tissée extensible ou une bande élastique destinée à exercer une pression dégressive sur les membres inférieurs afin d'éviter la stase veineuse, à maintenir en place un matériel à visée thérapeutique, à immobiliser une partie du corps.

NOTES

1. Enseigné et pratiqué depuis le XIXe siècle, ce soin a été reconnu en 1984 comme acte de soins infirmiers sur prescription médicale (décret n° 84-689 du 17 juillet 1984 et dans celui de 1993, abrogés).

2. Décret n° 2002-194 du 11 février 2002 relatif aux actes professionnels et à l'exercice de la profession d'infirmier(ère), art. 6.

3. [Mil. XIXe siècle] – 1984.

➢ **VOIR AUSSI** Prévention non médicamenteuse des thromboses veineuses. Recherche de signes de complications pouvant survenir chez un patient porteur d'un dispositif d'immobilisation ou de contention. Soins et surveillance d'ulcères cutanés chroniques.

POSE DE DISPOSITIF D'IMMOBILISATION n. f.

☑ DÉFINITION

Acte de soins infirmiers*, sur prescription médicale* à condition qu'un médecin puisse intervenir à tout moment, qui consiste à confectionner et/ou à mettre en place un moyen de contention pour immobiliser un membre fracturé ou une partie du corps traumatisée ne nécessitant pas une réduction préalable. L'immobilisation peut avoir aussi une visée antalgique.

NOTES

1. L'immobilisation avec un plâtre peut être réalisée soit de manière circulaire, soit sous forme de gouttière. Moyen de contention classique, il reste indiqué au niveau des segments distaux des membres, en cas de fracture stable.

2. Des matières inaltérables à l'eau et des techniques de confection rendent ces immobilisations plus confortables pour le patient et diminuent les risques de complications.

D'autres immobilisations sont réalisées à l'aide d'attelles, d'appareils, de bandes, d'écharpes, d'anneaux ou par traction-suspension.

3. Enseignée et pratiquée à la fin du XIXe siècle, la pose de plâtre ou autre immobilisation a été reconnue, en 1993, comme technique à laquelle peut participer une infirmière en présence d'un médecin, et depuis 2002 cet acte infirmier est réalisé à condition qu'un médecin puisse intervenir à tout moment.

4. Décret n° 2002-194 du 11 février 2002 relatif aux actes professionnels et à l'exercice de la profession d'infirmier(ère), art. 8.

5. [Fin XIXe siècle] – 1993.

➢ **VOIR AUSSI** Ablation des dispositifs d'immobilisation et de contention. Pose de bandage de contention. Pose de systèmes d'immobilisation après réduction. Recherche de signes de complications pouvant survenir chez un patient porteur d'un dispositif d'immobilisation ou de contention.

POSE DE DISPOSITIF TRANSCUTANÉ ET SURVEILLANCE DE SES EFFETS n. f.

☑ DÉFINITION

Acte de soins infirmiers*, sur prescription médicale*, qui consiste à appliquer sur la peau un adhésif imprégné d'une substance médicamenteuse, communément appelé

« patch » dans le cas de traitements ou « timbre » s'il s'agit de tests, et à en observer l'efficacité et l'innocuité.

NOTES

1. L'utilisation de ces dispositifs se développe notamment pour des traitements au long cours.
2. La diffusion de la substance sur une durée de un à plusieurs jours permet de limiter les contraintes pour le patient.
3. La surveillance porte sur la tolérance aux adhésifs et sur les effets spécifiques du produit médicamenteux.
4. Ces soins ont été reconnus en février 2002 comme acte de soins infirmiers en application d'une prescription médicale.
5. Décret n° 2002-194 du 11 février 2002 relatif aux actes professionnels et à l'exercice de la profession d'infirmier(ère), art. 6.
6. Vers 1960.

➢ **VOIR AUSSI** Administration des médicaments. Vérification de la prise des médicaments non injectables, surveillance de leurs effets et éducation du patient.

POSE DE SONDE GASTRIQUE EN VUE DE TUBAGE, D'ASPIRATION, DE LAVAGE OU D'ALIMENTATION GASTRIQUE n. f.

DÉFINITION

Acte de soins infirmiers*, sur prescription médicale*, qui consiste à introduire dans l'estomac un cathéter souple par la cavité buccale ou nasale. Ce dispositif permet de réaliser des prélèvements à visée diagnostique, d'évacuer le contenu stomacal et/ou d'alimenter le patient.

NOTES

1. Ce soin a été reconnu, en 1981, comme acte de soins infirmiers sur prescription médicale (décret n° 81-539 du 12 mai 1981 et repris dans les décrets successifs en 1984 et 1993, abrogés).
2. Décret n° 2002-194 du 11 février 2002 relatif aux actes professionnels et à l'exercice de la profession d'infirmier(ère), art. 6.
3. [Fin XIXe siècle] – 1981.

➢ **VOIR AUSSI** Administration de l'alimentation par sonde gastrique. Alimentation gastrique. Aspiration gastrique. Changement de sonde d'alimentation gastrique. Lavage d'estomac. Nutrition entérale. Soins et surveillance des patients en assistance nutritive entérale. Tubage gastrique.

POSE DE SONDE RECTALE n. f.

DÉFINITION

Acte de soins infirmiers*, sur prescription médicale*, qui consiste à introduire et à laisser en place dans le rectum un cathéter flexible à bout mousse, percé de trous et lubrifié, afin d'aider le patient à évacuer des gaz intestinaux par stimulation du péristaltisme intestinal.

NOTES

1. Cet acte de soins est notamment réalisé lors d'une atonie colique réactionnelle après une intervention chirurgicale.
2. Par mesure d'hygiène, de confort pour le patient et d'efficacité, la sonde peut être reliée à un dispositif clos.

3. Ce soin a été reconnu comme acte de soins infirmiers sur prescription médicale en 1993 (décret n° 93-345 du 15 mars 1993, abrogé).

4. Décret n° 2002-194 du 11 février 2002 relatif aux actes professionnels et à l'exercice de la profession d'infirmier(ère), art. 6.

5. [Déb. xxe siècle] – 1993.

➢ **VOIR AUSSI** Goutte-à-goutte rectal. Lavement.

POSE DE SONDE THERMIQUE n. f.

DÉFINITION

Introduction et mise en place d'un dispositif souple et atraumatique dans une cavité naturelle (œsophagienne, rectale, urinaire, tympanique, intracardiaque) dans le but de surveiller en continu la température du corps humain, afin de traiter les troubles de la thermorégulation et de prévenir les complications.

NOTES

1. Le dispositif est muni d'une thermistance et il est relié à un appareil électronique d'enregistrement.

2. Ce soin a été reconnu, en 1981, comme acte de soins infirmiers sur prescription médicale (décret n° 81-539 du 12 mai 1981 et repris dans les décrets successifs en 1984 et 1993, abrogés). Non repris en ces termes dans le décret 2002-194 du 11 février 2002.

3. [Vers 1970] – 1981.

➢ **VOIR AUSSI** Participation à la correction de l'hypothermie et de l'hyperthermie. Prise de température.

POSE DE SONDE VÉSICALE EN VUE DE PRÉLÈVEMENT D'URINES, DE LAVAGE, D'INSTILLATION, D'IRRIGATION OU DE DRAINAGE DE LA VESSIE n. f.

DÉFINITION

Acte de soins infirmiers*, sur prescription médicale*, qui consiste à introduire un cathéter dans la vessie par les voies urinaires naturelles. Cet acte permet d'évacuer les urines, de les recueillir en vue d'examens, d'administrer des solutés de lavage, d'évacuer des éléments nuisant à la perméabilité de l'appareil urinaire ou d'instiller des substances médicamenteuses.

NOTES

1. La sonde vésicale est stérile, à usage unique et de diamètre adapté.

2. La pose d'une sonde vésicale peut être temporaire ou prolongée ; dans ce cas on parle de « sonde à demeure ». Elle doit répondre à un protocole de soins infirmiers rigoureux afin d'éviter toute infection nosocomiale.

3. En cas de rétention, le premier sondage vésical chez l'homme est pratiqué par un médecin avec la participation de l'infirmier(ère), décret n° 2002-194 du 11 février 2002, art. 9.

4. Ce soin a été reconnu, en 1981, comme acte de soins infirmiers sur prescription médicale (décret n° 81-539 du 12 mai 1981 relatif à l'exercice de la profession d'infirmier(ère) et repris dans les décrets successifs en 1984 et 1993, abrogés).

5. Décret n° 2002-194 du 11 février 2002 relatif aux actes professionnels et à l'exercice de la profession d'infirmier(ère), art. 6.

6. [Déb. XXe siècle] – 1981.

➢ **VOIR AUSSI** Appréciation du volume de la diurèse. Changement de sonde vésicale. Instillation intra-urétrale. Mesure du volume de la diurèse. Soins et surveillance de l'élimination urinaire.

POSE DE SYSTÈME D'IMMOBILISATION APRÈS RÉDUCTION n. f.

DÉFINITION

Technique de soins* mise en œuvre par le médecin, à laquelle participe l'infirmier(ère). Elle consiste à confectionner et/ou à mettre en place un moyen de contention pour immobiliser un membre fracturé, après réduction orthopédique ou chirurgicale.

NOTES

1. Le système d'immobilisation peut être une résine, un plâtre ou un autre moyen de contention qui permet d'obtenir une stabilisation de la réduction réalisée.

2. Décret n° 2002-194 du 11 février 2002 relatif aux actes professionnels et à l'exercice de la profession d'infirmier(ère), art. 9.

3. [Fin XIXe siècle] – 2002.

➢ **VOIR AUSSI** Ablation de dispositif d'immobilisation ou de contention. Pose de dispositifs d'immobilisation. Recherche de signes de complications pouvant survenir chez un patient porteur d'un dispositif d'immobilisation ou de contention.

POSE DE TIMBRE TUBERCULINIQUE ET LECTURE n. f.

DÉFINITION

Application pendant 48 heures d'un adhésif imprégné de tuberculine pour tester l'immunité tuberculeuse d'une personne. Ce procédé est proscrit depuis 1996 (arrêté du 5 septembre 1996 relatif à la pratique de la vaccination par le vaccin antituberculeux BCG et aux tests tuberculiniques).

NOTES

1. Cette immunité peut être acquise par contact avec le bacille de Koch, ou après la vaccination par le BCG (Bacille de Calmette et Guérin). La lecture faite 24 heures après l'ablation du timbre permet d'apprécier visuellement et par le toucher si le test est positif ou négatif. Il n'est considéré comme positif qu'avec l'apparition d'au moins trois papules vésiculaires. L'absence de réaction rend nécessaire un nouveau test.

2. Enseigné et pratiqué vers 1960, ce soin a été reconnu comme acte de soins infirmiers relevant du rôle propre infirmier en 1984 (décret n° 84-689 du 17 juillet 1984 et repris dans celui de 1993, abrogé).

3. Décret n° 2002-194 du 11 février 2002 relatif aux actes professionnels et à l'exercice de la profession d'infirmier(ère), art. 5.

4. Vers 1960.

➢ **VOIR AUSSI** Pose de dispositifs transcutanés et surveillance de leurs effets. Test tuberculinique.

POSE ET SURVEILLANCE DE GOUTTE-À-GOUTTE RECTAL n. f.

DÉFINITION

Acte de soins infirmiers*, sur prescription médicale*, qui consiste à instiller dans le rectum, à l'aide d'une canule spéciale, le produit médicamenteux prescrit, et à contrôler l'efficacité et l'innocuité de ce traitement.

NOTES

1. Ce soin est donné dans certains cas de constipation et de déshydratation de l'organisme.

2. La surveillance porte sur la présence éventuelle de ballonnements, de douleurs, la présence de selles, leur aspect, leur consistance, leur odeur, leur fréquence.

3. La pose du goutte-à-goutte rectal reconnue en 1981 comme acte de soins infirmiers sur prescription médicale (décret n° 81-539 du 12 mai 1981 abrogé), a été maintenue dans les décrets n° 84-689 du 17 juillet 1984, n° 93-345 du 15 mars 1993, également abrogés. En 2002, elle peut être effectuée soit en application d'une prescription médicale, soit en application d'un protocole médical écrit.

4. Décret n° 2002-194 du 11 février 2002 relatif aux actes professionnels et à l'exercice de la profession d'infirmier(ère), art. 6.

5. [Fin XIXe siècle] – 1981.

➢ **VOIR AUSSI** Extraction de fécalomes. Lavement.

POSTCURE n. f.

DÉFINITION

Période qui suit immédiatement le traitement de la phase aiguë de la maladie* à l'hôpital. Elle comporte la mise en place d'un dispositif allégé de soins* et de traitements pour prévenir les rechutes et faciliter la réinsertion*.

NOTE

Déb. XXe siècle.

➢ **VOIR AUSSI** Centre de postcure.

POSTE FONCTIONNEL n. m.

DÉFINITION

Emploi qui consiste, dans le cadre d'une mission transversale, à conduire des études, à mener des actions d'amélioration et/ou à donner des avis et des conseils dans un domaine particulier, sans exercer de fonction hiérarchique.

NOTES

1. Cet emploi peut être confié à un(e) infirmier(ère), à un cadre de santé ou à tout autre personnel de santé qui possède des compétences spécifiques. Ceux-là sont appelés *personnes-ressources* notamment en qualité de : infirmier(ère) hygiéniste, infirmier(ère) clinicien(ne), stomathérapeute, ou chargé(e)s de l'enseignement clinique en stage, de la formation continue, de la recherche.

2. Vers 1980.

➢ **VOIR AUSSI** Conseiller(ère) technique en soins (CTS). Conseiller(ère) pédagogique. Infirmier(ère) conseiller(ère) pédagogique. Infirmier(ère) conseiller(ère) technique de recteur d'académie. Infirmier(ère) clinicien(ne). Infirmier(ère)-conseil. Infirmier(ère) hygiéniste.

PRATIQUE INFIRMIÈRE n. f.

DÉFINITION
Manière d'administrer les soins infirmiers* selon les règles et les principes de l'art infirmier*.

NOTES
1. Décret n° 93-221 du 16 février 1993 relatif aux règles professionnelles des infirmiers et infirmières.
2. Décret n° 2002-194 du 11 février 2002 relatif aux actes professionnels et à l'exercice de la profession d'infirmier(ère).
3. [XVIIIe siècle.] – Déb. XXe siècle.

➢ **VOIR AUSSI** Acte de soins infirmiers. *Code de Déontologie.* Conception des soins infirmiers. Exercice de la profession infirmière. Modèle de soins infirmiers. Règles professionnelles. Technique de soins. Théorie de soins infirmiers.

PRÉLÈVEMENT DE SANG PAR PONCTION ARTÉRIELLE POUR GAZOMÉTRIE n. m.

DÉFINITION
Acte de soins infirmiers*, sur prescription médicale*, qui consiste à prélever du sang artériel pour le dosage des gaz dissous, par ponction de l'artère radiale ou fémorale à l'aide d'une seringue héparinée.

NOTES
1. Le tube de prélèvement doit être transmis rapidement au laboratoire dans un dispositif contenant de la glace.
2. Si le malade est ventilé, il faut noter la fraction respirée d'oxygène (FiO_2) lors du prélèvement.
3. Cette technique est reconnue, en 1984, acte de soins infirmiers sur prescription médicale à condition qu'un médecin puisse intervenir à tout moment (décret n° 84-689 du 17 juillet 1984 et repris dans celui de 1993, abrogé). Le décret de 2002 habilite l'infirmière à pratiquer cet acte sur prescription médicale et sans restriction.
4. Décret n° 2002-194 du 11 février 2002 relatif aux actes professionnels et à l'exercice de la profession d'infirmier(ère), art. 6.
5. [Mil. XXe siècle] – 1984.

PRÉLÈVEMENT DE SANG PAR PONCTION CAPILLAIRE n. m.

DÉFINITION
Acte de soins infirmiers* sur prescription médicale* qui consiste à recueillir un échantillon de sang par piqûre transcutanée, à des fins d'analyse biologique.

NOTES
1. Il se pratique essentiellement chez les nourrissons et pour la surveillance de certaines affections notamment le diabète.
2. Ce soin a été reconnu, en 1981, comme un acte de soins infirmiers sur prescription médicale (décret n° 81-539 du 12 mai 1981 et repris dans les décrets successifs en 1984 et 1993, abrogés).
3. Décret n° 2002-194 du 11 février 2002 relatif aux actes professionnels et à l'exercice de la profession d'infirmier(ère), art. 6.
4. [Mil. XXe siècle] – 1981.

PRÉLÈVEMENT DE SANG PAR PONCTION VEINEUSE n. m.

DÉFINITION
Acte de soins infirmiers*, sur prescription médicale*, qui consiste à recueillir un

échantillon de sang, par ponction d'une veine périphérique, pour des analyses biologiques, chimiques, bactériologiques et/ou virologiques, portant sur le sérum, le plasma ou les éléments cellulaires.

NOTES

1. Il se pratique en vue du diagnostic, de la surveillance de l'évolution d'une maladie ou du traitement.
2. Ce soin a été reconnu, en 1981, comme acte de soins infirmiers sur prescription médicale (décret n° 81-539 du 12 mai 1981 et repris dans les décrets successifs en 1984 et 1993, abrogés).
3. Décret n° 2002-194 du 11 février 2002 relatif aux actes professionnels et à l'exercice de la profession d'infirmier(ère), art. 6.
4. [Fin du XIXe siècle] – 1981.

PRÉLÈVEMENT DE SANG PAR PONCTION VEINEUSE OU CAPILLAIRE OU PAR CATHÉTER VEINEUX n. m.

➢ **VOIR** Prélèvement de sang par ponction capillaire. Prélèvement de sang par ponction veineuse.

PRÉLÈVEMENT ET COLLECTE DE SÉCRÉTIONS ET D'EXCRÉTIONS n.

DÉFINITION

Acte de soins infirmiers*, sur prescription médicale*, permettant de recueillir, selon des techniques adaptées, des substances produites par l'organisme en vue de les mesurer et/ou de les examiner et/ou de les analyser.

NOTES

1. La sécrétion est un processus physiologique aboutissant à l'émission par des cellules spécialisées, dites sécrétrices, de substances utiles à l'organisme. L'excrétion est le déversement de la substance sécrétée en dehors de l'organe sécréteur, par un canal excréteur. L'excrétion concerne aussi le rejet, hors de l'organisme, de déchets du métabolisme.
2. Les produits recueillis sont notamment les selles, le liquide gastrique, les urines et les produits des glandes exocrines (bile, larmes, lait, salive, sperme, sueur...).
3. Décret n° 2002-194 du 11 février 2002 relatif aux actes professionnels et à l'exercice de la profession d'infirmier(ère). art. 6.
4. [Fin XIXe siècle] – 2002.

➢ **VOIR AUSSI** Aspiration des sécrétions d'un patient. Participation à la réalisation des tests à la sueur. Recueil aseptique des urines. Recueil des sécrétions lacrymales.

PRÉLÈVEMENT NON SANGLANT EFFECTUÉ AU NIVEAU DES TÉGUMENTS OU DES MUQUEUSES DIRECTEMENT ACCESSIBLES n. m.

DÉFINITION

Acte de soins infirmiers sur prescription médicale* permettant de recueillir des écoulements, des squames, des parasites en vue d'un examen cytologique, bactériologique et/ou parasitologique.

NOTES

1. Ces prélèvements s'effectuent notamment au niveau de la peau et des orifices naturels.

2. Ce soin a été reconnu, en 1981, comme acte de soins infirmiers sur prescription médicale (décret n° 81-539 du 12 mai 1981 relatif à l'exercice de la profession d'infirmier(ère) et repris dans les décrets successifs en 1984 et 1993, abrogés).
3. Décret n° 2002-194 du 11 février 2002 relatif aux actes professionnels et à l'exercice de la profession d'infirmier(ère), art. 6.
4. [Fin XIXe siècle] – 1981.

PREMIÈRE INJECTION D'UNE SÉRIE D'ALLERGÈNE n. f.

➢ **VOIR** Injection (première) d'une série d'allergène.

PRÉPARATION DU PATIENT EN VUE D'UNE INTERVENTION n. f.

DÉFINITION
Ensemble d'actes de soins infirmiers*, relevant du rôle propre*, effectués pour un patient* avant un acte chirurgical. Ces actes consistent à informer le patient, à lui assurer un soutien psychologique, à réaliser les soins cutanés pré-opératoires* et à rassembler les éléments du dossier qui doit être transmis en salle d'opération.

NOTES
1. Cette préparation fait l'objet d'un protocole en fonction de la nature de l'intervention chirurgicale.
2. Enseigné et pratiqué depuis la fin du XIXe siècle, ce soin a été reconnu comme acte de soins infirmiers relevant du rôle propre infirmier en 1993 (décret n° 93-345 du 15 mars 1993 relatif aux actes professionnels et à l'exercice de la profession d'infirmier(ère), abrogé).
3. Décret n° 2002-194 du 11 février 2002 relatif aux actes professionnels et à l'exercice de la profession d'infirmier(ère), art. 5.
4. [Fin XIXe siècle] – 1993.

➢ **VOIR AUSSI** Aide et soutien psychologiques. Infirmier(ère) de bloc opératoire diplômé(e) d'État. Protocole de soins infirmiers. Soins cutanés préopératoires.

PRÉPARATION DU PATIENT EN VUE D'UNE INTERVENTION, NOTAMMENT SOINS CUTANÉS PRÉ-OPÉRATOIRES n. f.

➢ **VOIR** Préparation du patient en vue d'une intervention. Soins cutanés pré-opératoires.

PRÉPARATION ET SURVEILLANCE DU REPOS ET DU SOMMEIL n. f.

DÉFINITION
Ensemble d'actes de soins infirmiers* relevant du rôle propre* qui vise à répondre au besoin fondamental* de tout individu de se reposer et de dormir. La surveillance* consiste à observer et évaluer les effets obtenus, notamment en ce qui concerne la durée et l'intensité du sommeil et du repos, ainsi que le degré de satisfaction de la personne.

NOTES
1. Ces actions consistent à :
– identifier et respecter les heures, les rites, les positions facilitant l'endormissement ;

– améliorer le confort du patient : frictions, réfection du lit, changement de linge... ;
– proposer des boissons chaudes ;
– limiter les nuisances : bruits, odeurs, lumière ;
– s'assurer de la bonne température de la pièce, de l'aération... ;
– prendre en compte l'anxiété, la douleur, l'angoisse nocturne ;
– mettre en œuvre des pratiques de soins telles que massages, relaxation, réflexothérapie, sophrologie.

2. Depuis la fin du XVIIIe siècle, ces soins ont fait l'objet de nombreux développements concernant l'instruction et la pratique des soignants. Ils sont reconnus comme actes de soins infirmiers relevant du rôle propre en 1981 (décret n° 81-539 du 12 mars 1981 et repris dans les décrets successifs en 1984 et en 1993, abrogés).

3. Décret n° 2002-194 du 11 février 2002 relatif aux actes professionnels et à l'exercice de la profession d'infirmier(ère), art. 5.

4. [Fin XVIIIe siècle] – 1981.

➢ **VOIR AUSSI** Installation du patient dans une position en rapport avec sa pathologie ou son handicap.

PRÉPARATION, UTILISATION, SURVEILLANCE DES APPAREILS DE CIRCULATION EXTRA-CORPORELLE (CEC) n. f.

DÉFINITION

Actes de soins infirmiers*, sur prescription médicale* à condition qu'un médecin puisse intervenir à tout moment, qui consistent en un ensemble d'opérations et de contrôles effectués sur des appareils permettant de dériver de façon temporaire la circulation sanguine.

NOTES

1. Ces opérations visent à remplacer les fonctions cardiorespiratoires rendues inefficaces par l'arrêt volontaire du cœur, avec ou sans l'ouverture des cavités cardiaques. Elles sont réalisées par un(e) infirmier(ère) en assistance circulatoire qui :
– met en route, conduit et arrête les appareils sur les indications et sous la responsabilité du chirurgien ;
– veille au bon fonctionnement technique de l'assistance circulatoire ;
– collabore avec le médecin anesthésiste à la surveillance des paramètres cliniques du patient ;
– surveille l'apparition éventuelle d'incidents et informe l'équipe médicale ;
– assure la transmission écrite des différents paramètres cliniques et techniques utiles à la conduite de la CEC.

2. L'infirmier(ère) participe à ces techniques médicales depuis 1960. Cette participation a été reconnue officiellement par le décret n° 81-539 du 12 mai 1981 et repris dans les décrets successifs en 1984 et 1993, abrogés.

3. Décret n° 2002-194 du 11 février 2002 relatif aux actes professionnels et à l'exercice de la profession d'infirmier(ère), art. 8.

4. Vers 1960.

➢ **VOIR AUSSI** Infirmier(ère) en assistance circulatoire.

PRESCRIPTION MÉDICALE n. f.

DÉFINITION

Instruction nominative, qualitative et quantitative à visée diagnostique, préventive ou thérapeutique. Ordonnée par un médecin à l'intention d'une personne, elle est écrite, horodatée et signée par le prescripteur.

NOTES

1. Les soins que l'infirmier(ère) est habilité(e) à donner sur prescription médicale font l'objet des articles 6, 7, 8, 9, 10 du décret n° 2002-194 du 11 février 2002 relatif aux actes professionnels et à l'exercice de la profession d'infirmier(ère), et de l'article 29 du décret n° 93-221 du 16 février 1993 relatif aux règles professionnelles des infirmiers et infirmières.
2. La prescription médicale est rédigée par un médecin, sur une ordonnance nominative ou sur la fiche de prescription du dossier de soins ou sous forme d'un protocole écrit, préalablement établi, daté et signé.
3. Décret n° 93-221 du 16 février 1993 relatif aux règles professionnelles des infirmiers et infirmières.
Décret n° 2002-194 du 11 février 2002 relatif aux actes professionnels et à l'exercice de la profession d'infirmier(ère).
4. 1823. *Le Robert. Dictionnaire historique de la langue française*. Paris, 1992.

➢ **VOIR AUSSI** Ordonnance.

PRESTATION DE SOINS INFIRMIERS n. f.

DÉFINITION

Action de dispenser des soins infirmiers* sur prescription médicale* et/ou en fonction du rôle propre de l'infirmier(ère)*.

NOTES

1. Loi n° 78-615 du 31 mai 1978 relative à la profession d'infirmier ou d'infirmière.
2. Décret n° 2002-194 du 11 février 2002 relatif aux actes professionnels et à l'exercice de la profession d'infirmier(ère).
3. Vers 1960.

➢ **VOIR AUSSI** Administration des soins infirmiers.

PRÉVALENCE n. f.

DÉFINITION

« *Nombre des cas de maladies ou des personnes malades, ou de tout autre événement tel qu'un accident, existant ou survenant dans une population déterminée, sans distinction entre les cas nouveaux et les cas anciens.* » (*Bulletin de l'Organisation mondiale de la santé*, n° 35, 1966).

NOTES

1. La prévalence peut être enregistrée soit à un moment précis (prévalence à un moment donné), soit dans tous les cas enregistrés durant une période déterminée (prévalence au cours d'une période donnée). Quand le terme prévalence est employé seul, sans précisions complémentaires, on doit considérer qu'il a le sens de prévalence à un moment donné (Ibid).
2. 1966.

➢ **VOIR AUSSI** Épidémiologie. Incidence.

PRÉVENTION D'ESCARRES n. f.

DÉFINITION

Acte de soins infirmiers*, relevant du rôle propre*, ayant pour but de prévenir l'apparition des troubles trophiques dus à la compression des masses musculocutanées entre une saillie osseuse et un plan dur, et liés à la diminution ou à la perte de la mobilité ainsi qu'à l'affaiblissement de l'état général. Ce soin a d'abord pour but d'identifier les facteurs de risque puis de prévenir, par une série de moyens mis en œuvre de façon régulière et continue, l'apparition d'une rougeur cutanée.

NOTES

1. La prévention d'escarres comprend :
- l'appréciation des facteurs de risque ;
- l'hygiène corporelle ;
- l'amélioration de l'état général du patient par l'hydratation et l'alimentation ;
- l'effleurage des zones de pression ;
- les changements de position du patient et sa mobilisation ;
- l'utilisation d'un matériel de prévention.

2. Depuis la fin du XVIIIe siècle, ce soin a fait l'objet de nombreux développements concernant l'instruction et la pratique des soignants. Il est reconnu comme acte de soins infirmiers relevant du rôle propre en 1981 (décret n° 81-539 du 12 mars 1981 et repris dans les décrets successifs en 1984 et en 1993, abrogés).

3. Décret n° 2002-194 du 11 février 2002 relatif aux actes professionnels et à l'exercice de la profession d'infirmier(ère), art. 5.

4. [Fin XVIIIe siècle] – 1981.

➢ **VOIR AUSSI** Installation du patient dans une position en rapport avec sa pathologie ou son handicap. Lever du patient et aide à la marche ne faisant pas appel aux techniques de rééducation. Recherche des signes de complications pouvant intervenir chez un patient porteur d'un plâtre ou d'une autre immobilisation. Soins d'escarres. Soins d'hygiène corporelle et de propreté. Soins d'hygiène et de confort. Surveillance de l'hygiène et de l'équilibre alimentaires.

PRÉVENTION ET SOINS D'ESCARRES n.

➢ **VOIR** Prévention d'escarres. Soins d'escarres.

PRÉVENTION NON MÉDICAMENTEUSE DES THROMBOSES VEINEUSES n. f.

DÉFINITION

Acte de soins infirmiers* relevant du rôle propre*, qui vise à prévenir et/ou à dépister le risque de formation de caillots dans le système veineux d'un patient.

NOTES

1. Ce risque est accru lors d'une immobilisation partielle ou totale plus ou moins prolongée, ou chez une personne susceptible de développer une maladie thrombo-embolique.

2. Cette prévention consiste à :
- surveiller le pouls, la température, les signes locaux ;
- pratiquer un lever précoce ;
- surélever les pieds du lit ;
- surveiller la mise en place des bas ou du bandage anti-thrombose ;
- apprendre au patient les exercices de mobilisation des membres à effectuer périodiquement ;
- conseiller le port de vêtements peu serrés.

3. Depuis la fin du XVIIIe siècle, ce soin a fait l'objet de l'instruction et de la pratique

P

des soignants. Il est reconnu comme acte de soins infirmiers relevant du rôle propre en 1981 (décret n° 81-539 du 12 mars 1981 et repris dans les décrets successifs en 1984 et en 1993, abrogés).
4. Décret n° 2002-194 du 11 février 2002 relatif aux actes professionnels et à l'exercice de la profession d'infirmier(ère), art. 5.
5. [Fin XVIIIe siècle] – 1981.

➢ **VOIR AUSSI** Installation du patient dans une position en rapport avec sa pathologie ou son handicap. Pose d'un bandage de contention. Recherche de signes de complications pouvant survenir chez un patient porteur d'un plâtre ou d'une immobilisation.

PRÉVENTION PRIMAIRE n. f.

DÉFINITION
Ensemble de mesures visant à prévenir l'apparition d'un problème de santé*, à diminuer l'incidence* d'une maladie* ou à empêcher l'émergence de situations qui peuvent nuire à la santé* d'un individu ou d'une collectivité.

NOTE
Vers 1960.

➢ **VOIR AUSSI** Dépistage. Dépistage des maladies (ou infection) sexuellement transmissibles. Dépistage des maladies professionnelles. Dépistage des pratiques addictives. Dépistage et évaluation des risques de maltraitance. Dépistage, prévention et éducation en matière d'hygiène, de santé individuelle et collective et de sécurité. Éducation pour la santé. Prévention secondaire. Prévention tertiaire.

PRÉVENTION SECONDAIRE n. f.

DÉFINITION
Ensemble d'activités visant à enrayer l'évolution et la propagation d'une maladie* et à en diminuer la prévalence* et la virulence.

NOTE
Vers 1960.

➢ **VOIR AUSSI** Prévention primaire. Prévention tertiaire.

PRÉVENTION TERTIAIRE n. f.

DÉFINITION
Ensemble d'activités ayant pour but de réduire les complications, les récidives, les séquelles dues à une maladie* ou à un accident, d'éviter la chronicité* et de contribuer à la réadaptation* des individus et à leur réinsertion* professionnelle et sociale.

NOTE
Vers 1960.

➢ **VOIR AUSSI** Prévention primaire. Prévention secondaire.

PRISE DE TEMPÉRATURE n. f.

DÉFINITION
Acte de soins infirmiers*, relevant du rôle propre*, qui consiste à mesurer le degré de chaleur de l'organisme par voie centrale ou périphérique. Une courbe thermique est tracée sur la feuille de surveillance.

NOTES

1. La température se mesure en degrés Celsius. Pour l'adulte, la température du corps, au repos, est comprise entre 36,5 °C et 37 °C le matin, entre 37 °C et 37,5 °C le soir. Elle est maintenue constante grâce au système thermorégulateur de l'organisme. En dehors de ces normes, il s'agit d'hyperthermie ou d'hypothermie.

2. Les techniques de prise de température sont plus particulièrement réalisées à l'aide de thermomètres munis de capteurs électroniques (communément appelés thermomètres électroniques) ou de thermomètres à infrarouge (utilisés le plus souvent par voie auriculaire) ainsi qu'avec ceux possédant des capteurs à changement de phase (matrices à points). Depuis 1998, ces thermomètres doivent être marqués CE au titre des dispositifs médicaux.

3. Afin de réduire les risques de contamination pour l'homme et le milieu par le mercure, la prise de température à l'aide d'un thermomètre à mercure a été interdite en 1999.

Les premières expériences de prise de température centrale datent du XVIIe siècle : thermomètre à air de Santorio de Capo d'Istria à Padoue (1561-1636), thermomètre à alcool de Ferdinand II de Médicis (1610-1670), thermomètre à mercure de l'astronome François Ismaïl Boulliau (1605-1691). Entre 1835 et 1850, Becquerel et Breschet établirent que la température normale moyenne de l'homme est à 37 °C, mais c'est Carl August Wunderlich, vers 1868, qui après 16 ans de travaux de recherche introduisit la prise de température en clinique. Il faudra attendre le début du XXe siècle pour que les relevés deviennent une pratique courante et systématique dans les soins aux malades (Patricia Jaffray « Du thermomètre d'Hippocrate aux capteurs à infrarouge ». *Profession infirmière*, n° 48 avril 1996, p. 6 et 7).

Depuis la fin du XVIIIe siècle, ce soin a fait l'objet de l'instruction et de la pratique des soignants. Il est reconnu comme acte de soins infirmiers relevant du rôle propre en 1981 (décret n° 81-539 du 12 mars 1981 et repris dans les décrets successifs en 1984 et en 1993, abrogés).

4. Circulaire DGS/DH n° 97-305 du 22 avril 1997 relative à la gestion du risque mercuriel dans l'activité médicale.

Arrêté du 24 décembre 1998 relatif à l'interdiction de mettre sur le marché des thermomètres médicaux à mercure destinés à mesurer la température interne de l'homme.

Circulaire DH/DGS n° 99-426 du 20 juillet 1999 relative à l'interdiction d'utiliser des thermomètres à mercure destinés à mesurer la température interne de l'homme dans les établissements de santé.

Décret n° 2002-194 du 11 février 2002 relatif aux actes professionnels et à l'exercice de la profession d'infirmier(ère), art. 5.

5. [Mil. XIXe siècle] – 1981.

➢ **VOIR AUSSI** Constante. Dispositif médical. Paramètre. Participation à la correction de l'hypothermie et de l'hyperthermie. Pose de sonde thermique.

PRISE EN CHARGE DE LA DOULEUR n. f.

☑ DÉFINITION

Ensemble d'actes de soins reposant sur l'évaluation de la douleur* et son soulage-

p

ment, grâce aux thérapeutiques médicamenteuses associées à des techniques de soins* complémentaires.

NOTES

1. L'amélioration de la prise en charge de la douleur s'appuie sur l'information du patient et la formation des personnels médicaux et paramédicaux.

2. Aux traitements médicamenteux du soulagement de la douleur peuvent être associées des techniques de soins développées par l'équipe pluridisciplinaire notamment l'utilisation de la respiration, la relaxation, les positionnements antalgiques, les massages, les stimulations thermiques ; certaines requièrent une formation spécifique.

3. Le patient douloureux chronique doit bénéficier d'une structure de prise en charge de la douleur chronique rebelle. L'Agence nationale pour le développement de l'évaluation médicale (Andem) a défini trois types de structures pluridisciplinaires impliquées dans ce type d'accueil :

– la consultation d'évaluation et de traitement de la douleur qui s'adresse spécifiquement à des patients hospitalisés ou accueillis en ambulatoire souffrant de douleurs chroniques rebelles ;

– l'unité d'évaluation et de traitement de la douleur qui possède, en plus de l'organisation précédente, des lits d'hospitalisation, soit dans la structure elle-même, soit dans un ou plusieurs services de l'établissement et dont l'encadrement soignant est formé à la prise en charge de la douleur ;

– le centre d'évaluation et de traitement de la douleur qui est inséré dans une structure hospitalo-universitaire avec une triple mission de soins, d'enseignement et de recherche.

4. Les premiers centres consacrés à la douleur sont apparus au milieu des années 1970 en France. À cette époque, des unités spécialisées se sont développées : des centres anti-douleur et des unités de soins palliatifs en gérontologie et en cancérologie.

En 1995, le législateur fait obligation aux établissements de santé de mettre en œuvre les moyens appropriés à la prise en charge de la douleur et de les intégrer dans le projet d'établissement. La charte du patient hospitalisé introduit la notion de prise en compte de la dimension douloureuse physique et psychologique des patients et de son soulagement, qui doivent être une préoccupation constante de tous les intervenants.

En 1998, le Dr Bernard Kouchner, secrétaire d'État à la Santé, signe une circulaire relative à la mise en œuvre d'un plan d'action triennal de lutte contre la douleur, dans les établissements publics, privés et les réseaux de soins. Elle a pour objet de préciser la mise en place des moyens dont l'évaluation quotidienne systématique, la formation (initiale et continue) des professionnels soignants et administratifs et la prise en compte de la demande des patients ainsi que la mesure de leur satisfaction. La même année, une deuxième circulaire rappelle l'obligation pour les directeurs des établissements de santé d'insérer, dans le livret d'accueil, un carnet douleur qui informe le patient sur les moyens développés pour soulager sa douleur, et sur sa participation dans l'évaluation de celle-ci.

En 1999, une nouvelle circulaire incite les équipes médicales et pluridisciplinaires à élaborer des protocoles autorisant les infirmiers(ères) à utiliser certains antalgiques, et rappelle l'obligation d'être en possession de l'Échelle d'évaluation analogique (EVA) de mesure de l'intensité de la douleur.

En mars 2001, le Dr Kouchner, dans son programme de santé, renforce le dispositif en place par la création, sur la base du volontariat, d'une vingtaine de Comités de lutte contre la douleur (Clud).

Jusqu'en février 2002, le rôle de l'infirmier(ère) dans la prise en charge de la douleur n'apparaissait pas explicitement dans les décrets relatifs à l'exercice infirmier. Le décret n° 2002-194 stipule que l'infirmier(ère) participe à la prévention, à l'évaluation et au soulagement de la douleur (art. 2) ; il(elle) recueille les observations concernant l'évaluation de la douleur (art. 5), et il(elle) est habilité à entreprendre et adapter les traitements antalgiques dans le cadre des protocoles préétablis écrits, datés et signés par le médecin (art. 7).

5. Circulaire DGS/DH n° 98/586 du 22 septembre 1998 relative à la mise en œuvre du plan d'action triennal de lutte contre la douleur dans les établissements publics et privés.

Recommandations Anaes février 1999 : Évaluation et suivi de la douleur chronique en médecine ambulatoire.

Circulaire DGS/DH/DAS n° 99/84 du 11 février 1999 relative à la mise en place de protocoles de prise en charge de la douleur aiguë par les équipes pluridisciplinaires médicales et soignantes des établissements de santé et institutions médico-sociales.

Décret n° 2002-194 du 11 février 2002 relatif aux actes professionnels et à l'exercice de la profession d'infirmier(ère).

Circulaire DHOS/E2/2002/266 du 30 avril 2002 relative à la mise en œuvre du programme national de lutte contre la douleur 2002-2005 dans les établissements de santé.

Loi n° 2002-303 du 4 mars 2002 relative aux droits des malades et à la qualité du système de santé.

Loi n° 2005-370 du 22 avril 2005 relative aux droits des malades et à la fin de vie.

6. [Vers 1980] – 2002.

> **VOIR AUSSI** Comité de lutte contre la douleur. Détresse physique et psychique. Droits des patients. Évaluation de la douleur. Soins d'accompagnement des personnes en fin de vie. Soins palliatifs.

PRISE ET RECUEIL DE PRESSION HÉMODYNAMIQUE FAISANT APPEL À DES TECHNIQUES À CARACTÈRE VULNÉRANT n.

P

DÉFINITION

Technique de soins* mise en œuvre par le médecin, à laquelle participe l'infirmier(ère), qui consiste à mesurer les forces (débits, pressions, résistances) qui régissent les mouvements du sang dans le cœur et les vaisseaux par la manipulation d'un dispositif mis en place par un médecin.

NOTES

1. Les paramètres étudiés sont :

– des pressions : artérielle moyenne, artérielle diastolique, artérielle systolique, artérielle pulmonaire, Pression capillaire

artérielle pulmonaire (PCAP), pression capillaire du ventricule droit ;
– des débits (cardiaque, index cardiaque) ;
– des résistances (artérielle systémique, artérielle pulmonaire).
2. Deux techniques permettent d'effectuer couramment ces mesures hémodynamiques : la Pression veineuse centrale (PVC), le cathétérisme cardiaque droit avec la sonde de Swan Ganz ou par l'introduction d'une sonde à ballonnet dans la veine fémorale.
3. Pratiqués à partir de 1970, ces soins ont été reconnus comme acte de soins infirmiers à effectuer en présence d'un médecin par le décret n° 93-345 du 15 mars 1993 (décret n° 93-345 du 15 mars 1993, abrogé).
4. Décret n° 2002-194 du 11 février 2002 relatif aux actes professionnels et à l'exercice de la profession d'infirmier(ère), art. 9.
5. 1970.

➢ **VOIR AUSSI** Mesure de la Pression veineuse centrale (PVC).

PROBLÈME DE SOINS INFIRMIERS n. m.

DÉFINITION
Problème de santé* identifié par un(e) infirmier(ère)* et dont la solution relève de sa compétence.

NOTES
1. La formulation du problème avec ses manifestations et ses causes peut être qualifiée de diagnostic infirmier.
2. La solution implique une action concertée entre l'infirmier(ère), l'équipe soignante, la personne et son entourage, selon un projet de soins déterminé.
3. Vers 1970.

➢ **VOIR AUSSI** Action concertée. Décret de compétence. Démarche de soins infirmiers. Diagnostic infirmier. Diagnostic infirmier prévalent. Planification des soins infirmiers. Projet de soins. Rôle propre de l'infirmier(ère). Transmissions ciblées.

PROCESSUS DE SOINS INFIRMIERS n. m.

➢ **VOIR** Démarche de soins infirmiers.

PROFESSION INFIRMIÈRE n. f.

DÉFINITION
Groupe social structuré et reconnu, constitué par l'ensemble des personnes possédant les titres et/ou les diplômes exigés par la législation en vigueur, pour l'exercice infirmier*.

NOTES
1. La profession infirmière fait partie des professions représentées au Conseil supérieur des professions paramédicales (CSPPM).
2. Par une longue et lente évolution de leur pratique, de leur formation et des dispositions législatives et réglementaires, les infirmiers(ères) sont passé(e)s, de la fin du XIXe siècle à nos jours, du statut exclusif d'auxiliaire médical(e) à celui de professionnel(le) ayant une responsabilité propre.
3. Loi n° 78-615 du 31 mai 1978 modifiant le *Code de la Santé publique*.
Loi n° 80-527 du 12 juillet 1980 modifiant certaines dispositions du *Code de la Santé publique* relatives à l'exercice de la profession d'infirmier(ère) ou d'infirmière et de

certaines autres professions d'auxiliaires médicaux.
Décret n° 93-221 du 16 février 1993 relatif aux règles professionnelles des infirmiers et infirmières.
Décret n° 2002-194 du 11 février 2002 relatif aux actes professionnels et à l'exercice de la profession d'infirmier(ère).
Ordonnance n° 2003-850 du 4 septembre 2003 portant simplification de l'organisation et du fonctionnement du système de santé ainsi que des procédures de création d'établissement ou de services sociaux ou médico-sociaux soumis à autorisation.
4. 1922.

➢ **VOIR AUSSI** Auxiliaire médical. Conseil supérieur des professions paramédicales. Exercice de la profession d'infirmier(ère). Fonction infirmière. Infirmier(ère). Profession paramédicale. Professions de santé. Règles professionnelles. Service infirmier.

PROFESSION PARAMÉDICALE n. f.

DÉFINITION

Ensemble des personnes autres que médecins, pharmaciens, dentistes et sages-femmes qui exercent une profession de santé* réglementée en rapport avec la médecine.

NOTES

1. Douze professions sont représentées au Conseil supérieur des professions paramédicales (CSPPM) : audioprothésiste, diététicien(ne), ergothérapeute, infirmier(ère), manipulateur d'électroradiologie médicale, masseur kinésithérapeute, orthophoniste, orthoptiste, pédicure-podologue, psychomotricien, opticien-lunetier et technicien(ne) de laboratoire.
2. Déconseillé par l'Organisation mondiale de la santé (Actes officiels n° 198, 1972), l'usage du terme paramédical s'est néanmoins imposé progressivement dans le domaine de la santé.
3. [1922] – 1973.

➢ **VOIR AUSSI** Auxiliaire médical. Conseil supérieur des professions paramédicales. Professionnel de santé.

PROFESSIONNEL DE SANTÉ n. m.

DÉFINITION

Personne qui, en vertu d'un diplôme qui l'y habilite, exerce une profession réglementée dans le domaine de la santé*.

NOTE

Vers 1970.

➢ **VOIR AUSSI** Profession paramédicale. Professions de santé.

PROFESSIONS DE SANTÉ n. f. pl.

DÉFINITION

Ensemble des professionnels de qualifications différentes qui exercent leur activité dans le domaine de la santé*.

NOTE

Vers 1970.

➢ **VOIR AUSSI** Profession paramédicale. Professionnel de santé.

PROFIL DE POSTE n. m.

DÉFINITION

Description des missions, du contexte, des activités et des tâches spécifiques à un poste de travail défini. Cette description précise les compétences professionnelles, la situation hiérarchique et le(s) diplôme(s) requis pour un poste donné.

NOTES

1. Il est utilisé pour le recrutement, l'affectation et l'évaluation du personnel.
2. Il peut être élaboré et validé avec la personne concernée en collaboration avec les professionnels qui occupent le même poste.
3. C'est une exigence définie dans les recommandations de l'ANAES et notamment dans le référentiel *Gestion des ressources humaines.*
4. Vers 1980.

➢ **VOIR AUSSI** Charge de travail en soins infirmiers. Tâche infirmière.

PROGRAMMATION DES SOINS INFIRMIERS n. f.

DÉFINITION

Action qui, après la planification des soins infirmiers*, consiste à les répartir dans le temps et à en attribuer la réalisation aux différents membres de l'équipe.

NOTES

1. Cette programmation tient compte notamment des priorités thérapeutiques, de la demande des patients et des moyens disponibles.
2. Vers 1970.

➢ **VOIR AUSSI** Démarche de soins infirmiers. Diagramme de soins. Dossier de soins infirmiers.

PROGRAMME D'AIDE PERSONNALISÉ n. m.

➢ **VOIR** Acte infirmier de soins (AIS).

PROGRAMME DE SANTÉ n. m.

DÉFINITION

Ensemble organisé de projets, d'activités et de soins infirmiers* qui peuvent être mis en œuvre simultanément ou successivement. Il permet d'atteindre, dans un délai fixé, un ou plusieurs objectifs prédéterminés en rapport avec un problème de santé* défini pour une population précise.

NOTES

1. Les principales étapes sont :
– l'évaluation de l'état de santé d'une population définie ;
– la détermination des problèmes prioritaires ;
– la fixation d'objectifs réalisables ;
– l'élaboration de stratégies ;
– le choix des actions ;
– l'estimation des ressources et des services disponibles et nécessaires ;
– l'estimation des coûts ;
– la mise en œuvre du programme ;
– l'évaluation des résultats (efficacité, coûts, indice de satisfaction, etc.) ;
– le réajustement.
2. Vers 1960.

➢ **VOIR AUSSI** Planification sanitaire. Politique de santé. Population cible. Promotion de la santé. Santé. Santé communautaire. Santé mentale. Santé publique.

PROJET D'ÉTABLISSEMENT n. m.

DÉFINITION

Ensemble des orientations stratégiques d'un établissement ou d'une institution de santé, déclinées dans un plan d'actions. Ce projet définit, notamment sur la base du projet médical, les objectifs généraux de l'établissement dans le domaine médical et des soins infirmiers, de la recherche biomédicale, de la gestion et du système d'information. Il comprend un projet social.

NOTES

1. Deux phases distinctes et itératives sont nécessaires :

– une phase conceptuelle : analyse de la situation, détermination des objectifs et des actions, faisabilité du projet ;

– une phase opérationnelle de réalisation et d'évaluation des actions choisies.

2. Le projet social prend un caractère obligatoire avec la loi de modernisation sociale de 2002. « *Le projet social définit les objectifs généraux de la politique sociale de l'établissement ainsi que les mesures permettant la réalisation de ces objectifs. Il porte notamment sur la formation, l'amélioration des conditions de travail, la gestion prévisionnelle et prospective des emplois et des qualifications et la valorisation des acquis professionnels* », *Code de la Santé publique.*

3. Ce processus collectif permet la mobilisation, la réflexion et l'expression des personnels sur le devenir de l'institution.

4. Dans les établissements publics de santé le projet d'établissement est soumis à la Commission médicale d'établissement (CME), au Comité technique d'établissement (CTE) et à la Commission du service de soins infirmiers (CSSI) pour avis, puis au Conseil d'administration (CA) pour délibération. Il est transmis à l'Agence régionale de l'hospitalisation (ARH) qui dispose d'un délai de six mois pour vérifier sa compatibilité avec les objectifs du Schéma régional de l'organisation sanitaire (Sros) et l'approuver. Établi pour une durée maximale de 5 ans, il peut être révisé avant ce terme.

5. Depuis la loi du 31 juillet 1991, chaque établissement de santé doit élaborer un projet d'établissement. L'ordonnance du 24 avril 1996 renforce la démarche contractuelle en préconisant, pour les établissements de santé, l'élaboration d'un Contrat d'objectifs et de moyens (Com) conclu avec l'agence régionale de l'hospitalisation. Ce dernier énonce les objectifs d'évolution dans le temps en terme d'activité, d'organisation interne, de gestion et de coopérations et fixe le cadre de leur financement. Par ailleurs, il doit comporter un volet social en cohérence avec le projet social de l'établissement. Ce volet social décrit les actions qui vont permettre d'accompagner la transformation ou les adaptations de l'existant. L'ordonnance du 4 septembre 2003 réitère la notion de contrat en introduisant les Contrats pluriannuels d'objectifs et de moyens (CPOM) et en fixe les règles.

6. Loi n° 91-748 du 31 juillet 1991 portant réforme hospitalière.

Ordonnance n° 96-346 du 24 avril 1996 portant réforme de l'hospitalisation publique et privée.

Circulaire DH/EO/97 n° 22 du 13 janvier 1997 relative au contrat d'objectifs et de moyens.

Circulaire DHOS/P1/2001/335 du 3 juillet 2001 relative au projet social et au volet social des contrats d'objectifs et de moyens des établissements de santé financés par dotation globale.

Loi n° 2002-73 du 17 janvier 2002 de modernisation sociale.

Ordonnance n° 2003-850 du 4 septembre 2003 portant simplification de l'organisation et du fonctionnement du système de santé ainsi que des procédures de création d'établissement ou de services sociaux ou médico-sociaux soumis à autorisation.
7. 1991.

➢ **VOIR AUSSI** Commission du service de soins infirmiers. Politique de soins infirmiers. Projet de soins infirmiers.

PROJET DE SOINS INDIVIDUALISÉ n. m.

DÉFINITION

Plan d'action élaboré par une équipe soignante* avec la collaboration du patient* et/ou de sa famille.

NOTE

Vers 1970.

➢ **VOIR AUSSI** Contrat de soins. Contrat de soins infirmiers. Démarche de soins infirmiers. Dossier de soins infirmiers. Équipe de soins. Équipe pluridisciplinaire. Politique de soins infirmiers. Projet thérapeutique.

PROJET DE SOINS INFIRMIERS n. m.

DÉFINITION

Plan d'action élaboré en fonction de la politique de soins infirmiers*. Les objectifs globaux portent sur les prestations de soins infirmiers*, l'évaluation qualitative et quantitative des soins, la formation des personnels et la recherche infirmière*.

NOTES

1. Le projet de soins infirmiers s'appuie sur :
– les valeurs de référence auxquelles adhèrent les infirmiers(ères) de l'institution en ce qui concerne l'être humain, la santé et les soins ;
– les missions fixées par le service de soins infirmiers de l'établissement dans le cadre législatif et réglementaire ;
– l'analyse contextuelle de l'exercice infirmier aux plans éthique, déontologique, socioculturel, économique ;
– l'évaluation de la politique de soins infirmiers.
2. Le projet de soins infirmiers, défini par la loi du 31 juillet 1991, s'inscrit dans le projet d'établissement. La Commission du service de soins infirmiers (CSSI) et la Commission médicale d'établissement (CME) émettent leur avis sur le projet de soins infirmiers.
3. Le terme de projet est apparu dans la littérature relative au management des institutions vers 1980 aux États-Unis et en 1985 en France. Cette notion a été introduite dans l'organisation et la gestion des hôpitaux vers 1990. Elle répond à la nécessité de concilier la maîtrise des dépenses de santé et le besoin d'épanouissement humain des acteurs.
4. Depuis 2002, avec la création du corps des directeurs(trices) de soins, le coordonnateur général des soins élabore avec l'ensemble des professionnels concernés le projet de soins, le met en œuvre par et pour une politique d'amélioration continue de la qualité.
5. Loi 91-748 du 31 juillet 1991 portant réforme hospitalière.
Décret n° 2002-550 du 19 avril 2002 portant statut particulier du corps des directeurs des soins de la fonction publique hospitalière.

6. 1991.

➢ **VOIR AUSSI** Équipe pluridisciplinaire. Projet d'établissement.

PROJET PÉDAGOGIQUE n. m.

DÉFINITION

Cadre de référence écrit qui a pour but d'organiser et de structurer une formation. Il est négocié au sein de l'équipe enseignante* et se fonde sur une conception des soins, de l'exercice professionnel et de la formation dans le respect des textes réglementaires. Il tient compte de la population concernée, de la politique de formation* et des caractéristiques de l'institution. Il a un caractère contractuel et fait l'objet d'évaluations et de réajustements.

NOTES

1. Dans les instituts de formation et les écoles, le projet pédagogique est soumis à l'approbation du conseil technique.

2. Vers 1970.

➢ **VOIR AUSSI** Conseil technique. Conception des soins infirmiers. Contrat pédagogique. Institut de formation en soins infirmiers. Théories de soins infirmiers. Institut de formation des cadres de santé.

PROJET PROFESSIONNEL n. m.

DÉFINITION

Expression d'intentions personnelles pour l'exercice de la profession choisie.

NOTES

1. Le projet professionnel est le plus souvent formulé par écrit. Il peut être demandé lors des formalités de sélection, d'orientation professionnelle ou de recrutement. Il est une des composantes de l'épreuve d'admission en institut de formation des cadres de santé et en institut de formation en soins infirmiers.

2. Il est inscrit dans le programme des études conduisant au diplôme d'État d'infirmier(ère) et au diplôme d'État de puéricultrice.

3. Arrêté du 13 juillet 1983 relatif au diplôme d'État de puéricultrice.

Arrêté du 18 août 1995 relatif au diplôme de cadre de santé.

Arrêté du 6 septembre 2001 modifiant l'arrêté du 23 mars 1992 modifié relatif aux conditions d'admission dans les instituts de formation en soins infirmiers préparant au diplôme d'État d'infirmier(ère).

Décret n° 2001-697 du 26 juillet 2001 modifiant le décret n° 81-306 du 2 avril 1981 modifié relatif aux études conduisant au diplôme d'infirmier et d'infirmière.

4. [Vers 1980] – 1992.

PROJET THÉRAPEUTIQUE n. m.

DÉFINITION

Plan d'action élaboré et mis en œuvre par une équipe pluridisciplinaire* sous la responsabilité du médecin. Il a pour but d'aider les patients* pris séparément ou en groupe à restaurer ou à améliorer leur santé* en les amenant à modifier leur comportement* ou leur mode de vie*.

NOTES

1. Cette expression, le plus souvent employée en santé mentale, apparaît dans d'autres types d'activités de soins. Dans le cadre de

l'hospitalisation à domicile, il est intitulé projet thérapeutique, clinique et psycho-social.
2. Vers 1970.

➢ **VOIR AUSSI** Contrat de soins. Équipe soignante. Hospitalisation à domicile. Projet de soins individualisé. Surveillance et évaluation des engagements thérapeutiques qui associent le médecin, l'infirmier(ère) et le patient.

PROMOTION DE LA SANTÉ n. f.

DÉFINITION
« *Ensemble des actions qui visent à améliorer la santé* des individus et de la collectivité en privilégiant les modes de vie* et les autres facteurs sociaux, économiques, environnementaux et personnels qui contribuent à la santé* » (Organisation mondiale de la santé, glossaire. Série *Santé pour tous*, vol. 1 à 8, Genève, 1984).

NOTES
1. La promotion de la santé implique des choix politiques et nécessite la collaboration des divers acteurs et organismes concernés afin de déterminer et de mettre en œuvre des programmes de santé.
2. Vers 1960.

➢ **VOIR AUSSI** Action concertée. Planification sanitaire. Politique de santé. Programme de santé. Santé communautaire. Santé mentale. Santé publique.

PROTECTION MATERNELLE ET INFANTILE (PMI) n. f.

DÉFINITION
Structure de santé*, animée par une équipe pluridisciplinaire*, ayant pour objet la protection et la promotion de la santé* de l'enfant avant six ans et de sa famille. En outre, elle doit participer aux actions de prévention des mauvais traitements et de prise en charge des mineurs maltraités.

NOTES
1. L'équipe est constituée notamment de médecins, d'assistantes sociales, de puériculteurs(trices), de sages-femmes, de psychologues, d'auxiliaires de puériculture et d'éducateurs(trices) de jeunes enfants. Elle assure entre autres les missions suivantes :
– l'organisation de consultations prénuptiales, le suivi de la santé des enfants avec les visites prénatales et postnatales, les consultations de la petite enfance et les bilans de santé en école maternelle ;
– l'organisation d'activités collectives pour favoriser la socialisation de l'enfant et de sa famille ;
– l'agrément, la formation et le suivi des assistantes maternelles ;
– la prévention et la protection de la maltraitance.
2. Ce service départemental est divisé en circonscriptions ou unités territoriales, elles-mêmes divisées éventuellement en secteurs. Depuis la loi de décentralisation de 1982, la gestion des services de protection maternelle et infantile est confiée aux départements (conseils généraux).
3. Le déclin démographique et l'état de santé précaire des populations, liés aux méfaits de la deuxième guerre mondiale, conduisent les pouvoirs publics à promouvoir une politique de santé en faveur de la mère et de l'enfant et de lutte contre la mortalité infantile. Le texte fondateur de

1945 organise la protection maternelle et infantile en s'inspirant :
– de l'action de prévention, de conseil, d'éducation et de soins donnés par les infirmières d'hygiène sociale à l'enfance et à la tuberculose du début du XXe siècle (1923-1938) ;
– de l'action des institutions associatives et caritatives de protection maternelle et infantile (« la Goutte de lait », les dispensaires de Madame Achille Fould et de Léonie Chaptal... de la fin du XIXe siècle et du début du XXe siècle).
La mise en place de la PMI aboutit à la création du diplôme d'État de puéricultrice en 1947. À l'origine attachés à la survie des enfants, ses objectifs ont évolué vers une notion plus globale de la santé et de sa promotion.
4. Ordonnance n° 45.2720 du 2 novembre 1945 sur la Protection maternelle et infantile.
Décret n° 62-840 du 19 juillet 1962 relatif à la protection maternelle et infantile.
Loi n° 64-677 du 6 juillet 1964 modifiant le titre 1er (protection maternelle et infantile) du livre II du *Code de la Santé publique*.
Circulaire n° 4-83 du 16 mars 1983 sur les orientations du service départemental de Protection maternelle et infantile.
Loi n° 89-487 du 10 juillet 1989 relative à la prévention des mauvais traitements à l'égard des mineurs et à la protection de l'enfance.
Loi n° 89-899 du 18 décembre 1989 relative à la protection et à la promotion de la santé de la famille et de l'enfance et adaptant la législation sanitaire et sociale aux transferts de compétences en matière d'aide sociale et de santé.
Loi n° 92-642 du 12 juillet 1992 relative aux assistant(e)s maternel(le)s et modifiant le *Code des Actions sociales et des familles*, le *Code de la Santé publique* et le *Code du Travail*.
Décret n° 92-785 du 6 août 1992 relatif à la protection maternelle et infantile.
Décret n° 92-1051 du 29 septembre 1992 relatif à l'agrément des assistant(e)s maternel(le)s et aux commissions consultatives paritaires départementales *Code de la Santé publique*.
5. 1945.

➢ **VOIR AUSSI** Action concertée. Auxiliaire de puériculture. Dépistage. Dépistage des maladies (ou infections) sexuellement transmissibles. Dépistage et évaluation des risques de maltraitance. Dépistage, prévention et éducation en matière d'hygiène, de santé individuelle et collective et de sécurité. Éducation pour la santé. Puériculteur(trice). Suivi. Suivi de l'enfant dans son développement et son milieu de vie.

PROTOCOLE DE SOINS INFIRMIERS n. m.

☑ DÉFINITION

Description des procédures qu'il est convenu d'appliquer dans certaines situations de soins infirmiers*. Elle guide l'exécution des prestations et contribue à leur qualité.

NOTES

1. Une ou plusieurs fiches techniques accompagnent cette description ; elles sont validées périodiquement par la direction des soins.
2. Les protocoles de soins infirmiers peuvent être d'ordre préventif, thérapeutique et/ou éducatif.

3. Décret n° 2002-194 du 11 février 2002 relatif aux actes professionnels et à l'exercice de la profession d'infirmier(ère), art. 3 et 4.
4. [Vers 1970] – 1992. (*Guide du service infirmier* n° 4, série organisation et gestion du service infirmier, *Protocoles de soins infirmiers*, BO n° 92-13 bis, Paris, 1992).

➢ **VOIR AUSSI** Acte de soins infirmiers. Rôle propre de l'infirmier(ère). Soins techniques. Techniques de soins.

PUÉRICULTEUR(TRICE) n.

DÉFINITION

Infirmier(ère) spécialisé(e)* ou sage-femme titulaire du diplôme d'État de puéricultrice. Il(elle) contribue à maintenir, à restaurer, à promouvoir la santé* des enfants de la naissance à l'adolescence dans leur famille et dans les différentes structures d'accueil et de soins. Il(elle) assure, outre les soins donnés, des fonctions de prévention, d'éducation, d'encadrement au sein d'équipes pluridisciplinaires* médico-sociales et éducatives.

NOTES

1. Depuis 2002, les activités exercées en priorité par un(e) infirmier(ère) titulaire du diplôme d'État de puéricultrice ou infirmier(ère) en cours de formation préparant à ce diplôme sont énumérés dans le décret n° 2002-194 du 11 février 2002, art. 11.
2. Cette première spécialisation d'infirmière a été créée en 1947 pour répondre à la nécessité de développer le secteur de Protection maternelle infantile (PMI), au lendemain de la Seconde Guerre mondiale.
La formation est régie par l'arrêté du 13 juillet 1983 relatif au diplôme d'État de puéricultrice.
3. Décret n° 47-1544 du 13 août 1947 relatif à la création d'un diplôme d'État de puéricultrice.
Décret n° 90-1118 du 12 décembre 1990, modifiant le décret n° 47-1544 du 13 août 1947 modifié instituant le diplôme d'État de puéricultrice.
Décret n° 93-221 du 16 février 1993 relatif aux règles professionnelles des infirmiers et infirmières.
Décret n° 2002-194 du 11 février 2002 relatif aux actes professionnels et à l'exercice de la profession d'infirmier(ère), art. 11.
4. [Vers 1930] – 1947.

➢ **VOIR AUSSI** Auxiliaire de puériculture. Exercice de la profession d'infirmier(ère). Infirmier(ère) spécialisé(e). Protection maternelle et infantile. Structure de soins.

PULVÉRISATION DE PRODUITS MÉDICAMENTEUX n. f.

DÉFINITION

Acte de soins infirmiers*, sur prescription médicale*, qui consiste à projeter, à l'aide d'un dispositif, une solution médicamenteuse réduite en fines particules, sur des muqueuses ou sur le revêtement cutané.

NOTES

1. On utilise notamment des pulvérisateurs, des vaporisateurs, des brumisateurs et des aérosols doseurs.
2. Les principales indications sont les affections de la sphère oto-rhino-laryngo-

logique et stomatologique. Ce soin est également prescrit pour la détersion des plaies.

3. On utilise le plus souvent des antiseptiques, des antibiotiques, des antifongiques, des anti-inflammatoires, des antihistaminiques, des vasodilatateurs et des bronchodilatateurs.

4. Enseigné et pratiqué depuis la fin du XIXe siècle, ce soin a été reconnu comme acte de soins infirmiers sur prescription médicale en 1981 (décret n° 81-539 du 12 mai 1981 et repris dans les décrets successifs en 1984 et 1993, abrogés).

5. Décret n° 2002-194 du 11 février 2002 relatif aux actes professionnels et à l'exercice de la profession d'infirmier(ère), art. 6.

6. [Fin XIXe siècle] – 1981.

➢ **VOIR AUSSI** Administration en aérosol de produits non médicamenteux. Administration en aérosols de produits médicamenteux.

QUALITÉ DES SOINS INFIRMIERS n. f.

DÉFINITION

Caractéristique des soins infirmiers* qui répond aux critères* de sécurité, d'efficacité, d'utilité, d'accessibilité, d'acceptabilité et d'efficience.

NOTES

1. La qualité est définie par les usages et par l'état des connaissances ; elle fait l'objet d'une rédaction de procédures.

2. Vers 1970.

➢ **VOIR AUSSI** Accréditation. Agence nationale d'accréditation et d'évaluation en santé. Critère de soins infirmiers. Évaluation de la qualité des soins infirmiers. Indicateur de soins infirmiers. Norme de soins infirmiers. Protocole de soins infirmiers.

RÉADAPTATION n. f.

DÉFINITION
Ensemble de mesures visant à restaurer la capacité du patient* à mener une existence autonome et à reprendre éventuellement une activité professionnelle.

NOTES
1. Circulaire DH/EO n° 97-841 du 31 décembre 1997 relative aux orientations en matière d'organisation des soins de suite ou de réadaptation.
2. Déb. XXe siècle.

➢ **VOIR AUSSI** Autonomie. Dépendance. Handicapé. Indépendance. Prévention tertiaire. Réinsertion. Re-socialisation. Soins de réadaptation.

RÉALISATION ET SURVEILLANCE DE PANSEMENTS SPÉCIFIQUES n. f.

DÉFINITION
Ensemble d'actes de soins infirmiers* sur prescription médicale*, qui consiste à mettre sur une partie du corps ou sur une plaie*, selon une technique déterminée, un produit de recouvrement spécialement adapté à la lésion et à observer l'efficacité de cette thérapeutique et les réactions du patient*.

NOTES
1. Ce soin a été reconnu en 1984 comme actes de soins infirmiers sur prescription médicale (décret n° 84-689 du 17 juillet 1984 et dans celui de 1993, abrogés).
2. Décret n° 2002-194 relatif aux actes professionnels et à l'exercice de la profession d'infirmier(ère), art. 6.
3. [Fin XVIIIe siècle] – 1984.

➢ **VOIR AUSSI** Réalisation et surveillance des bandages. Réalisation et surveillance des pansements. Réalisation, surveillance et renouvellement des pansements non médicamenteux. Renouvellement et ablation des pansements médicamenteux.

RÉALISATION ET SURVEILLANCE DES BANDAGES n. f.

DÉFINITION
Ensemble d'actes de soins infirmiers*, relevant du rôle propre*, qui consiste à maintenir ou à protéger un pansement ou une partie du corps traumatisée, au moyen de bandes et/ou d'écharpes.

NOTES
1. Ces actes s'effectuent selon des règles techniques précises. La surveillance porte sur l'efficacité, la sécurité, le confort, l'esthétique.
2. Pratiqués depuis le XVIIe siècle, ce soin a été reconnu comme acte de soins infirmiers en 1993.

3. Le mot bandage est utilisé couramment pour désigner tout ce qui sert à occulter une plaie depuis le XVIIe siècle (1653). *Le Robert. Dictionnaire historique de la langue française*. Paris, 1992.
4. Décret n° 2002-194 du 11 février 2002 relatif aux actes professionnels et à l'exercice de la profession d'infirmier(ère), art. 5.
5. [1653] – 1984.

➢ **VOIR AUSSI** Pose de bandages de contention. Réalisation et surveillance de pansements spécifiques. Réalisation, surveillance et renouvellement des pansements non médicamenteux. Renouvellement et ablation des pansements médicamenteux.

RÉALISATION ET SURVEILLANCE DES PANSEMENTS n. f.

DÉFINITION
Ensemble d'actes de soins infirmiers*, relevant du rôle propre*, qui consiste à mettre sur une partie du corps ou sur une plaie un matériel de recouvrement adapté. Ces soins* ont pour but d'effectuer, selon les cas, une désinfection*, une compression, une absorption, une contention ou une résolution.

NOTES
1. La surveillance d'un pansement porte sur :
– l'aspect extérieur ;
– l'aspect de la plaie et son pourtour ;
– la production des sécrétions ;
– l'efficacité ;
– la tolérance par le patient.
2. Pratiqués depuis le XVIIIe siècle, ces soins ont été reconnus comme actes de soins infirmiers relevant du rôle propre en 1981 (décret n° 81-539 du 12 mai 1981 et dans les décrets successifs en 1984 et 1993, abrogés).
3. Décret n° 2002-194 du 11 février 2002 relatif aux actes professionnels et à l'exercice de la profession d'infirmier(ère), art. 5.
4. [Fin XVIIIe siècle] – 1981.

➢ **VOIR AUSSI** Ablation du matériel de réparation cutanée. Appareillage, irrigation et surveillance d'une fistule, d'une plaie, d'une stomie. Réalisation et surveillance de pansements spécifiques. Réalisation, surveillance et renouvellement des pansements non médicamenteux. Soins et surveillance d'ulcères cutanés chroniques. Soins et surveillance d'une plastie.

RÉALISATION ET SURVEILLANCE DES PANSEMENTS ET DES BANDAGES AUTRES QUE CEUX VISÉS À L'ARTICLE 6 DU DÉCRET DU 11 FÉVRIER 2002 n. f.

➢ **VOIR** Réalisation et surveillance des bandages. Réalisation et surveillance des pansements.

RÉALISATION, SURVEILLANCE ET RENOUVELLEMENT DES PANSEMENTS NON MÉDICAMENTEUX n.

DÉFINITION
Ensemble d'actes de soins infirmiers*, relevant du rôle propre*, décidés et réalisés par l'infirmier(ère)*, qui consiste à

effectuer un pansement, à en observer l'aspect et à en changer les éléments (compresses, bandes, sparadrap, coton).

NOTES

1. Pratiqué depuis la fin du XVIIIe siècle, ces soins ont été reconnus comme acte de soins infirmiers relevant du rôle propre en 1984 (décret n° 84-689 du 17 juillet 1984 et repris dans celui de 1993, abrogés).
2. Décret n° 2002-194 du 11 février 2002 relatif aux actes professionnels et à l'exercice de la profession d'infirmier(ère), art. 5.
3. [Fin XVIIIe siècle] – 1984.

➢ **VOIR AUSSI** Réalisation et surveillance de pansements spécifiques. Réalisation et surveillance des bandages. Réalisation et surveillance des pansements.

RECHERCHE BIOMÉDICALE n. f.

DÉFINITION

Démarche innovante ou non, structurée et prospective, portant sur l'être humain, destinée à accroître les connaissances sur l'homme sain ou malade, sa physiologie et les mécanismes physiopathologiques et les produits ou interventions susceptibles de lui être appliqués. Les procédures employées et l'organisation de la recherche doivent être décrites dans un protocole.

NOTES

1. La recherche biomédicale comprend :
– les essais cliniques ;
– les investigations cliniques ;
– les autres recherches parfois dénommées « études » menées dans les domaines de la génétique, de la physiologie et de la physiopathologie, les études thérapeutiques non médicamenteuses (chirurgicales, comportementales, de radiothérapie, etc.) ainsi que les études épidémiologiques comportant des actes invasifs.
2. La loi distingue deux catégories de recherches biomédicales sur les personnes :
– celles dont on attend un bénéfice individuel direct qui peut être d'ordre préventif, diagnostique, thérapeutique, etc. ;
– celles dont on n'attend pas de bénéfice individuel direct. Pour ce type de recherche, il est créé un fichier national géré par le ministère chargé de la Santé. Nul ne peut se prêter simultanément à plusieurs recherches biomédicales de ce type.
3. La loi définit deux acteurs principaux ;
– le promoteur qui initie la recherche et assure la responsabilité des conditions de sa réalisation ;
– l'investigateur qui est le responsable scientifique de la conduite et du suivi de la recherche. L'investigateur principal est obligatoirement un docteur en médecine, qui peut solliciter la collaboration d'autres professionnels, notamment des infirmiers(ères).
4. Le *Code de la Santé publique*, dans son article R. 5124, stipule que le promoteur doit faire connaître, préalablement à la mise en œuvre de toute recherche biomédicale, les informations suivantes au directeur de l'hôpital :
– le titre de l'essai ;
– l'identité du ou des investigateurs et le ou les lieux concernés dans l'établissement ;

r

– la date à laquelle il est envisagé de commencer l'essai et la durée prévue de celui-ci ;
– les éléments du protocole et toutes autres informations utiles pour la mise au point d'une convention relative au financement du surcoût engendré par la recherche.

5. Loi n° 88-1138 du 20 décembre 1988 modifiée par les lois n° 90-86 du 23 janvier 1990, n° 91-73 du 18 janvier 1991 et 94-630 du 25 juillet 1994 relatives à la protection des personnes qui se prêtent à des recherches biomédicales.
Décret n° 93-221 du 16 février 1993 relatif aux règles professionnelles des infirmiers et infirmières art. 27.
Lois n° 94-653 et n° 94-654 du 29 juillet 1994 relatives au respect du corps humain, à l'utilisation des produits du corps humain et à l'assistance médicale à la procréation.
Ordonnance 2000-548 du 15 juin 2000, annexe, titre II, recherches biomédicales.
Décret 2002-194 du 11 février 2002 relatif aux actes professionnels et à l'exercice de la profession d'infirmier(ère), art. 14.
Loi n° 2002-303 du 4 mars 2002 relative aux droits des malades et à la qualité du système de santé, art. 15.
Circulaire DHOS-OPRC/2002 n° 259 du 10 avril 2002 relative aux recherches biomédicales dans les établissements de santé.

➢ **VOIR AUSSI** Essai clinique. Comité consultatif de protection des personnes dans la recherche biomédicale (CCPPRB). Consentement libre et éclairé. Investigation clinique. Recherche infirmière.

RECHERCHE DES SIGNES DE COMPLICATIONS POUVANT SURVENIR CHEZ UN PATIENT PORTEUR D'UN DISPOSITIF D'IMMOBILISATION OU DE CONTENTION n. f.

DÉFINITION

Acte de soins infirmiers*, relevant du rôle propre*, permettant d'observer d'une façon régulière un patient* porteur d'un plâtre ou d'un autre moyen d'immobilisation, afin de déceler une éventuelle complication qui pourrait être due notamment à une compression vasculaire ou nerveuse, à une infection, à des attitudes vicieuses.

NOTES

1. Les principaux signes locaux recherchés sont : la chaleur, la couleur, la sensibilité et la mobilité des extrémités, l'apparition éventuelle d'œdème, d'escarres et de douleur…

2. Enseigné et pratiqué depuis le début du XXe siècle, ce soin a été reconnu comme acte de soins infirmiers relevant du rôle propre en 1993 (décret n° 93-345 du 15 mars 1993, abrogé).

3. Décret n° 2002-194 du 11 février 2002 relatif aux actes professionnels et à l'exercice de la profession d'infirmier(ère), art. 5

4. [Déb. XXe siècle] – 1993.

➢ **VOIR AUSSI** Ablation de dispositifs d'immobilisation. Observation. Pose de bandage de contention. Pose de dispositifs d'immobilisation. Prévention d'escarres. Prévention non médicamenteuse des thromboses veineuses. Réalisation et surveillance des bandages. Surveillance.

RECHERCHE INFIRMIÈRE n. f.

DÉFINITION

Travaux effectués et/ou dirigés par des infirmiers(ères)* pour développer les connaissances professionnelles et améliorer la pratique infirmière*. Il s'agit le plus souvent d'une recherche appliquée.

NOTES

1. Il peut s'agir de recherche clinique en soins infirmiers, de recherche en éducation, en gestion des soins infirmiers et/ou de recherche sur la profession infirmière.
2. Dans une perspective plus générale de soins de santé et de promotion de la santé, la recherche infirmière peut être entreprise par des infirmiers(ères) en collaboration avec d'autres professionnels.
3. La notion et le terme de recherche ont été introduits en France, dans la profession infirmière par l'école de Cadres de la Croix-Rouge française, sous l'impulsion du Pr Fred Siguier et de Jane Martin, en 1951. Ils furent repris et développés par les autres écoles de cadres et par l'École internationale d'enseignement infirmier supérieur de Lyon à la suite de la publication, en 1966, du cinquième rapport du Comité OMS d'experts des soins infirmiers.
4. Vers 1990, le terme de recherche infirmière tend à remplacer celui de recherche en soins infirmiers, qui n'en est qu'une composante.
5. Depuis 1992, l'initiation à la recherche en soins infirmiers fait partie d'un des quatre modules de soins infirmiers du programme de formation. Arrêté du 23 mars 1992 relatif au programme des études conduisant au diplôme d'État d'infirmier(ère).
6. La recherche dans le domaine des soins infirmiers a été reconnue pour la première fois dans le décret n° 84-689 du 17 juillet 1984 puis dans celui de 1993, abrogés.
7. Loi n° 91-748 du 31 juillet 1991 portant réforme hospitalière.
Décret n° 2002-194 du 11 février 2002 relatif aux actes professionnels et à l'exercice de la profession d'infirmier(ère), art. 14.
8. Vers 1960.

➢ **VOIR AUSSI** Cadre conceptuel. Conception des soins infirmiers. Formation supérieure des infirmiers(ères). Modèle de soins infirmiers. Recherche biomédicale. Savoir infirmier. Science infirmière. Théorie de soins infirmiers.

RECUEIL ASEPTIQUE DES URINES n. m.

DÉFINITION

Acte de soins infirmiers*, sur prescription médicale*, qui consiste à prélever un échantillon d'urines de manière stérile dans un but diagnostique, à partir d'une miction contrôlée ou par sondage urinaire.

NOTES

1. L'examen cytobactériologique des urines permet de diagnostiquer une infection urinaire et/ou d'en identifier l'agent causal.
2. Ce soin a été reconnu en 1993 comme acte de soins infirmiers sur prescription médicale (décret n° 93-345 du 15 mars 1993, abrogé).
3. Décret n° 2002-194 du 11 février 2002 relatif aux actes professionnels et à l'exercice de la profession d'infirmier(ère), art. 6.
4. [Déb. XXe siècle] – 1993.

➢ **VOIR AUSSI** Pose d'une sonde vésicale en vue de prélèvements d'urines, d'un lavage, d'une instillation ou d'une irrigation de la vessie.

RECUEIL DE DONNÉES n. m.

DÉFINITION
Collecte des informations qui concernent une personne soignée* et plus particulièrement de celles qu'elle peut fournir elle-même.

NOTES
1. Il s'effectue aussi à l'aide d'observations et/ou d'entretiens et à partir des dossiers et des renseignements communiqués par l'entourage et par l'équipe soignante.
2. Il constitue un élément de la première étape de la démarche de soins infirmiers.
3. Il s'emploie également en santé publique et en santé mentale, ainsi que dans la recherche infirmière et l'évaluation de la qualité des soins infirmiers.
4. Vers 1970.

➢ **VOIR AUSSI** Anamnèse infirmière. Cadre conceptuel. Démarche de soins infirmiers. Diagnostic infirmier. Diagnostic infirmier prévalent. Entretien d'accueil privilégiant l'écoute de la personne avec orientation si nécessaire. Évaluation de la qualité des soins infirmiers. Transmissions ciblées.

RECUEIL DES DONNÉES BIOLOGIQUES OBTENUES PAR DES TECHNIQUES À LECTURE INSTANTANÉE n. m.

DÉFINITION
Acte de soins infirmiers, relevant du rôle propre*, qui consiste à collecter et interpréter les résultats qualitatifs et quantitatifs obtenus par la mise en contact d'une bandelette réactive avec du sang ou avec des urines, pour y déceler la présence de glucose, d'acétone, de protéines, de sang ou pour mesurer le potentiel en ions hydrogène appelé pH urinaire.

NOTES
1. Ce recueil a lieu notamment dans le cas d'une atteinte du rein et des voies excrétrices, ainsi que pour la surveillance du diabète ou lors des bilans de santé. L'interprétation de ces résultats se fait à l'aide d'une échelle colorimétrique après un temps prédéterminé ou au moyen d'un détecteur.
2. Enseigné et pratiqué à partir de 1960, ce soin a été reconnu comme acte de soins infirmiers relevant du rôle propre en 1984 (décret n° 84-689 du 17 juillet 1984 et dans celui de 1993, abrogés).
Décret n° 2002-194 du 11 février 2002 relatif aux actes professionnels et à l'exercice de la profession d'infirmier(ère), art. 5.
3. [Vers 1970] – 1984.

RECUEIL DES OBSERVATIONS DE TOUTE NATURE SUSCEPTIBLES DE CONCOURIR À LA CONNAISSANCE DE L'ÉTAT DE SANTÉ DE LA PERSONNE ET APPRÉCIATION DES PRINCIPAUX PARAMÈTRES SERVANT À SA SURVEILLANCE n.

➢ **VOIR** Appréciation de la pression artérielle. Appréciation des réflexes de défense cutanée. Appréciation des réflexes pupillaires. Appréciation du pouls. Appréciation du volume de la diurèse. Évaluation de la douleur. Mesure de la respiration. Observation des manifestations de l'état de conscience. Prise de température. Surveillance des mensurations. Surveillance du poids.

RECUEIL DES SÉCRÉTIONS LACRYMALES n. m.

DÉFINITION

Acte de soins infirmiers*, relevant du rôle propre*, qui consiste à prélever des larmes à l'aide d'écouvillons stériles pour un examen bactériologique ou biochimique, en vue d'un diagnostic.

NOTES

1. Ce soin a été reconnu, en 1993, comme acte de soins infirmiers sur prescription médicale (décret n° 93-345 du 15 mars 1993 abrogé) et dans le cadre du rôle propre en 2002.
2. Décret n° 2002-194 du 11 février 2002 relatif aux actes professionnels et à l'exercice de la profession d'infirmier(ère), art. 5.
3. [XXe siècle] – 1993.

RÉFLEXES DE DÉFENSE CUTANÉE n. m. pl.

> **VOIR** Appréciation des réflexes de défense cutanée.

RÉFLEXES PUPILLAIRES n. m. pl.

> **VOIR** Appréciation des réflexes pupillaires.

REGISTRE DE LA LOI n. m.

DÉFINITION

Livre paraphé tenu dans chaque établissement recevant des malades hospitalisés sans leur consentement en raison de troubles mentaux.

NOTES

1. Ce registre est renseigné dans les vingt-quatre heures qui suivent l'admission et doit comporter :
– les nom, prénom(s), profession, âge et domicile de la personne hospitalisée ;
– la date de l'hospitalisation ;
– les nom, prénom(s), profession et domicile de la personne ayant demandé l'hospitalisation ;
– les certificats médicaux joints à la demande d'admission ;
– les certificats que le directeur de l'établissement doit adresser aux autorités administratives en application du *Code de la Santé publique*.
Sont également inscrits le cas échéant :
– la mention de la décision de mise sous tutelle, curatelle ou sauvegarde de justice ;
– les dates, durées et modalités des sorties d'essai prévues à l'article du *Code de la Santé publique* ;
– les levées d'hospitalisation ;
– les décès.
2. Institué par la loi du 30 juin 1838 relative aux établissements d'aliénés, aux placements faits dans les établissements d'aliénés, ce document était appelé « livre de la loi » jusqu'en 1990.
3. Loi n° 90-527 du 27 juin 1990 relative aux droits et à la protection des personnes

r

hospitalisées en raison de troubles mentaux ainsi qu'à leurs conditions d'hospitalisation.
4. [1838] – 1990.

➢ **VOIR AUSSI** Curatelle. Hospitalisation d'office. Hospitalisation sans consentement. Hospitalisation sur demande d'un tiers. Sortie d'essai. Tutelle. Tuteur (droit).

RÈGLES PROFESSIONNELLES n. f. pl.

DÉFINITION
Principes et devoirs reconnus comme base déontologique de l'exercice de la profession d'infirmier(ère)*.

NOTES
1. Étudiées et proposées par différentes associations professionnelles depuis 1962 (création au ministère d'une commission de déontologie), ces règles professionnelles, officialisées en 1993, sont le fruit d'une réflexion sur les questions d'éthique.
2. Loi n° 80-527 du 12 juillet 1980 modifiant certaines dispositions du *Code de la Santé publique* relatives à l'exercice de la profession d'infirmier(ère) ou d'infirmière et de certaines autres professions d'auxiliaires médicaux.
Décret n° 93-221 du 16 février 1993 relatif aux règles professionnelles des infirmiers et infirmières.
3. [1930] – 1993.

➢ **VOIR AUSSI** Code de Déontologie. Responsabilité infirmière.

RÉINSERTION n. f.

DÉFINITION
Processus d'accompagnement, d'aide à une personne afin qu'elle retrouve une vie personnelle, professionnelle et sociale acceptable pour elle-même et son entourage.

NOTES
1. Décret n° 2002-194 du 11 février 2002 relatif aux actes professionnels et à l'exercice de la profession d'infirmier(ère), art. 2.
2. Vers 1960 – *Le Robert, Dictionnaire historique de la langue française*, Paris, 1992.

➢ **VOIR AUSSI** Accompagnement. Besoin spécifique. Handicapé. Indépendance. Mode de vie. Milieu de vie. Réadaptation. Re-socialisation.

RELATION D'AIDE n. f.

DÉFINITION
Type de communication qui, selon Carl Rogers, désigne les relations dans lesquelles l'un au moins des acteurs cherche à favoriser chez « l'autre » la croissance, le développement, la maturité, un meilleur fonctionnement et une plus grande capacité d'affronter la vie (C.R. Rogers, *Le développement de la personne*, Éditions Dunod, Paris 1968).

NOTES
1. Pour C.R. Rogers « l'autre » doit être entendu soit comme individu, soit comme groupe.
2. Cette expression, utilisée couramment dans le champ des soins infirmiers, désigne le plus souvent à tort une simple relation bienveillante.

3. Vers 1960.

➢ **VOIR AUSSI** Aide et soutien psychologiques. Entretien individuel à visée psychothérapique. Groupe de parole. Relation d'aide thérapeutique. Relation soignant-soigné. Situation de soins infirmiers. Soins relationnels. Utilisation au sein d'une équipe pluridisciplinaire de techniques de médiation à visée thérapeutique ou psychothérapique.

RELATION D'AIDE THÉRAPEUTIQUE n. f.

DÉFINITION
Acte de soins qui consiste à établir une communication avec une ou plusieurs personnes soignées* en vue de les aider à prendre conscience des difficultés et de les résoudre. Cette relation consciente et réfléchie résulte d'une analyse de la situation de soins* et s'inscrit dans un projet thérapeutique*.

NOTES
1. Elle nécessite une formation spécifique et l'emploi de techniques appropriées.
2. Cet acte relevant du rôle propre dans le décret n° 93-345 du 15 mars 1993 relatif aux actes professionnels et à l'exercice de la profession d'infirmier(ère), n'est pas repris dans le décret n° 2002-194 du 11 février 2002.
3. Vers 1970.

➢ **VOIR AUSSI** Aide et soutien psychologiques. Groupe de paroles. Relation d'aide. Relation soignant-soigné. Situation de soins infirmiers. Soins relationnels. Utilisation au sein d'une équipe pluridisciplinaire de techniques de médiation à visée thérapeutique ou psychothérapique.

RELATION SOIGNANT-SOIGNÉ n. f.

DÉFINITION
Interaction entre deux personnes se trouvant dans une situation de soins* à chaque fois renouvelée par ce qu'elle offre d'inconnu, de complexe et d'imprévisible. Elle est le fondement de la prise en charge globale du patient.

NOTES
1. Le concept de relation est né des travaux de S. Freud et de spécialistes en pédagogie tels que E. Claparède, A. Gesell, H. Pieron, H. Wallon.
En France, le courant de revalorisation de la relation soignant-soigné centrée sur la personne, en opposition au courant techniciste et organiciste, ne pénétrera les institutions sanitaires et sociales que très progressivement, grâce aux travaux de A. Maslow, R. Linton, C. Rogers et E. Mounier.
C'est en milieu psychiatrique, vers fin 1950, qu'il se développe en premier, notamment avec l'expérience du dispensaire de santé mentale du XIIIe arrondissement de Paris, de celle de Saint-Alban et de celle des assistantes de service social qui s'initient aux études de cas individuels *(case-work)*. Il accompagne par la suite les courants de la « nouvelle psychiatrie ».
À partir de 1960 ce courant apparaît dans l'enseignement et dans l'exercice des professionnels infirmiers en soins généraux. Les principaux apports en ce domaine ont été : le livre de V. Henderson *Les Principes*

r

fondamentaux des soins infirmiers publié en français par le Conseil international des infirmières en 1960, et le 5e Rapport de santé, de l'OMS sur « les soins infirmiers » publié en 1966.
Ce courant trouve ses premières applications dans les enseignements en soins infirmiers à l'École internationale d'enseignement infirmier supérieur de Lyon dès 1965 ; il est à l'origine de la nouvelle réflexion sur l'organisation de la pratique infirmière avec « le plan de soins infirmiers » en 1970 et devient un des fondements du « nouveau programme » conduisant aux études d'infirmier(ère) diplômé(e) d'État de 1972.
2. Vers 1970.

➢ **VOIR AUSSI** Aide et soutien psychologiques. Conception des soins infirmiers. Démarche de soins infirmiers. Relation d'aide. Situation de soins infirmiers. Soins relationnels.

RELÈVE n. f.

➢ **VOIR AUSSI** Transmissions.

RENOUVELLEMENT DU MATÉRIEL DE PANSEMENTS MÉDICAMENTEUX n.

DÉFINITION
Acte de soins infirmiers*, sur prescription médicale*, qui consiste à remplacer le traitement local adapté à la lésion.

NOTES
1. Ce soin a été reconnu en 1993 comme acte de soins infirmiers sur prescription médicale (décret n° 93-345 du 15 mars 1993, abrogé).
2. Décret n° 2002-194 du 11 février 2002 relatif aux actes professionnels et à l'exercice de la profession d'infirmier(ère), art. 6.
3. [Fin XVIIIe siècle] – 1993.

➢ **VOIR AUSSI** Réalisation et surveillance de pansements spécifiques. Réalisation et surveillance d'un bandage. Réalisation et surveillance d'un pansement.

RENOUVELLEMENT ET ABLATION DES PANSEMENTS MÉDICAMENTEUX n.

DÉFINITION
Ensemble d'actes de soins infirmiers*, sur prescription médicale*, qui consiste à remplacer les éléments et le traitement local d'un pansement ou le cas échéant, à le retirer.

NOTE
Décret n° 2002-194 du 11 février 2002 relatif aux actes professionnels et à l'exercice de la profession d'infirmier(ère), art. 6.

RENOUVELLEMENT ET ABLATION DES PANSEMENTS MÉDICAMENTEUX, DES SYSTÈMES DE TAMPONNEMENT ET DE DRAINAGE À L'EXCEPTION DES DRAINS PLEURAUX ET MÉDIASTINAUX n.

➢ **VOIR** Renouvellement et ablation des pansements médicamenteux. Renouvellement et ablation des systèmes de drainage. Renouvellement et ablation des systèmes de tamponnement.

RENOUVELLEMENT ET ABLATION DES SYSTÈMES DE DRAINAGE n.

DÉFINITION
Ensemble d'actes de soins infirmiers*, sur prescription médicale*, qui consistent à remplacer ou à retirer un dispositif de drainage* sur décision médicale ou selon un protocole préétabli à l'exception des drains pleuraux et médiastinaux.

NOTES
1. Ces soins ont été reconnus, en 1981, comme acte de soins infirmiers sur prescription médicale (décret n° 81-539 du 12 mai et repris dans les décrets successifs en 1984 et en 1993, abrogés).
2. Décret n° 2002-194 du 11 février 2002 relatif aux actes professionnels et à l'exercice de la profession d'infirmier(ère), art. 6.
3. [Mil. XIXe siècle] – 1981.

RENOUVELLEMENT ET ABLATION DES SYSTÈMES DE TAMPONNEMENT n.

DÉFINITION
Ensemble d'actes de soins infirmiers*, sur prescription médicale*, qui consistent à remplacer et/ou à retirer un dispositif de tamponnement*, sur décision médicale ou selon un protocole préétabli.

NOTES
1. Ce soin a été reconnu, en 1993, comme acte de soins infirmiers sur prescription médicale (décret n° 93-345 du 15 mars 1993, abrogé).
2. Décret n° 2002-194 du 11 février 2002 relatif aux actes professionnels et à l'exercice de la profession d'infirmier(ère), art. 6
3. [Fin XIXe siècle] – 1993.

REPAS THÉRAPEUTIQUE n. m.

DÉFINITION
Activité de la vie quotidienne utilisée comme technique de médiation à visée psychothérapique. Elle a pour but la réadaptation sociale de chacun des patients* par le partage du repas entre soignants et soignés*.

NOTES
1. Les observations recueillies par les soignants sont discutées en réunion de synthèse.
2. Les frais de repas du personnel sont pris en charge par l'établissement de santé.
3. Mil. XXe siècle.

➢ **VOIR AUSSI** Entretien individuel à visée psychothérapique. Réunion de synthèse. Séjour thérapeutique. Utilisation au sein d'une équipe pluridisciplinaire de techniques de médiation à visée thérapeutique ou psychothérapique.

RÉSEAU DE SOINS n. m.

DÉFINITION
Mode d'organisation des activités du système de soins qui consiste à regrouper un ensemble de moyens humains et matériels, organisés dans une aire géographique déterminée, afin de coordonner le suivi sanitaire et social de populations spécifiques.

NOTES
1. Il existe de multiples réseaux :
– les réseaux de santé de proximité organisés autour de personnes porteuses d'une

r

pathologie chronique ou invalidante (VIH, hépatite C, cancer, diabète, troubles mentaux, sclérose en plaques...), ou d'une population à prise en charge complexe (personnes âgées, toxicomanes, alcooliques...) ;

– les réseaux thématiques qui diffusent un savoir ou un mode de traitement particulier : lutte contre la douleur, soins palliatifs... ;

– les filières et réseaux de soins expérimentaux définis dans l'article L. 162-31-1 du *Code de la Sécurité sociale* pour promouvoir des nouveaux modes de tarification : les filières expérimentales sont organisées à partir des médecins généralistes, les réseaux expérimentaux sont centrés sur le patient ; l'un et l'autre sont agréés pour une durée maximale de trois ans ;

– les réseaux inter-établissements.

2. Ces structures d'organisation des soins mobilisent des professionnels qui ont tous pour particularité d'appartenir à diverses institutions sanitaires ou sociales, publiques, privées associatives ou au secteur libéral. Ils doivent construire ensemble des objectifs opérationnels communs afin d'assurer une meilleure orientation des patients, favoriser la coordination et la continuité des soins, promouvoir la délivrance de soins de proximité de qualité.

3. L'organisation des soins en réseau remonte à 1914 avec la mise en place du dispositif de prise en charge de la tuberculose. L'expression *réseau sanitaire spécialisé* apparaît dans la loi hospitalière de 1970 à propos de la lutte contre l'alcoolisme, les maladies vénériennes et le cancer. La fin des années 1980 voit la création des premiers *réseaux ville-hôpital* en réponse aux difficultés et exigences des patients atteints par le VIH.

4. La loi du 4 mars 2002 relative aux droits des malades et à la qualité du système de santé renforce le dispositif des réseaux de santé par des formules juridiques facilitant les coopérations entre les partenaires de statut et d'origine divers.

5. Ordonnance 96-346 du 24 avril 1996 portant réforme de l'hospitalisation publique et privée.

Ordonnance 96-345 du 24 avril 1996 relative à la maîtrise médicalisée des dépenses de santé.

Circulaire DH/EO du 9 avril 1997 relative aux réseaux de soins et communautés d'établissement.

Circulaire DGS/SQ2/DAS/DH/DSS/DIRMI n° 99-648 du 25 novembre 1999 relative aux réseaux de soins préventifs, curatifs, palliatifs ou sociaux.

Décret n° 2002-914 du 11 février 2002 relatif aux actes professionnels et à l'exercice de la profession d'infirmier(ère), art. 14.

Loi n° 2002-303 du 4 mars 2002 relative aux droits des malades et à la qualité du système de santé.

6. [1970] – 1996.

➢ **VOIR AUSSI** Action concertée. Alternatives à l'hospitalisation. File active. Politique de santé. Population cible.

RE-SOCIALISATION n. f.

DÉFINITION

Processus de restauration des relations sociales d'une personne ayant vécu une expérience de rupture dans son mode de vie*.

NOTES

1. Cette démarche de réinsertion dans la vie sociale, employée en psychiatrie, s'étend plus largement aux personnes marginalisées en raison de facteurs sociaux et/ou économiques.

2. Vers 1970.

➢ **VOIR AUSSI** Réinsertion. Sortie d'essai.

RESPONSABILITÉ INFIRMIÈRE n. f.

DÉFINITION

Obligation faite à l'infirmier(ère)* de répondre de ses actes et de ceux qui ont été confiés aux auxiliaires et aux étudiants qu'il(elle) encadre ; elle découle de son habilitation à dispenser des soins infirmiers*.

NOTES

1. Cette responsabilité est d'ordre professionnel, juridique et moral.

2. Loi n° 80-527 du 12 juillet 1980 modifiant certaines dispositions du *Code de la Santé publique* relatives à l'exercice de la profession d'infirmier(ère) ou d'infirmière et de certaines autres professions d'auxiliaires médicaux.

Décret n° 93-221 du 16 février 1993 relatif aux règles professionnelles des infirmiers et infirmières.

Décret n° 2002-194 du 11 février 2002 relatif aux actes professionnels et à l'exercice de la profession d'infirmier(ère).

3. Déb. XXe siècle.

➢ **VOIR AUSSI** Code de Déontologie. Décret de compétence. Exercice de la profession d'infirmier(ère). Profession infirmière. Règles professionnelles. Rôle propre infirmier.

RESSOURCES n. f. pl.

DÉFINITION

Ensemble des moyens qui peuvent être employés dans une situation de soins infirmiers*.

NOTES

1. Il peut s'agir des ressources d'une personne ou d'un groupe, de celles des institutions sanitaires et sociales et de celles de l'environnement.

2. Elles peuvent être de nature physique, psychique, économique, socioculturelle, etc.

3. L'inventaire des ressources fait partie de toute analyse de situation.

4. Vers 1970.

➢ **VOIR AUSSI** Démarche de soins infirmiers. Environnement. Service de soins infirmiers. Structure de soins.

RÉSUMÉ DE SOINS INFIRMIERS n. m.

DÉFINITION

Synthèse des soins infirmiers* dispensés à un patient*, réalisée à l'issue d'un séjour hospitalier et complétée par la mesure de la charge de travail en soins infirmiers*.

NOTES

1. Le résumé de soins infirmiers comprend obligatoirement les éléments suivants :

- le ou les diagnostics infirmiers ;
- les interventions infirmières ;
- les résultats de soins ;
- les indicateurs d'activité en soins infirmiers.

Il peut être intégré dans la fiche de liaison infirmière, élément du dossier médical.

2. L'expression *Nursing minimum data set* apparaît aux États-Unis en 1977. En 1992, le terme de résumé de soins infirmiers est attesté dans les guides du service infirmier.
3. [Vers 1980] – 1992.

➢ **VOIR AUSSI** AIS. Démarche de soins infirmiers. Dossier de soins infirmiers. Transmissions ciblées.

RÉUNION DE SYNTHÈSE n. f.

DÉFINITION
Rencontre des membres de l'équipe soignante* en vue d'élaborer ou d'ajuster les projets thérapeutiques* destinés aux patients*.

NOTE
Vers 1970.

RÉUNION SOIGNANTS-SOIGNÉS n. f.

DÉFINITION
Rencontre périodique en vue d'échanges entre les membres de l'équipe soignante* et les patients* d'une même unité de soins. Elle traite, dans un but thérapeutique, des problèmes quotidiens de la vie collective.

NOTE
Vers 1970.

RÔLE PROPRE DE L'INFIRMIER(ÈRE) n. m.

DÉFINITION
Zone d'autonomie de l'infirmier(ère)* reconnue par les textes régissant l'exercice de la profession qui lui permet de prendre des initiatives et accomplir les soins qu'il(elle) juge nécessaires dans son champ de compétence.

NOTES
1. Relèvent du rôle propre infirmier les soins liés aux fonctions d'entretien et de continuité de la vie et visant à compenser partiellement ou totalement un manque ou une diminution d'autonomie d'une personne ou d'un groupe de personnes. Certains des actes décidés dans ce cadre peuvent être assurés par l'infirmier(ère) avec la collaboration d'aides-soignant(e)s, d'auxiliaires de puériculture ou d'aides médicopsychologiques qu'il(elle) encadre et dans la limite de la qualification reconnue à ces derniers du fait de leur formation. Ils sont alors accomplis sous la responsabilité de l'infirmier(ère). Décret n° 2002-194 du 11 février 2002 relatif aux actes professionnels et à l'exercice de la profession d'infirmier(ère), art. 3.
2. La loi de mai 1978 reconnaît pour la première fois aux infirmiers(ères) une autonomie dans la dispense de certains actes de soins infirmiers. Classés sous le terme de « rôle propre », ces actes ont fait l'objet de décrets d'application de cette loi en 1981, 1984, 1993 et 2002. Dans ces décrets successifs, relatifs aux actes professionnels et à l'exercice de la profession d'infirmier(ère), le nombre de ces actes de plus en plus important confère aux infirmiers(ères) une autonomie et une responsabilité croissantes dans ce champ de compétence.
3. Loi n° 78-615 du 31 mai 1978 modifiant les articles du *Code de la Santé publique*

relatifs à la profession d'infirmier ou d'infirmière.
Décret n° 2002-194 du 11 février 2002 relatif aux actes professionnels et à l'exercice de la profession d'infirmier(ère), art. 3, 4 et 5.
4. 1978.

➢ **VOIR AUSSI** Art infirmier. Autonomie de l'infirmier(ère). Décret de compétence. Exercice de la profession d'infirmier(ère). Soins liés aux fonctions d'entretien et de continuité de la vie. Responsabilité infirmière.

RYTHME RESPIRATOIRE
n. m.

➢ **VOIR** Appréciation du rythme respiratoire.

SAIGNÉE n. f.

DÉFINITION
Acte de soins infirmiers*, sur prescription médicale*, qui consiste à retirer chez un patient un certain volume de sang dans un but thérapeutique.

NOTES
1. Elle est pratiquée le plus souvent en urgence, notamment dans le cas d'un œdème aigu du poumon.
2. La surveillance du patient porte sur le pouls, la tension artérielle et la manière dont il réagit à ce soin.
3. Au XIIe siècle, le terme de *« sainie »* se disait de l'ouverture d'une veine pour tirer du sang. Depuis le XVIIIe siècle où elle était couramment pratiquée par incision de la veine, elle a toujours fait l'objet de l'instruction et de la pratique des soignants. « *Il serait utile qu'une garde sût saigner, afin de suppléer à un chirurgien ; mais au moins il faut qu'elle sache réitérer une saignée, ou, comme l'on dit rouvrir la veine...* » (Serain Pierre Eutrope, 1775).
4. Ce soin a été reconnu en 1984 comme acte de soins infirmiers sur prescription médicale (décret n° 84-689 du 17 juillet 1984 relatif aux actes professionnels et à l'exercice de la profession d'infirmier(ère) et en 1993, abrogés).
5. Décret n° 2002-194 du 11 février 2002 relatif aux actes professionnels et à l'exercice de la profession d'infirmier(ère), art. 6.
6. [Vers 1190]. *Le Robert. Dictionnaire historique de la langue française*, Paris, 1992.

S

SALLE DE SURVEILLANCE POST INTERVENTIONNELLE (SSPI) n. f.

DÉFINITION
Zone dédiée à l'accueil de tous les patients* dès la fin d'un acte chirurgical ou médicotechnique pratiqué sous anesthésie, afin d'assurer le contrôle des effets résiduels des médicaments, de faire face aux complications immédiates éventuelles liées soit à l'acte, soit à l'anesthésie générale ou locorégionale et de prendre en charge la douleur post-opératoire.

NOTES
1. Elle doit être située à proximité du site où sont pratiquées les anesthésies et dotée de tous les dispositifs médicaux prévus par la réglementation. Elle comporte au moins quatre lits.
2. La prise en charge des patients est assurée par au moins un(e) infirmier(ère) diplômé(e) d'État formé(e) à ce type de surveillance. En janvier 1995, suite à la parution du décret du 5 décembre 1994, la Société française d'anesthésie et de réani-

mation (Sfar) recommande la présence permanente d'un(e) infirmier(ère) anesthésiste diplômé(e) d'État.

3. La surveillance commence dès la fin de l'intervention et jusqu'à ce que les critères de sortie soient réunis. Elle porte principalement sur le maintien des grandes fonctions vitales, ainsi que sur la prévention et le traitement des complications. La sortie et le transport du patient, dans le service d'origine ou en secteur de réanimation, sont décidés par le médecin anesthésiste réanimateur, en accord avec le chirurgien.

4. La salle de surveillance post-interventionnelle était appelée salle de réveil jusqu'au décret du 5 décembre 1994.

5. Décret n° 94-1050 du 5 décembre 1994 relatif aux conditions techniques de fonctionnement des établissements de santé en ce qui concerne la pratique de l'anesthésie et modifiant le *Code de la Santé publique*.

Arrêté du 3 octobre 1995 relatif aux modalités d'utilisation et de contrôle des matériels et dispositifs médicaux assurant les fonctions et actes cités dans le *Code de la Santé publique*.

Décret n° 2002-194 du 11 février 2002 relatif aux actes professionnels et à l'exercice de la profession d'infirmier(ère), art. 10.

6. [Vers 1970] – 1994.

➢ **VOIR AUSSI** Dispositif médical. Infirmier(ère) anesthésiste diplômé(e) d'État. Soins et surveillance des personnes en post-opératoire.

SANTÉ n. f.

DÉFINITION

État dynamique de l'être humain susceptible de variations, qui nécessite une adaptation de l'homme à son environnement*. Cet état le rend apte à assumer les étapes de la vie, à en affronter les agressions et à vivre en harmonie avec lui-même et les autres.

NOTES

1. La santé est un des éléments importants du système de valeurs de toute société.

2. La définition de la santé citée le plus fréquemment est celle de l'OMS : « *La santé est un état de complet bien-être physique, mental et social et ne consiste pas seulement en une absence de maladie ou d'infirmité.* »

3. 1946.

➢ **VOIR AUSSI** Promotion de la santé. Santé communautaire. Santé Mentale. Santé publique.

SANTÉ COMMUNAUTAIRE n. f.

DÉFINITION

Ensemble des connaissances et des techniques qui permettent de préserver, améliorer et promouvoir la santé* d'un groupe. La participation de ce groupe est requise ainsi qu'une réflexion collective sur les besoins de santé de la communauté et sur la mise en œuvre d'actions communautaires*.

NOTES

1. La réflexion collective est conduite par les usagers, les professionnels de santé et les élus.

2. Le terme, emprunté à l'anglais, est une traduction littérale de *community's health*.

3. Vers 1970.

➢ **VOIR AUSSI** Politique de santé. Programme de santé. Promotion de la santé. Santé mentale. Santé publique.

SANTÉ MENTALE n. f.

DÉFINITION
État dynamique de l'esprit caractérisé par la possibilité qu'a l'individu de parvenir à un équilibre satisfaisant pour lui-même et pour les autres, entre ses exigences conscientes et inconscientes et celles de son environnement.

NOTES
1. Ce terme désigne aussi, par glissement de sens, la discipline qui a pour objet l'étude et l'action relatives à la préservation, l'amélioration et la promotion de la santé mentale.
2. Vers 1960.

➢ **VOIR AUSSI** Promotion de la santé. Santé. Santé communautaire. Santé publique.

SANTÉ PUBLIQUE n. f.

DÉFINITION
Ensemble de connaissances et de techniques spécifiques propres à préserver, améliorer et promouvoir la santé*, à prévenir et combattre les maladies* par une action collective concertée. Ce terme désigne aussi la situation sanitaire d'une population.

NOTES
1. La santé publique fait appel à des connaissances et à des méthodes issues des sciences médicales (épidémiologie notamment) et sociales (sociologie, démographie, anthropologie, économie...).
2. Les recherches effectuées en santé publique permettent de réajuster l'offre de soins.
3. Ce terme a été officialisé en 1931 avec la création d'un ministère de la Santé publique qui a remplacé l'appellation précédente d'Hygiène publique. Après la Seconde Guerre mondiale, ce terme n'a pas été constamment utilisé. Dans la dernière décennie du XXe siècle, la gravité et l'étendue des problèmes sanitaires et sociaux (contamination par le sang, sida, recrudescence de la tuberculose, pauvreté, chômage, exclusion, conditions sanitaires et sociales de la population carcérale...), soulignent l'importance de l'action de santé publique.
Un Haut comité de la santé publique a été mis en place, en France, en 1992. Il a pour mission de donner des avis et d'apporter au ministre des éléments d'orientation et de décision en vue d'améliorer la santé publique (décret n° 91-1216 du 3 décembre 1991, art. 10).
Un réseau national de santé publique a été créé par l'arrêté du 17 juin 1992 portant approbation d'une convention constitutive d'un groupement d'intérêt public. Ce réseau a pour mission générale d'améliorer la connaissance, l'observation et la surveillance de ce qui peut aider à prendre des décisions concernant l'élaboration et la mise en œuvre des politiques de santé publique.
Des conférences nationales et régionales ont été instaurées par l'ordonnance n° 96-345 du 24 avril 1996 relative à la maîtrise médicalisée des dépenses de soins. Elles ont pour objet d'analyser les données relatives à la situation sanitaire de la popula-

tion ainsi que l'évolution des besoins de santé de celle-là ; elles proposent les priorités de la politique de santé publique et les orientations pour la prise en charge des soins, compte tenu de l'évolution des techniques préventives, diagnostiques et thérapeutiques. La conférence nationale de santé est destinataire d'un rapport annuel du Haut comité de la santé publique.

4. La loi n° 91-748 du 31 juillet 1991 portant réforme hospitalière fait obligation aux établissements de santé publics et privés de participer à des actions de santé publique.

Les ordonnances n° 96-346 du 24 avril 1996, JO du 25 avril 1996 portant réforme de l'hospitalisation publique et privée et n° 96-345 du 24 avril 1996, JO du 25 avril 1996, relative à la maîtrise médicalisée des dépenses de soins, confirment ces orientations.

5. Vers 1930.

➢ **VOIR AUSSI** Demande de soins. Démarche en santé publique. Démarche en santé communautaire. Épidémiologie. Offre de soins. Politique de santé. Population cible. Programme de santé. Promotion de la santé. Santé. Santé communautaire. Santé mentale. Soins de santé communautaire. Soins de santé primaire.

SAUVEGARDE DE JUSTICE n. f.

DÉFINITION

Régime de protection transitoire qui est applicable aux majeurs atteints d'une altération temporaire de leurs facultés mentales ou corporelles et qui conserve aux intéressés l'exercice de leurs droits. Elle permet la réduction pour excès ou l'annulation des actes qu'ils ont passés et des engagements qu'ils ont contractés (Dalloz, *Lexique des termes juridiques*, 1988).

NOTES

1. Avant la loi 68-5 du 3 janvier 1968 portant réforme du droit des incapables majeurs, seuls les malades faisant l'objet d'un internement étaient dessaisis de la gestion de leur patrimoine pendant toute la durée de l'hospitalisation. À la sortie, ils retrouvaient aussitôt tous leurs droits civils (J. Postel, *Dictionnaire de psychiatrie*, Paris, Larousse, 1993).

2. XIXe siècle.

➢ **VOIR AUSSI** Curatelle. Tutelle. Tuteur (droit).

SAVOIR INFIRMIER n. m.

DÉFINITION

Ensemble des connaissances élaborées à partir de la pratique infirmière* et de certaines disciplines scientifiques, ces connaissances étant porteuses de facteurs socioculturels et des valeurs professionnelles.

NOTE

Vers 1980.

➢ **VOIR AUSSI** Art infirmier. Conception des soins infirmiers. Modèle de soins infirmiers. Recherche infirmière. Science infirmière. Théorie de soins infirmiers.

SCARIFICATION n. f.

DÉFINITION

Incision superficielle de l'épiderme ayant pour but de produire un écoulement de sang et de sérosité. Elle peut se pratiquer à l'aide d'un bistouri, d'une lancette ou d'un scarificateur.

NOTES

1. Enseignée et pratiquée depuis la fin du XIXe siècle, cette technique a été reconnue en 1981 comme acte de soins infirmiers sur prescription médicale (décret n° 81-539 du 12 mai 1981 relatif à l'exercice de la profession d'infirmier(ère) et dans les décrets successifs en 1984 et 1993, abrogés).
2. Décret n° 2002-194 du 11 février 2002 relatif aux actes professionnels et à l'exercice de la profession d'infirmier(ère), art. 6.
3. 1560. *Le Robert. Dictionnaire historique de la langue française*, Paris, 1992.

➢ **VOIR AUSSI** Scarification et injection destinées aux vaccinations ou aux tests tuberculiniques. Surveillance des scarifications, injections et perfusions.

SCARIFICATION ET INJECTION DESTINÉES AUX VACCINATIONS OU AUX TESTS TUBERCULINIQUES n. f. pl.

DÉFINITION

Actes de soins infirmiers*, sur prescription médicale*, qui consistent à pratiquer une incision superficielle de l'épiderme ou à introduire dans le derme ou le muscle, une substance antigénique préparée à partir d'un agent pathogène pour développer ou contrôler l'immunité.

NOTES

1. L'injection vaccinale doit être réalisée avec toutes les précautions habituelles de sécurité d'une injection (vérification de l'identité du patient, de l'aspect et des conditions de conservation du vaccin, asepsie) et s'accompagner d'une information concernant l'intérêt du vaccin, l'action, ainsi que les effets secondaires possibles.
2. Enseignés et pratiqués depuis la fin du XIXe siècle, ces soins ont été reconnus en 1981 comme actes de soins infirmiers sur prescription médicale (décret n° 81-539 du 12 mai 1981 relatif à l'exercice de la profession d'infirmier(ère) et dans les décrets successifs en 1984 et 1993, abrogés).
3. Décret n° 2002-194 du 11 février 2002 relatif aux actes professionnels et à l'exercice de la profession d'infirmier(ère), art. 6.
4. [Fin XIXe siècle] -1981.

➢ **VOIR AUSSI** Scarification. Surveillance des scarifications, injections et perfusions. Vaccination.

SCIENCE INFIRMIÈRE n. f.

DÉFINITION

Corps de connaissances qui a pour objet l'étude des soins infirmiers* et l'exercice de la profession d'infirmier(ère)*.

NOTE

Vers 1980.

➢ **VOIR AUSSI** Art infirmier. Conception des soins infirmiers. Modèle de soins infirmiers. Recherche infirmière. Théorie de soins infirmiers. Savoir infirmier.

SÉANCE DE SOINS INFIRMIERS n. f.

➢ **VOIR** Acte infirmier de soins (AIS).

S

SÉANCE DE SURVEILLANCE CLINIQUE ET DE PRÉVENTION n. f.

➢ **VOIR** Acte infirmier de soins (AIS).

SECRET PROFESSIONNEL n. m.

DÉFINITION

Obligation légale s'imposant au professionnel de santé* de garantir la confidentialité de toute information dont il a connaissance dans l'exercice de ses fonctions, concernant la personne soignée*.

NOTES

1. Le secret professionnel s'impose à tout infirmier ou infirmière et à tout étudiant infirmier dans les conditions établies par la loi (art. 4 du décret n° 93-221 du 16 février 1993).

2. La violation du secret professionnel est punie d'un emprisonnement et d'une amende en vertu de l'article 226-13 du *Code Pénal*; cet article n'est pas applicable dans les cas où la loi impose ou autorise la révélation du secret.

3. Les conditions du partage des informations entre professionnels de santé sont précisées dans l'article L. 1110-4 du *Code de la Santé publique*.

4. Loi n° 83-634 du 13 juillet 1983 modifiée, relative aux droits et obligations des fonctionnaires, art. 26.

Décret n° 93-221 du 16 février 1993 relatif aux règles professionnelles des infirmiers et infirmières, art. 4 et 28.

Décret n° 2002-194 du 11 février 2002 relatif aux actes professionnels et à l'exercice de la profession d'infirmier(ère), art. 1.

Loi n° 2002-303 du 4 mars 2002 relative aux droits des malades et à la qualité du système de santé article L. 1110-4.

5. 1875 – *Le Robert dictionnaire historique de la langue française.* Paris, 1992.

➢ **VOIR AUSSI** Conseil de discipline. Dossier de soins infirmiers. Maltraitance. Règles professionnelles.

SECTEUR DE SOINS INFIRMIERS n. m.

DÉFINITION

Zone d'intervention où sont dispensés des soins infirmiers* en fonction de la charge de travail en soins infirmiers*, des ressources humaines et matérielles et de la configuration de l'unité.

NOTES

1. Ce dispositif sert à assurer la prise en charge globale de la personne soignée et à optimiser l'organisation des soins.

2. Vers 1960.

➢ **VOIR AUSSI** Approche globale de la personne soignée. Équipe de soins. Soins directs. Soins indirects. Soins infirmiers en équipe.

SECTEUR EXTRA-HOSPITALIER n. m.

DÉFINITION

Aire d'intervention située en dehors du milieu hospitalier public et privé où sont mises en œuvre des actions sanitaires et sociales dans différents milieux de vie*.

NOTES

1. Ces actions comprennent des soins curatifs, des actions de dépistage, de prévention d'éducation pour la santé, à un niveau individuel et/ou collectif.

2. Mil. XXe siècle.

➢ **VOIR AUSSI** Alternatives à l'hospitalisation. Dépistage des maladies professionnelles. Dépistage des maladies (ou infections) sexuellement transmissibles. Dépistage des pratiques addictives. Dépistage et évaluation des risques de maltraitance. Dépistage, prévention et éducation en matière d'hygiène, de santé individuelle et collective et de sécurité. Secteur psychiatrique. Structures de soins.

SECTEUR PSYCHIATRIQUE n. m.

DÉFINITION

Aire géodémographique d'action d'une équipe de secteur* en santé mentale*. Fixée par la carte sanitaire, elle est dotée de structures hospitalières et extra-hospitalières, conformément aux schémas d'organisation sanitaire.

NOTES

1. À partir de ces structures diversifiées et complémentaires s'organisent les actions de l'équipe de secteur visant à répondre aux besoins en santé mentale de la population concernée.

2. Il existe cinq types de secteur :
- les secteurs de psychiatrie infanto-juvénile ;
- les secteurs de psychiatrie générale ;
- les secteurs de psychiatrie en milieu pénitentiaire ;
- les inter-secteurs de toxicomanie ;
- les inter-secteurs d'alcoologie.

3. Il est l'élément de base de la sectorisation psychiatrique.

4. 1960. Circulaire du 15 mars 1960 relative au programme d'organisation et d'équipement des départements en matière de lutte contre les maladies mentales.

➢ **VOIR AUSSI** Secteur extra-hospitalier. Équipe pluridisciplinaire. Sectorisation psychiatrique. Structure de soins.

SECTORISATION n. f.

➢ **VOIR** Secteur de soins infirmiers, pour les soins généraux. Sectorisation psychiatrique, pour les soins psychiatriques.

SECTORISATION PSYCHIATRIQUE n. f.

DÉFINITION

Application de la politique de santé mentale* qui consiste à partager chaque département en territoires d'action nommés secteurs psychiatriques*. Elle comporte la mise en place d'une équipe pluridisciplinaire* et le développement d'un équipement diversifié placé le plus près possible des populations à servir. Elle permet également l'intégration de cette politique dans les structures de soins généraux, soit par la présence d'une équipe spécialisée dans les services, soit par des prestations de conseil et de formation auprès des médecins et de l'ensemble du personnel soignant et la mise en place d'instances de concertation sur le plan départemental ou local. Elle vise à prévenir et à combattre les maladies mentales.

NOTES

1. C'est en 1960 que fut instaurée la sectorisation psychiatrique. Il a fallu cependant attendre la loi n° 85-1468 du 31 décembre

S

1985 relative à la sectorisation psychiatrique pour que sa mise en œuvre soit légalisée et généralisée à l'ensemble des secteurs psychiatriques.

2. Circulaire du 14 mars 1990 relative aux orientations de la politique de santé mentale.

3. 1960. Circulaire du 15 mars 1960 relative au programme d'organisation et d'équipement des départements en matière de lutte contre les maladies mentales.

➢ **VOIR AUSSI** Équipe de secteur. Maladie mentale. Secteur extra-hospitalier.

SÉCURITÉ SANITAIRE n. f.

DÉFINITION

Système d'analyse et de prévention des événements susceptibles d'affecter la santé* de la population.

NOTES

1. La sécurité sanitaire peut concerner tous les domaines susceptibles d'avoir une incidence sur la santé de l'homme, notamment l'alimentation, l'environnement. Elle se renforce avec le développement des risques liés aux technologies nouvelles. En matière d'offre de soins, elle porte essentiellement sur la prévention des risques iatrogènes, notamment les incidents et accidents liés aux traitements, aux actes diagnostiques ainsi qu'aux actes de prévention.

2. Le Comité national de sécurité sanitaire, créé par la loi du 1er juillet 1990 relative au renforcement de la veille sanitaire et du contrôle de la sécurité sanitaire des produits destinés à l'homme, coordonne l'action des deux agences : l'Agence française de sécurité sanitaire des produits de santé (Afssaps), l'Agence française de sécurité sanitaire des aliments (Afssa) et celle de l'Institut de veille sanitaire (IVS). Elles ont été intégrées en 2004 à la Haute autorité de santé créée par la loi n° 2004-810 relative à l'assurance maladie.

3. Concept récent qui s'est progressivement imposé dans la législation, dans la préparation de la loi du 4 janvier 1993 relative à la sécurité en matière de transfusion sanguine et de médicaments.

4. Loi n° 94-43 du 18 janvier 1994 relative à la santé publique et à la protection sociale, art. 28.

Loi n° 98-535 du 1er juillet 1998 relative au renforcement de la veille sanitaire et du contrôle de la sécurité sanitaire des produits destinés à l'homme.

5. 1993.

➢ **VOIR AUSSI** Environnement. Hémovigilance. Gestion des risques. Matériovigilance. Prévention primaire. Prévention secondaire. Prévention tertiaire. Vigilance.

SÉJOUR THÉRAPEUTIQUE n. m.

DÉFINITION

Période programmée durant laquelle les soins* sont dispensés dans un lieu inhabituel où vivent ensemble l'équipe soignante* et le groupe de patients*.

NOTES

1. Le séjour est organisé dans le cadre d'un projet de soins. Il permet de rompre avec le fonctionnement institutionnel et de susciter l'instauration de relations privilégiées.

2. À l'origine, les séjours thérapeutiques ont été créés pour des patients hospitalisés en milieu psychiatrique. Ils sont aussi organisés pour d'autres types de patients, notamment les enfants diabétiques.

3. Circulaire n° 70 du 11 décembre 1992 relative aux orientations de la politique de santé mentale en faveur des enfants et des adolescents.

4. Vers 1950.

➢ **VOIR AUSSI** Projet de soins. Projet thérapeutique. Sortie thérapeutique. Utilisation au sein d'une équipe pluridisciplinaire de techniques de médiation à visée thérapeutiques ou psychothérapiques.

SÉQUENCE D'ENSEIGNEMENT n. f.

DÉFINITION

Suite ordonnée d'enseignements sur un même thème qui vise à l'atteinte des objectifs pédagogiques* du module*.

NOTES

1. Plusieurs séquences constituent un module dans le programme de formation en soins infirmiers.

2. Vers 1980.

➢ **VOIR AUSSI** Formation en soins infirmiers.

SERVICE D'ACCUEIL FAMILIAL THÉRAPEUTIQUE n. m.

DÉFINITION

Dispositif permettant à l'équipe de secteur psychiatrique* d'organiser, de coordonner et de suivre le placement familial* thérapeutique.

NOTES

1. Arrêté du 1er octobre 1990 relatif à l'organisation et au fonctionnement des services d'accueil familial thérapeutique.

2. note d'orientation DH/JB n° 91-72 du 27 décembre 1991 sur l'accueil familial thérapeutique des malades mentaux.

3. 1990.

➢ **VOIR AUSSI** Famille d'accueil. Malade mental. Placement familial. Unité d'accueil familial thérapeutique.

SERVICE DE PROMOTION DE LA SANTÉ EN FAVEUR DES ÉLÈVES n. m.

DÉFINITION

Structure de santé* qui a pour but d'assurer les missions de l'Éducation nationale en matière de santé en faveur des élèves.

NOTES

1. C'est le recteur qui est responsable, dans son académie, de la politique de santé définie par le ministre de l'Éducation nationale.

Le service de promotion de la santé en faveur des élèves constitue une interface entre les jeunes, le monde de la santé, le monde de l'enseignement, le tissu familial et social.

2. Ses missions ont pour but notamment de :

– promouvoir la santé physique et mentale de tous les jeunes scolarisés ;

– favoriser l'intégration scolaire des jeunes handicapés ;

– promouvoir l'éducation pour la santé ;

– contribuer à faire de l'école un lieu de vie et de communication en prenant en

S

compte les conditions de travail, l'hygiène, la sécurité et les facteurs de risques spécifiques ;
– développer des actions de recherche en matière d'épidémiologie, d'ergonomie et d'étude de l'environnement.
3. Le service de promotion de la santé en faveur des élèves comprend :
– le médecin et l'infirmier(ère) conseillers techniques du ministre de l'Éducation nationale ;
– le médecin et l'infirmier(ère) conseillers techniques du recteur ;
– le médecin et l'infirmier(ère) responsables respectivement du service médical et du service infirmier départemental, relevant directement de l'autorité de l'inspecteur d'académie ;
– les secrétaires médico-scolaires.
4. L'histoire du service de santé scolaire est riche de rebondissements.
Ce sont les conventionnels Lakanal, Daunou, Sieyes par « *leur projet d'éducation du peuple* » dans lequel ils avaient prévu qu'un officier de santé devrait « *examiner les enfants et indiquer (...) les règles les plus propres à fortifier leur santé* », qui eurent l'idée d'un service de santé scolaire.
Sous la IIIe République, à l'instigation de J. Ferry, a été proclamée la loi organique du 30 octobre 1886 qui instaura le principe d'obligation de l'inspection médicale scolaire. L'ordonnance du 18 octobre 1945 mit en place un service national d'hygiène scolaire et universitaire dont la direction supprimée en 1948 fut rétablie par la Loi du 28 novembre 1955 portant institution d'un service de santé scolaire rattaché à l'Éducation nationale.
La réforme administrative de 1964 transféra au ministère de la Santé les attributions jusque-là dévolues au ministère de l'Éducation nationale, relatives à la santé des élèves et des personnels, à l'exception de la médecine préventive et des infirmiers d'établissements. Cette responsabilité a été à nouveau confiée au ministère de l'Éducation nationale par le décret du 21 décembre 1984.
La réunification de la gestion de la totalité des moyens du service au sein de l'Éducation nationale a été décidée et a pris effet au 1er janvier 1991.
5. La loi n° 89-486 d'orientation sur l'Éducation du 10 juillet 1989 et la circulaire n° 91-148 du 24 juin 1991 du ministre d'État, ministère de l'Éducation nationale définissent les missions et fonctions du service réunifié et créent un service infirmier autonome au sein du service de promotion de la santé en faveur des élèves.
6. [1886] – 1991.

➢ **VOIR AUSSI** Éducation pour la santé. Infirmier(ère) conseiller(ère) technique du recteur d'académie. Infirmier(ère) de l'Éducation nationale. Infirmier(ère) responsable départemental(e), conseiller(ère) technique de l'inspecteur d'académie. Promotion de la santé. Service infirmier.

SERVICE DE SOINS À DOMICILE n. m.

DÉFINITION

Structure destinée à organiser, coordonner et dispenser des soins* dans le milieu de vie* des personnes.

NOTES

1. Il s'agit notamment :
- des services de soins infirmiers à domicile pour personnes âgées ;
- de l'hospitalisation à domicile ;
- des centres de soins ;
- des cabinets de soins et groupements de professionnels de la santé exerçant à titre libéral ;
- des secteurs psychiatriques.

2. Vers 1950.

➢ **VOIR AUSSI** Alternatives à l'hospitalisation. Centre de soins infirmiers. Hospitalisation à domicile. Maintien à domicile pour personnes âgées. Professionnel de santé. Service de soins infirmiers à domicile pour personnes âgées. Soins à domicile. Secteur extra-hospitalier.

SERVICE DE SOINS INFIRMIERS n. m.

DÉFINITION

Organisation comprenant un ensemble de moyens humains et matériels destinés à la prestation des soins infirmiers* au sein d'un établissement de santé. Dirigée par un(e) directeur(trice) des soins*, issu(e) de la filière infirmière, elle regroupe en son sein les cadres de santé* infirmiers, les infirmiers(ères) spécialisé(e)s*, les infirmiers(ères)*, les aides-soignant(e)s*, les auxiliaires de puériculture*, les aides médicopsychologiques*.

NOTES

1. Le terme de service de soins infirmiers a été introduit et officialisé par la loi n° 91-748 du 31 juillet 1991 portant réforme hospitalière.

2. [1975] – 1991.

➢ **VOIR AUSSI** Commission du service de soins infirmiers. Directeur(trice) du service de soins infirmiers. Politique de soins infirmiers. Projet de soins infirmiers. Service infirmier.

SERVICE DE SOINS INFIRMIERS À DOMICILE POUR PERSONNES ÂGÉES n. m.

DÉFINITION

Structure de soins* qui offre aux personnes âgées malades ou dépendantes les soins infirmiers* et le concours nécessaires à l'accomplissement des actes essentiels de la vie, sur leur lieu d'habitation.

NOTES

1. Ces soins sont dispensés sur prescription médicale, par des infirmiers(ères), avec le concours d'aides-soignant(e)s et d'autres personnels de santé.

2. Ce service a pour but d'abréger ou d'éviter les séjours en institution, de faciliter le retour à domicile, de prévenir ou retarder la dégradation progressive de l'état des personnes.

3. C'est en 1962, à la suite du rapport Laroque, que la nécessité de la mise en place d'une politique de maintien à domicile pour les personnes âgées est apparue. Retenu en 1970 dans le VIe plan (1970-1975), le premier programme d'action prioritaire en ce domaine a conduit aux premières réalisations expérimentales notamment à Bordeaux, Brest, Rodez. La loi du 4 janvier 1978 a donné la base juridique de création et a indiqué les dispositions budgétaires

S

(forfait de soins permettant la prise en charge par l'assurance maladie) qui ont été précisées par le décret n° 81-448 du 8 mai 1981 (G. Roucoules, L. Perlemuter, *Dictionnaire pratique des soins et du soutien à domicile*, Paris, Masson, 1989).

4. Décret n° 81-448 du 8 mai 1981 relatif aux conditions d'autorisation et de prise en charge des services de soins à domicile pour personnes âgées.

5. [Vers 1970] – 1981.

➢ **VOIR AUSSI** Alternatives à l'hospitalisation. Maintien à domicile pour personnes âgées. Hospitalisation à domicile. Service de soins à domicile. Soins à domicile.

SERVICE INFIRMIER n. m.

DÉFINITION

Ensemble des prestations offertes à la collectivité en fonction de ses besoins de santé* par les personnels infirmiers* qui déterminent eux-mêmes leur politique de soins infirmiers*.

NOTES

1. Le terme désigne aussi, par glissements de sens :

– l'ensemble des personnels infirmiers diplômés et auxiliaires certifiés, cadres soignants et enseignants, qui sont, selon leur qualification, habilités à donner, gérer et/ou enseigner les soins infirmiers ;

– la structure organisée pour la prestation de soins infirmiers et pour la formation des personnels infirmiers ; cette structure, selon les différents modes d'exercice, existe sur un plan local, départemental, régional ou national.

2. Le concept et le terme de service infirmier apparaissent vers 1970, notamment avec la publication en mai 1970 d'une brochure intitulée : « Le service infirmier doit-il rester sous-développé ? », à l'initiative des grandes associations nationales de l'époque : Association nationale française des infirmières et infirmiers diplômés d'État (Anfiide), Comité d'entente des écoles d'infirmières et des écoles de cadres (Ceeiec), Union catholique des services de santé et des services sociaux (UCSS), Union nationale des congrégations d'action hospitalière et sociale (Uncash).

3. Le terme de service infirmier est attesté en 1975 dans la circulaire n° 222/DH/4 du 31 juillet 1975 relative au recrutement et à l'avancement des infirmiers et infirmières généraux et infirmiers et infirmières généraux adjoints dans les établissements d'hospitalisation publics.

4. [Vers 1970] – 1975.

➢ **VOIR AUSSI** Service de soins infirmiers. Soins infirmiers.

SERVICE INFIRMIER DE COMPENSATION ET DE SUPPLÉANCE (SICS) n. m.

DÉFINITION

Ensemble de personnels soignants affectés à une unité commune de remplacement dans un établissement de santé.

NOTES

1. Il est destiné à pallier les absences au travail de courte durée prévisibles ou imprévisibles du personnel soignant et à adapter les moyens en ressources humaines en fonction de la variabilité de l'activité.

2. Le fonctionnement d'un service infirmier de compensation et de suppléance est subordonné à l'évaluation de la charge de travail en soins infirmiers et à la détermination de l'effectif de base quotidien nécessaire pour chaque service.
Le nombre d'agents le composant peut être calculé en fonction de la taille de l'établissement, des sites géographiques différents ou des objectifs de remplacement fixés.
Il peut être conçu globalement, par discipline ou par centre de responsabilité.
3. Des conditions de travail particulières peuvent être offertes aux agents volontaires pour exercer dans cette unité commune de remplacement.
4. Il est souvent désigné par le terme de « Pool de remplacement ». D'autres termes sont aussi utilisés : « volant de sécurité », « équipe roulante », « équipe volante ».
5. Circulaire n° 136 du 20 janvier 1986 relative à la publication du guide du service infirmier : « *De l'intérêt d'un service Infirmier de compensation et de suppléance en vue d'adapter les moyens en personnel aux besoins des personnes soignées* ».
6. 1986.

➢ **VOIR AUSSI** Charge de travail en soins infirmiers.

SERVICE MÉDICOPSYCHOLOGIQUE RÉGIONAL (SMPR) n. m.

DÉFINITION
Service hospitalier relevant des secteurs de psychiatrie en milieu pénitentiaire, rattaché à un établissement de santé à vocation générale ou principalement psychiatrique.

NOTES
1. Il a pour mission d'assurer les soins courants de prévention, de diagnostic et de soins médicopsychologiques aux détenus de l'établissement pénitentiaire d'implantation et constitue le lieu d'accueil et d'hospitalisation pour des soins plus intensifs pour les détenus de l'ensemble des établissements pénitentiaires de son secteur.
Il ne peut prodiguer des traitements psychiatriques intensifs aux détenus présentant des troubles mentaux incompatibles avec leur maintien en détention.
Il prépare le suivi, après l'incarcération, en coordination avec les équipes de secteur de psychiatrie générale ou infanto-juvénile ; il assure une mission de lutte contre l'alcoolisme et la toxicomanie, coordonne les prestations de santé mentale et participe aux actions de formation et de recherche.
2. Il est placé sous l'autorité d'un praticien hospitalier responsable de service, assisté d'une équipe hospitalière pluridisciplinaire.
3. Décret n° 86-602 du 24 mars 1986 relatif à la lutte contre les maladies mentales et l'organisation de la sectorisation psychiatrique.
Arrêté du 14 décembre 1986 relatif au règlement intérieur type fixant organisation des services médicopsychologiques régionaux relevant des secteurs de psychiatrie en milieu pénitentiaire, modifié par l'arrêté du 10 mai 1995.
Circulaire du 24 mars 1990 relative aux orientations de la santé mentale.

Circulaire n° 45 DH/DGS/DSSIDAP du 8 décembre 1994 relative à la prise en charge sanitaire des détenus et à leur protection sociale et guide méthodologique.
4. 1986.

➢ **VOIR AUSSI** Santé mentale. Secteur psychiatrique. Sectorisation psychiatrique. Unité de consultations et de soins ambulatoires (UCSA). Suivi.

SISMOTHÉRAPIE n. f.

DÉFINITION
Thérapeutique qui consiste à faire passer dans le cerveau un courant électrique de faible intensité afin de déclencher une crise comitiale.

NOTES
1. Réalisée sous anesthésie générale, cette technique thérapeutique est aussi appelée électrochoc et électro-convulsivothérapie. Elle doit être pratiquée dans un lieu conforme à la réglementation en vigueur concernant la sécurité anesthésique.
2. L'emploi des électrochocs a beaucoup diminué depuis les progrès de la psychopharmacologie, mais l'indication essentielle reste les dépressions majeures.
3. Les électrochocs furent introduits en psychiatrie par U. Cerletti et L. Bini en 1938. Le terme sismothérapie a été introduit en France par Courbon en 1953.
4. Cette technique est enseignée aux infirmiers(ères) depuis le début du XXe siècle, mais ils n'ont été habilités à participer à son application en présence d'un médecin qu'en 1993 (décret n° 93-345 du 15 mars 1993, abrogé).
5. Décret n° 2002-194 du 11 février 2002 relatif aux actes professionnels et à l'exercice de la profession d'infirmier(ère), art. 9.
6. [1938] – 1993.

SITUATION DE SOINS INFIRMIERS n. f.

DÉFINITION
Conjoncture dans laquelle soignés* et soignants* sont en présence. Elle est caractérisée par un ensemble complexe de composants dont l'analyse contribue à l'élaboration et à la réalisation d'un projet de soins infirmiers*.

NOTE
Vers 1970.

➢ **VOIR AUSSI** Analyse de situation. Relation d'aide. Relation d'aide thérapeutique. Relation soignant-soigné.

SOIGNANT n. m.

DÉFINITION
Professionnel de santé* qui dispense des soins* en fonction du diplôme qui l'y habilite.

NOTE
Mil. XXe siècle.

➢ **VOIR AUSSI** Soins infirmiers. Soigner.

SOIGNÉ n. m.

➢ **VOIR** Personne soignée.

SOIGNER v. tr.

DÉFINITION
Agir pour soi-même ou pour autrui afin d'entretenir la vie, de maintenir, restaurer et promouvoir la santé*.

NOTES

1. Pour les professionnels de la santé, soigner c'est offrir, à une personne ou à un groupe, un service qui puisse compléter ou suppléer sa propre action.
2. Mil. XVIIIe siècle.

➢ **VOIR AUSSI** Auto-soin. Promotion de la santé. Soignant. Soin. Soins infirmiers.

SOIN n. m.

DÉFINITION

Action ou ensemble d'actions qu'une personne accomplit pour se soigner* ou pour soigner autrui.

NOTE

XIe siècle.

➢ **VOIR AUSSI** Auto-soin. Personne soignée. Soignant. Soins infirmiers.

SOIN DIRECT n. m.

DÉFINITION

Tout acte de soins infirmiers* accompli auprès du patient*.

NOTES

1. Il comprend la préparation et la surveillance immédiate du malade ainsi que l'exécution du soin.
2. Dans le cadre des études de charge de travail, les éléments constitutifs des soins directs sont précisés dans la méthode adoptée.
3. Vers 1980.

➢ **VOIR AUSSI** Charge de travail en soins infirmiers. Soin indirect. Tâche infirmière.

SOIN INDIRECT n. m.

DÉFINITION

Activité qui contribue aux soins* et qui est exercée hors de la présence du patient*.

NOTES

1. Les soins indirects comprennent notamment : les temps de préparation et de rangement du matériel, la gestion et le contrôle des activités de soins, la gestion du dossier de soins infirmiers, l'encadrement, l'information, l'enseignement clinique du personnel et des étudiants, les relations avec les familles et avec l'entourage des patients et l'organisation des horaires, des congés, des activités hôtelières.
2. Dans le cadre des études de charge de travail, les éléments constitutifs des soins indirects sont précisés dans la méthode adoptée.
3. Vers 1980.

➢ **VOIR AUSSI** Charge de travail en soins infirmiers. Soin direct. Tâche infirmière.

SOINS À DOMICILE n. m. pl.

DÉFINITION

Ensemble d'actions de nature préventive, curative, palliative et/ou éducative effectuées par un professionnel de santé* ou une équipe soignante* dans le milieu de vie* de la personne, avec la participation ou non de son entourage. La prise en charge financière des soins à domicile est assujettie à une prescription médicale*.

NOTES

1. Ces actions peuvent être :

– des soins infirmiers concourant au maintien à domicile de malades, de personnes âgées, de malades mentaux ou de handicapés ainsi que des soins infirmiers exécutés sur prescription médicale et figurant dans la nomenclature des actes de soins infirmiers remboursés par la Sécurité sociale ;

– des actions visant à recréer des liens avec l'extérieur en vue d'une réadaptation et d'une réintégration sociale progressives.

2. Le concept d'aide et d'assistance à domicile remonte au XVIIe siècle. La formule « *assister et servir les pauvres malades à domicile* » apparaît avec l'avènement des Dames et des Filles de la charité de Saint Vincent de Paul. Jusqu'à la fin du XIXe siècle et au début du XXe, les soins à domicile étaient assurés par des congrégations religieuses, des gardes-malades, puis par les infirmières visiteuses.

Des tentatives d'organisation ont eu lieu au début du XXe siècle par l'Association pour le développement de l'assistance aux malades (Alphen Salvador), par l'assistance maternelle et infantile de Plaisance (Léonie Chaptal), par le service des visiteuses des pauvres de la Maison de santé protestante de Bordeaux (Anna Hamilton). En 1935, l'Association nationale des infirmières diplômées de l'État français (Anidef) a créé la première organisation des gardes en ville, gardes privées, infirmières libres rétribuées à la journée et à l'heure.

Toutes ces tentatives ont conduit, au lendemain de la Seconde Guerre mondiale, à une forme nouvelle de soins à domicile et à sa reconnaissance officielle par l'ordonnance du 19 octobre 1945 fixant la réforme des assurances sociales avec l'instauration d'une nomenclature d'actes médicaux confiés aux infirmiers et infirmières à titre d'auxiliaire médical.

3. [XVIIe siècle] – 1945.

➢ **VOIR AUSSI** Acte de soins infirmiers. AIS. AMI. Auxiliaire médical. Infirmier(ère) libéral(e). Maintien à domicile pour personnes âgées. Service de soins à domicile. Service de soins infirmiers à domicile pour personnes âgées.

SOINS AMBULATOIRES n. m. pl.

DÉFINITION

Soins* dispensés, au sein de structures de santé*, aux personnes qui peuvent se déplacer avec ou sans aide et qui regagnent le jour même leur lieu de résidence habituel.

NOTES

1. Les soins ambulatoires sont donnés dans les établissements de santé aux malades externes et aux malades hospitalisés dans des structures alternatives à l'hospitalisation ou par un professionnel de santé dans son cabinet, dans un centre de santé, dans un dispensaire, dans un centre médicopsychologique ou en milieu pénitentiaire.

2. Vers 1970.

➢ **VOIR AUSSI** Alternatives à l'hospitalisation. Unité de consultations et de soins ambulatoires.

SOINS COURANTS n. m. pl.

➢ **VOIR** Soins liés aux fonctions d'entretien et de continuité de la vie.

SOINS CURATIFS n. m. pl.

DÉFINITION
Interventions qui visent à lutter contre la maladie*, ses causes, ses conséquences et à supprimer ou limiter ses manifestations.

NOTES
1. Le terme de soins de réparation est également utilisé.
2. Décret n° 2002-194 du 11 février 2002 relatif aux actes professionnels et à l'exercice de la profession d'infirmier(ère), art. 2.
3. Déb. XXe siècle.

SOINS CUTANÉS PRÉOPÉRATOIRES n. m. pl.

DÉFINITION
Actes de soins infirmiers* relevant du rôle propre* qui entrent dans la préparation du patient en vue d'une intervention*. Ils comprennent des mesures d'hygiène générale et ont essentiellement pour but de diminuer le risque infectieux. En salle d'opération, ils consistent à nettoyer soigneusement et à aseptiser le champ opératoire du patient. Selon la nature de l'intervention, ces soins font l'objet de protocoles de soins infirmiers*.

NOTES
1. Enseignés et pratiqués depuis la fin du XIXe siècle, ces soins ont été reconnus comme acte de soins infirmiers relevant du rôle propre en 1984 (décret n° 84-689 du 17 juillet 1984 et en 1993, abrogés).
2. Décret n° 2002-194 du 11 février 2002 relatif aux actes professionnels et à l'exercice de la profession d'infirmier(ère), art. 5 et 12.
3. [Fin XIXe siècle] – 1984.

➢ **VOIR AUSSI** Préparation du patient en vue d'une intervention. Soins d'hygiène et de propreté.

SOINS D'ACCOMPAGNEMENT AUX MOURANTS n. m. pl.

➢ **VOIR** Soins d'accompagnement aux personnes en fin de vie.

SOINS D'ACCOMPAGNEMENT AUX PERSONNES EN FIN DE VIE n. m. pl.

DÉFINITION
Ensemble de soins* qui permettent une prise en charge globale du malade* en fonction de ses réactions et de son attitude face à la mort, dans le respect de sa dignité et de ses désirs.

NOTES
1. « *Lorsqu'une personne, en phase avancée ou terminale d'une affection grave et incurable, quelle qu'en soit la cause, décide de limiter ou d'arrêter tout traitement, le médecin respecte sa volonté après l'avoir informée des conséquences de son choix...* », art. 6, art. 10, loi n° 2005-370 du 22 avril 2005 relative aux droits des malades et à la fin de vie.
2. L'accompagnement concerne le patient et son entourage. C'est une action menée par une équipe qui peut y associer les proches.

3. Ces soins ont été reconnus comme acte de soins infirmiers relevant du rôle propre à partir de 1981 (décret n° 81-539 du 12 mai 1981 et repris dans les décrets successifs en 1984 et 1993, abrogés).

4. Fascicule spécial n° 86-32 bis du 16 août 1986 du ministère des Affaires sociales et de l'emploi relatif à l'*organisation des soins et à l'accompagnement des malades en phase terminale*.

Loi n° 99-477 du 9 juin 1999 visant à garantir le droit à l'accès aux soins palliatifs.

Décret n° 2002-194 du 11 février 2002 relatif aux actes professionnels et à l'exercice de la profession d'infirmier(ère), art. 2.

5. [Vers 1980] Loi n° 2005-370 du 22 avril 2005 relative aux droits des malades et à la fin de vie.

➢ **VOIR AUSSI** Accompagnement. Acharnement thérapeutique. Action concertée. Approche globale de la personne soignée. Droits des malades. Évaluation de la douleur. Prise en charge de la douleur. Soins liés aux fonctions d'entretien et de continuité de la vie. Soins palliatifs.

SOINS D'ESCARRES n. m. pl.

DÉFINITION

Ensemble d'actes de soins infirmiers*, relevant du rôle propre*, destinés à traiter toute lésion de la peau et/ou des tissus sous-jacents. Ils comprennent des mesures locales et générales et varient selon le stade d'évolution de l'escarre.

NOTES

1. Ces soins effectués fréquemment selon un protocole consistent à :

– supprimer l'appui ;

– favoriser la circulation périphérique de la lésion ;

– traiter la lésion et la protéger éventuellement ;

– favoriser l'amélioration de l'état général du patient par l'hydratation et l'alimentation ainsi que par la mobilisation.

2. Depuis la fin du XVIIIe siècle, ces soins ont toujours fait l'objet de nombreux développements dans l'instruction et la pratique des soignants ; ils ont été reconnus comme acte de soins infirmiers relevant du rôle propre en 1981 (décret n° 81-539 du 12 mai 1981 et dans les décrets successifs en 1984 et 1993, abrogés).

3. Décret n° 2002-194 du 11 février 2002 relatif aux actes professionnels et à l'exercice de la profession d'infirmier(ère), art. 5.

4. [Fin XVIIIe siècle] – 1981.

➢ **VOIR AUSSI** Installation du patient en rapport avec sa pathologie ou son handicap. Prévention d'escarres. Surveillance de l'hygiène et de l'équilibre alimentaires.

SOINS D'HYGIÈNE CORPORELLE ET DE PROPRETÉ n. m. pl.

DÉFINITION

Ensemble d'actes de soins qu'une personne effectue en vue d'assurer son bien-être physique et mental et de préserver l'intégrité de ses téguments. L'infirmier(ère)* contribue à leur exécution en tenant compte des besoins* et des habitudes de vie* de la personne.

NOTES

1. Ces soins concernent l'ensemble des parties du corps, varient selon l'âge, la corpulence, l'état de la personne et les moyens humains et matériels nécessaires ; ils peuvent être effectués au lit ou dans des endroits spécifiques et requièrent différents acteurs notamment : infirmier(ère), aide-soignant(e), coiffeur(euse), pédicure et le cas échéant l'entourage.

2. Depuis la fin du XVIIIe siècle, ces soins ont toujours fait l'objet de l'instruction et la pratique des soignants. Ils ont été reconnus comme acte de soins infirmiers relevant du rôle propre infirmier en 1981 (décret n° 81-539 du 12 mai 1981 et dans les décrets successifs en 1984 et 1993, abrogés). Cet acte n'est pas repris en ces termes dans le décret n° 2002-194 du 11 février 2002.

3. [Fin XVIIIe siècle] – 1981.

➢ **VOIR AUSSI** Auto-soin. Détection de parasitoses externes et soins aux personnes qui en sont atteintes. Soins de bouche avec application de produits non médicamenteux. Soins et procédés visant à assurer l'hygiène de la personne et de son environnement. Toilette périnéale.

SOINS D'HYGIÈNE ET DE CONFORT n. m. pl.

➢ **VOIR** Soins et procédés visant à assurer l'hygiène de la personne et de son environnement.

SOINS DE BASE n. m. pl.

➢ **VOIR** Soins liés aux fonctions d'entretien et de continuité de la vie.

SOINS DE BOUCHE AVEC APPLICATION DE PRODUITS MÉDICAMENTEUX ET, EN TANT QUE DE BESOIN, AIDE INSTRUMENTALE n. m. p.

☑ DÉFINITION

Acte de soins infirmiers*, sur prescription médicale*, qui assure l'hygiène bucco-dentaire en préservant l'hydratation de la muqueuse buccale ainsi que la flore interne de la bouche et en garantissant le confort du patient. Il consiste également à administrer localement une préparation médicamenteuse antibactérienne, antivirale, antifongique, antiseptique ou anti-inflammatoire.

NOTES

1. Les soins peuvent être réalisés par application directe (solutions, gel…) ou dans certains cas à l'aide d'instruments simples stériles : abaisse-langue, pinces, compresses.

2. Enseignés et pratiqués depuis la fin du XIXe siècle, ces soins ont été reconnus comme acte de soins sur prescription médicale en 1981 (décret n° 81-539 du 12 mai 1981 relatif à l'exercice de la profession d'infirmier(ère) et repris dans les décrets successifs en 1984 et 1993, abrogés).

3. Décret n° 2002-194 du 11 février 2002 relatif aux actes professionnels et à l'exercice de la profession d'infirmier(ère), art. 6.

4. [XIXe siècle] – 1981.

➢ **VOIR AUSSI** Soins de bouche avec application de produits non médicamenteux.

SOINS DE BOUCHE AVEC APPLICATION DE PRODUITS NON MÉDICAMENTEUX n. m. pl.

DÉFINITION
Acte de soins infirmiers*, relevant du rôle propre*, qui assure l'hygiène bucco-dentaire en préservant l'hydratation de la muqueuse buccale et la flore interne de la bouche, en garantissant le confort du patient*.

NOTES
1. Enseignés et pratiqués depuis la fin du XIXe siècle, ces soins ont été reconnus comme un acte de soins infirmiers relevant du rôle propre en 1993 (décret n° 93-345 du 15 mars 1993 relatif aux actes professionnels et à l'exercice de la profession d'infirmier(ère), abrogé).
2. Décret n° 2002-194 du 11 février 2002 relatif aux actes professionnels et à l'exercice de la profession d'infirmier(ère), art. 5.
3. [Fin XIXe siècle] – 1993.

➢ **VOIR AUSSI** Soins de bouche avec application de produits médicamenteux et en tant que de besoin, aide instrumentale.

SOINS DE RÉADAPTATION n. m. pl.

DÉFINITION
Interventions visant à favoriser la réinsertion* sociale et professionnelle d'une personne, à prévenir les complications et l'apparition de séquelles dues à une maladie*, un accident ou un handicap.

NOTE
Vers 1960.

➢ **VOIR AUSSI** Handicapé. Indépendance. Prévention tertiaire. Réadaptation.

SOINS DE RELATION n. m. pl.

➢ **VOIR** Soins relationnels.

SOINS DE RÉPARATION n. m. pl.

➢ **VOIR** Soins curatifs.

SOINS DE SANTÉ COMMUNAUTAIRE n. m. pl.

DÉFINITION
Ensemble d'interventions mises en œuvre par des usagers* et des professionnels de santé* dans une démarche en santé communautaire*.

NOTES
1. Ils relèvent d'une approche globale des problèmes de santé, portent essentiellement sur les besoins estimés prioritaires par la communauté et doivent être facilement accessibles à tous.
2. Décret n° 2002-194 relatif aux actes professionnels et à l'exercice de la profession d'infirmier(ère), art. 14.
3. Vers 1970.

➢ **VOIR AUSSI** Santé. Santé publique.

SOINS DE SANTÉ PRIMAIRE n. m. pl.

DÉFINITION

« *Soins de santé essentiels fondés sur des méthodes et des techniques pratiques, scientifiquement valables et socialement acceptables, rendus universellement accessibles à tous les individus et à toutes les familles de la communauté avec leur pleine participation et à un coût que la communauté et le pays puissent assumer à tous les stades de leur développement dans un esprit d'auto-responsabilité et d'autodétermination.* » (OMS, *Les soins de santé primaires*, Alma-Ata, 1978).

NOTES

1. Les soins de santé primaires comprennent au minimum :

– l'éducation concernant les problèmes de santé, ainsi que les méthodes de prévention et de lutte qui leur sont applicables ;

– la promotion de bonnes conditions alimentaires et nutritionnelles ;

– l'approvisionnement suffisant en eau saine et les mesures d'assainissement de base ;

– la protection maternelle et infantile, y compris la planification familiale ;

– la vaccination contre les grandes maladies infectieuses ;

– la prévention et le contrôle des endémies locales ;

– le traitement des maladies et lésions courantes ;

– la fourniture de médicaments essentiels.

2. Les soins de santé primaires sont donnés dans le cadre de structures organisées le plus près possible du milieu de vie et de travail des individus, de la famille et de la communauté.

3. Décret n° 2002-194 relatif aux actes professionnels et à l'exercice de la profession d'infirmier(ère), art. 14.

4. Vers 1980.

> **VOIR AUSSI** Dépistage. Éducation pour la santé. Environnement. Milieu de vie. Prévention primaire. Promotion de la santé. Protection maternelle et infantile. Santé. Santé communautaire. Santé mentale. Santé publique.

SOINS DU NOUVEAU-NÉ PLACÉ EN INCUBATEUR n. m. pl.

DÉFINITION

Ensemble de soins infirmiers* comprenant les soins d'hygiène corporelle et de propreté*, le change complet de la literie, l'alimentation et l'application des traitements prescrits pour l'enfant qui vient de naître et qui a été placé en incubateur en raison de sa prématurité et/ou de son état clinique.

NOTES

1. Ils ont pour but de répondre aux besoins fondamentaux de l'enfant, d'entretenir la communication par le toucher, de prévenir les risques infectieux, d'observer ses réactions. Ces soins doivent aussi favoriser la continuité de la relation parents enfant(s) afin de préserver le développement satisfaisant du nouveau-né.

2. Enseignés et pratiqués depuis la fin du XIXe siècle, ces soins ont été reconnus comme acte de soins relevant du rôle propre infirmier en 1984 (décret n° 84-689 du

17 juillet 1984 et dans celui de 1993, abrogés). Cet acte n'est pas repris en ces termes dans le décret n° 2002-194 du 11 février 2002.
3. [1881] – S. Tarnier, Maternité de Port Royal – 1984.

➢ **VOIR AUSSI** Besoins fondamentaux. Installation, surveillance et sortie du nouveau-né placé en incubateur.

SOINS ÉDUCATIFS n. m. pl.

DÉFINITION
Interventions qui consistent à offrir informations, conseils ou assistance à une ou des personnes pour les aider à comprendre les mesures propres à améliorer leur santé*, à réaliser eux-mêmes leurs soins* et à modifier leurs comportements*.

NOTE
Vers 1960.

➢ **VOIR AUSSI** Auto-soin. Éducation pour la santé.

SOINS ET PROCÉDÉS VISANT À ASSURER L'HYGIÈNE DE LA PERSONNE ET DE SON ENVIRONNEMENT n. m. pl.

DÉFINITION
Ensemble d'actes de soins infirmiers* relevant du rôle propre* qui visent à assurer à une personne la propreté corporelle et le bien-être auxquels elle aspire ainsi qu'un environnement* satisfaisant, sain et agréable.

NOTES
1. Décret n° 2002-194 du 11 février 2002 relatif aux actes professionnels et à l'exercice de la profession d'infirmier(ère), art. 5.
2. Mil. XVIIIe siècle

➢ **VOIR AUSSI** Soins d'hygiène corporelle et de propreté.

SOINS ET SURVEILLANCE D'ULCÈRES CUTANÉS CHRONIQUES n.

DÉFINITION
Ensemble d'actes de soins infirmiers*, relevant du rôle propre*, qui consistent à agir sur une perte de substance persistante du revêtement cutané, à observer les effets produits et à prévenir les complications dans le but d'obtenir une cicatrisation.

NOTES
1. La surveillance porte notamment sur le suivi de la cicatrisation, le dépistage des complications infectieuses locales ou générales et l'évolution de l'état de santé.
2. Ces soins nécessitent d'entreprendre une démarche éducative avec le patient.
3. Ces soins ont été reconnus comme actes de soins infirmiers sur prescription médicale en 1993 (décret n° 93-345 du 15 mars 1993, abrogé) ; le décret du 11 février 2002 habilite l'infirmier(ère) à accomplir ces actes dans le cadre de son rôle propre, bien que ces soins nécessitent le plus souvent une prescription médicale.
4. Décret n° 2002-194 du 11 février 2002 relatif aux actes professionnels et à l'exercice de la profession d'infirmier(ère), art. 5.
5. [Déb. XXe siècle] – 1993.

➢ **VOIR AUSSI** Réalisation et surveillance de pansements spécifiques. Réalisation et surveillance des bandages. Réalisation et surveillance des pansements. Soins éducatifs.

SOINS ET SURVEILLANCE D'UN PATIENT INTUBÉ OU TRACHÉOTOMISÉ, LE PREMIER CHANGEMENT DE CANULE DE TRACHÉOTOMIE ÉTANT EFFECTUÉ PAR UN MÉDECIN n.

☑ DÉFINITION

Ensemble d'actes de soins infirmiers*, sur prescription médicale*, qui assurent une ventilation efficace par le maintien de la perméabilité des voies aériennes, l'humidification et le réchauffement de l'air inspiré, l'installation correcte du patient* et la prévention des infections et des complications. La surveillance* prend en compte les données cliniques, biologiques, radiologiques et psychologiques ; elle porte aussi sur l'adaptation du patient à l'intubation trachéale* ou à la trachéotomie* et à une éventuelle assistance respiratoire.

NOTES

1. Le changement de canule de trachéotomie est effectué de manière aseptique, à intervalles réguliers et selon un protocole défini, le premier étant effectué par un médecin.

2. Ces soins enseignés et pratiqués depuis la fin du XIXe siècle ont été reconnus comme actes de soins infirmiers en 1981 (décret n° 84-689 du 12 mai 1981 et dans les décrets successifs en 1984 et 1993, abrogés).

3. Décret n° 2002-194 du 11 février 2002 relatif aux actes professionnels et à l'exercice de la profession d'infirmier(ère), art. 6.

4. [Fin XIXe siècle] – 1981.

➢ **VOIR AUSSI** Aspiration des sécrétions d'un patient qu'il soit ou non intubé ou trachéotomisé. Maintien de la liberté des voies aériennes supérieures. Trachéotomie.

SOINS ET SURVEILLANCE D'UNE PLASTIE n.

☑ DÉFINITION

Ensemble d'actes de soins infirmiers*, sur prescription médicale*, dispensés à une personne ayant subi une intervention chirurgicale destinée à modifier ou rétablir des formes anatomiques ou des fonctions physiologiques.

NOTES

1. Les interventions chirurgicales sont notamment d'ordre esthétique et/ou fonctionnel (nez, sein, néovessie colique, gastroplastie, trachéoplastie). Les soins qui en découlent sont spécifiques à chacune d'elles. La surveillance consiste à observer et évaluer l'efficacité de la plastie, à dépister les éventuelles complications et les effets produits sur la personne et sur son comportement.

2. Ces soins ont été reconnus comme actes de soins infirmiers sur prescription médicale en 1993 (décret n° 93-345 du 15 mars 1993, abrogé).

3. Décret n° 2002-194 du 11 février 2002 relatif aux actes professionnels et à l'exercice de la profession d'infirmier(ère), art. 6.

4. [Mil. XXe siècle] – 1993.

➢ **VOIR AUSSI** Réalisation et surveillance de pansements spécifiques. Réalisation, surveillance et renouvellement des pansements médicamenteux.

SOINS ET SURVEILLANCE DE PATIENTS EN ASSISTANCE NUTRITIVE ENTÉRALE n.

DÉFINITION

Ensemble d'actes de soins infirmiers*, relevant du rôle propre*, visant à apporter à un patient*, par voie digestive, la ration protéinocalorique nécessaire et à en contrôler les effets.

NOTES

1. Ces soins ont pour objet notamment :
– d'assurer un apport de nutriments par voie digestive bucco-œsophagienne ou gastrique à l'aide d'une sonde ;
– de maintenir ou de restaurer l'état nutritionnel des patients dénutris ou ayant des besoins énergétiques augmentés ;
– de permettre la mise au repos du tube digestif.

2. Cette assistance nutritive nécessite soins et surveillance :
– information et éducation du patient ;
– confort et assistance pour le maintien des activités requises ;
– surveillance du dispositif d'alimentation et évaluation des résultats ;
– dépistage des complications (tolérance, troubles digestifs).

3. Enseignés et pratiqués depuis la moitié du XXe siècle, ces soins ont été reconnus comme acte de soins infirmiers relevant du rôle propre en 1993 (Décret n° 93-345 du 15 mars 1993, abrogé).

4. Décret n° 2002-194 du 11 février 2002 relatif aux actes professionnels et à l'exercice de la profession d'infirmier(ère), art. 5.

5. [Vers 1960] – 1993.

➢ **VOIR AUSSI** Administration de l'alimentation par sonde gastrique. Changement de sonde d'alimentation gastrique. Nutrition entérale. Surveillance de l'hygiène et de l'équilibre alimentaires.

SOINS ET SURVEILLANCE DE PATIENTS EN ASSISTANCE NUTRITIVE ENTÉRALE OU PARENTÉRALE n.

➢ **VOIR** Soins et surveillance de patients en assistance nutritive entérale. Soins et surveillance de patients en assistance nutritive parentérale.

SOINS ET SURVEILLANCE DE PATIENTS EN ASSISTANCE NUTRITIVE PARENTÉRALE n.

DÉFINITION

Ensemble d'actes de soins infirmiers*, relevant du rôle propre*, visant à apporter par voie veineuse les éléments nutritifs nécessaires au patient*, notamment lorsque l'alimentation entérale est impossible, et à en contrôler les effets.

NOTES

1. Ces actions comprennent :
– les soins et la surveillance liés à l'utilisation du cathéter central ou périphérique (pansement stérile, héparinisation...) ;
– les soins et la surveillance liés à la préparation et à la pose du soluté ;
– les soins et la surveillance liés à l'observation de l'état général de la personne

(hydratation, apport calorique, poids, élimination urinaire et fécale...).

2. Enseignés et pratiqués depuis la moitié du XXe siècle, ces soins ont été reconnus comme acte de soins infirmiers relevant du rôle propre en 1993 (décret n° 93-345 du 15 mars 1993, abrogé).

3. Décret n° 2002-194 du 11 février 2002 relatif aux actes professionnels et à l'exercice de la profession d'infirmier(ère), art. 5.

4. [Vers 1960] – 1993.

➢ **VOIR AUSSI** Injection et perfusion dans des cathéters veineux centraux. Montage d'accès vasculaire implantable. Nutrition parentérale. Surveillance des cathéters veineux centraux.

SOINS ET SURVEILLANCE DES PATIENTS PLACÉS EN MILIEU STÉRILE n.

DÉFINITION

Ensemble d'actes de soins infirmiers*, relevant du rôle propre*, effectués pour des patients soumis à un isolement* dans une chambre stérile ou à flux laminaire ou dans une bulle stérile.

NOTES

1. Le milieu stérile est un lieu mis en surpression ou hermétiquement clos pour prévenir toute contamination liée à l'air extérieur.

2. L'isolement, préventif ou curatif, est effectué en cas de déficit immunitaire sévère et nécessite des précautions rigoureuses d'hygiène, notamment la stérilisation de tout objet entrant dans le milieu protégé.

3. En raison de l'isolement, les soins relationnels revêtent une importance particulière ; des moyens de communication appropriés sont nécessaires.

4. Enseignés et pratiqués depuis 1960, ces soins ont été reconnus comme actes de soins infirmiers relevant du rôle propre en 1984 (décret n° 84-689 du 17 juillet 1984 et en 1993, abrogés).

5. Décret n° 2002-194 du 11 février 2002 relatif aux actes professionnels et à l'exercice de la profession d'infirmier(ère), art. 5.

6. [Vers 1960] – 1984.

➢ **VOIR AUSSI** Aide et soutien psychologiques. Recueil des observations de toute nature susceptibles de concourir à la connaissance de l'état de santé de la personne et appréciation des principaux paramètres servant à sa surveillance. Soins relationnels.

SOINS ET SURVEILLANCE DES PATIENTS SOUS DIALYSE PÉRITONÉALE n.

DÉFINITION

Ensemble d'actes de soins infirmiers*, relevant du rôle propre*, effectués pour des patients soumis à un système d'épuration du sang utilisant le péritoine comme membrane d'échanges entre le sang et le dialysat. Ce système supplée à la fonction rénale défaillante pour l'élimination des toxines et des excédents d'eau.

NOTES

1. Les actions de soins comprennent :
- la préparation du matériel ;
- l'installation du patient ;
- les soins locaux de la peau ;
- la surveillance de l'état de la peau, du poids et des œdèmes ;

– l'évaluation de l'ultrafiltration ;
– le dépistage de troubles digestifs et/ou de douleurs abdominales.

2. Ces soins contraignants et répétitifs nécessitent le soutien psychologique du patient, son éducation et sa participation.

3. Un programme d'éducation spécifique est proposé au patient susceptible d'effectuer une dialyse péritonéale à domicile, nommée dialyse péritonéale continue ambulatoire (DPCA).

4. Enseignés et pratiqués depuis 1960, ces soins ont été reconnus comme actes de soins infirmiers relevant du rôle propre en 1981 (décret n° 81-539 du 12 mai 1981 et dans les décrets successifs en 1984 et 1993, abrogés).

5. Décret n° 2002-194 du 11 février 2002 relatif aux actes professionnels et à l'exercice de la profession d'infirmier(ère), art. 5.

6. [Vers 1960] – 1981.

➢ **VOIR AUSSI** Aide et soutien psychologiques. Dialyse péritonéale. Recueil des observations de toute nature susceptibles de concourir à la connaissance de la personne malade et appréciation des principaux paramètres servant à sa surveillance. Soins éducatifs. Soins relationnels.

SOINS ET SURVEILLANCE DES PATIENTS SOUS DIALYSE RÉNALE n.

DÉFINITION

Ensemble d'actes de soins infirmiers*, relevant du rôle propre*, effectués pour des patients* soumis à un système extracorporel d'épuration du sang appelé hémodialyse*. Ce système supplée à la fonction rénale défaillante pour l'élimination des toxines et des excédents d'eau.

NOTES

1. Ces actions comprennent :
– la préparation du matériel ;
– l'installation du patient ;
– l'organisation de la séance d'hémodialyse ;
– la prise en compte des constantes cliniques et biologiques qui définiront la composition du dialysat et vérifieront l'efficacité de ce traitement ;
– la surveillance de l'abord artério-veineux ;
– la désinfection, la stérilisation et l'entretien du matériel.

2. Ces soins contraignants et répétitifs nécessitent le soutien psychologique du patient, son éducation et sa participation.

3. Un programme d'éducation spécifique est proposé au patient susceptible d'effectuer l'hémodialyse à domicile.

4. Le terme de dialyse rénale est improprement utilisé pour désigner l'hémodialyse.

5. Enseignés et pratiqués depuis le milieu du XXe siècle, ces soins ont été reconnus comme actes de soins infirmiers relevant du rôle propre en 1981 (décret n° 81-539 du 12 mai 1981, modifié en 1984 et 1993).

6. Décret n° 2002-194 du 11 février 2002 relatif aux actes professionnels et à l'exercice de la profession d'infirmier(ère), art. 5.

7. [Vers 1960] – 1981.

➢ **VOIR AUSSI** Aide et soutien psychologiques. Recueil des observations susceptibles de concourir à la connaissance de la personne malade et appréciation des principaux paramètres servant à sa surveillance. Branchement, surveillance et débranchement d'une dialyse rénale. Soins éducatifs. Soins relationnels.

SOINS ET SURVEILLANCE DES PATIENTS SOUS DIALYSE RÉNALE OU PÉRITONÉALE n.

➢ **VOIR** Soins et surveillance des patients sous dialyse rénale. Soins et surveillance des patients sous dialyse péritonéale.

SOINS ET SURVEILLANCE DES PERSONNES EN POST-OPÉRATOIRE n.

DÉFINITION

Ensemble d'actes de soins infirmiers*, sur prescription médicale* à condition qu'un médecin puisse intervenir à tout moment, qui consiste à prendre en charge un patient* dès sa sortie du bloc opératoire et pendant toute la durée de son séjour en salle de surveillance post-interventionnelle*, sous réserve des dispositions prévues à l'art. 10 du décret du 11 février 2002.

NOTES

1. L'infirmier(ère) travaille en collaboration avec l'infirmier(ère) anesthésiste qui est seul(e) habilité(e) à assurer les actes relevant des techniques d'anesthésie et à la prise en charge de la douleur post-opératoire relevant des mêmes techniques, art. 10 du décret du 11 février 2002.

2. Les soins portent notamment sur l'installation du patient, l'application des prescriptions médicales à l'exclusion de produits concourant aux techniques d'anesthésie générale, loco-régionale et réinjections.

3. La surveillance consiste à apprécier, en fonction de l'intervention et de l'anesthésie pratiquées, le réveil du patient ou le sevrage des produits anesthésiques utilisés ainsi que, le cas échéant, l'état des pansements et drainages. Cette surveillance porte également sur l'évaluation de la douleur.

4. Ces soins ont été reconnus sous cette appellation comme actes de soins infirmiers sur prescription médicale à condition qu'un médecin puisse intervenir à tout moment, dans le décret n° 2002-194 du 11 février 2002.

5. Décret n° 2002-194 du 11 février 2002 relatif aux actes professionnels et à l'exercice de la profession d'infirmier(ère), art. 8.

6. [Vers 1970] – 2002.

➢ **VOIR AUSSI** Infirmier(ère) anesthésiste diplômé(e) d'État. Salle de surveillance post-interventionnelle.

SOINS ET SURVEILLANCE DES PERSONNES LORS DES TRANSPORTS SANITAIRES PROGRAMMÉS ENTRE ÉTABLISSEMENTS DE SOINS n.

DÉFINITION

Ensemble d'actes de soins infirmiers*, sur prescription médicale*, effectués lors d'un transport sanitaire visant à assurer la continuité des soins* et à surveiller la manière dont le patient* supporte le transport.

NOTES

1. Au préalable, un bilan de l'état de santé du patient est réalisé par le médecin pour

S

assurer une sécurité optimale et prévoir, le cas échéant, la participation d'autres professionnels de santé.
Le traitement et les soins en cours doivent tenir compte des modalités et de la durée du transport (décret n° 97-619 du 30 mai 1997 relatif à l'autorisation des Services mobiles d'urgence et de réanimation (Smur) et modifiant le *Code de la Santé publique*, 2e partie du décret en Conseil d'État).
2. Ce soin est devenu, en 1993, un acte de soins infirmiers sur prescription médicale (décret n° 93-345 du 15 mars 1993, abrogé).
3. Décret n° 2002-194 du 11 février 2002 relatif aux actes professionnels et à l'exercice de la profession d'infirmier(ère), art. 6.
4. [xxe siècle] – 1993.

➢ **VOIR AUSSI** Transports sanitaires urgents entre établissements de soins effectués dans le cadre d'un Service mobile d'urgence et de réanimation (Smur).

SOINS FONDAMENTAUX n. m. pl.

➢ **VOIR** Soins liés aux fonctions d'entretien et de continuité de la vie.

SOINS GLOBAUX n. m. pl.

➢ **VOIR** Approche globale de la personne soignée.

SOINS GRADUÉS n. m. pl.

DÉFINITION
Expression proposée pour désigner des prestations de soins classés selon leur degré de complexité, en fonction notamment de l'état de dépendance* des patients* et des prescriptions médicales*, et en vue de déterminer des niveaux de tarification.

NOTE
Vers 1980.

SOINS HABITUELS n. m. pl.

➢ **VOIR** Soins liés aux fonctions d'entretien et de continuité de la vie.

SOINS INDIVIDUALISÉS n. m. pl.

DÉFINITION
Actes de soins infirmiers* qui tiennent compte des caractères distinctifs du patient* et qui sont fondés sur la mise en œuvre d'une démarche de soins infirmiers*.

NOTES
1. Les expressions « soins adaptés à la personne » et « soins personnalisés » sont aussi utilisées.
2. Vers 1970.

➢ **VOIR AUSSI** Anamnèse infirmière. Approche globale de la personne soignée. Diagnostic infirmier. Recueil de données.

SOINS INFIRMIERS n. m. pl.

DÉFINITION
Ensemble de connaissances, de compétences et de techniques relatives à la conception et à la mise en œuvre d'actes de soins

infirmiers*. Ils contribuent à répondre aux besoins de santé* d'une personne et/ou d'une collectivité et font l'objet de la discipline enseignée au personnel infirmier*.

NOTES

1. Cette discipline fait appel aux sciences humaines et biologiques. On distingue généralement les soins infirmiers liés aux fonctions d'entretien et de continuité de la vie dans le cadre du rôle propre de l'infirmier(ère) et les soins curatifs ou de réparation.

2. Les soins infirmiers doivent prendre en compte l'évolution des sciences et techniques, le respect des droits de la personne, la personnalité de celle-ci dans ses composantes physiologique, psychologique, économique, sociale et culturelle et doivent être réalisés dans le souci de son éducation à la santé.

3. Ils ont pour objet :

– de protéger, maintenir, restaurer et promouvoir la santé physique et mentale des personnes ou l'autonomie de leurs fonctions vitales, physiques et psychiques, en vue de favoriser leur maintien, leur insertion ou leur réinsertion dans leur cadre de vie familial ou social ;

– de concourir à la mise en place de méthodes et au recueil des informations utiles aux autres professionnels et notamment aux médecins pour poser leur diagnostic et évaluer l'effet de leurs prescriptions ;

– de participer à l'évaluation du degré de dépendance des personnes ;

– de contribuer à la mise en œuvre des traitements en participant à la surveillance clinique et à l'application des prescriptions médicales contenues, le cas échéant, dans des protocoles établis à l'initiative du ou des médecins prescripteurs ;

– de participer à la prévention, à l'évaluation et au soulagement de la douleur et de la détresse physique et psychique des personnes, particulièrement en fin de vie, au moyen des soins palliatifs et d'accompagner, en tant que de besoin, leur entourage.

4. Ce terme a été officiellement employé lors de la première session du Comité d'experts des soins infirmiers de l'OMS en 1950 (série des rapports techniques n° 24, Genève, 1950), mais depuis plus de deux siècles les termes suivants avaient été employés pour désigner cette activité :

– soins généraux (XVIIIe et XIXe siècles), soins à donner aux malades de médecine, de chirurgie, soins à donner aux enfants, soins techniques (1re moitié du XXe siècle) ;

– les termes de nursage ou de neursage, de soignage, proposés au début du siècle par l'école Florence Nightingale à Bordeaux, pour traduire le mot *nursing*, n'ont pu s'imposer en raison de l'opposition manifestée à la conception anglosaxonne des soins, plus centrée sur la personne et son environnement que sur le seul traitement des maladies.

Vers 1980, le terme de neursologie a été proposé pour désigner le savoir infirmier et la pratique infirmière (R. Poletti, *Acta nursologica*, Genève, 1977).

En 1985, le terme de nursage a été proposé par F. Bourlière dans le Dictionnaire des personnes âgées, de la retraite et du vieillissement comme équivalent français de nursing. Il est aussi mentionné dans le Dictionnaire des termes officiels de la langue française en 1994. En 1991, celui

S

d'infirmerie a été proposé par Th. Lanriec pour désigner les soins infirmiers érigés en science (*L'école à l'envers*, Paris, Lamarre, 1991).

5. À la suite de la Conférence européenne sur les soins infirmiers (Vienne, juin 1988) le texte élaboré par l'Organisation mondiale de la santé sur la mission des soins infirmiers et les fonctions de l'infirmière a été accepté par les États membres (*Nursing in Action*, Copenhague, Bureau régional de l'OMS. pour l'Europe, 1993).

6. Décret n° 2002-194 du 11 février 2002 relatif aux actes professionnels et à l'exercice de la profession d'infirmier(ère).

7. 1950.

➢ **VOIR AUSSI** Acte de soins infirmiers. Art infirmier. Conception des soins infirmiers. Décret de compétence. Exercice de la profession d'infirmier(ère). Nursing. Pratique infirmière. Rôle propre de l'infirmier(ère) Savoir infirmier. Science infirmière. Soins liés aux fonctions d'entretien et de continuité de la vie. Soins techniques. Théorie de soins infirmiers.

SOINS INFIRMIERS EN ÉQUIPE n. m. pl.

DÉFINITION

Mode de distribution de soins à un nombre limité de personnes par une équipe de soins*, sous la responsabilité d'un(e) infirmier(ère)*.

NOTES

1. Ces soins réalisés en collaboration sont souvent improprement appelés soins en secteur ou sectorisation.

2. Vers 1970.

SOINS INFIRMIERS EN SECTEUR n. m. pl.

DÉFINITION

Mode de distribution de soins infirmiers* à un nombre limité de personnes à l'initiative et sous la responsabilité d'un(e) infirmier(ère)*. Les soins sont réalisés par l'équipe de soins infirmiers* et en collaboration avec d'autres professionnels de santé*.

NOTE

Vers 1970.

➢ **VOIR AUSSI** Secteur de soins infirmiers.

SOINS INFIRMIERS EN SÉRIE n. m. pl.

DÉFINITION

Mode de distribution de soins infirmiers* de même nature, dispensés d'une manière répétitive selon des méthodes de travail inspirées du taylorisme.

NOTE

Vers 1950.

➢ **VOIR AUSSI** Charge de travail en soins infirmiers. Tâche infirmière.

SOINS INFIRMIERS REQUIS n. m. pl.

DÉFINITION

Actes de soins infirmiers* estimés nécessaires par rapport aux besoins* d'une personne ou d'un groupe.

NOTES

1. Expression employée dans les études de charge de travail en soins infirmiers

énoncée selon la méthode québécoise dans le Programme de recherche en nursing (PRN).
2. Vers 1980.

➢ **VOIR AUSSI** Charge de travail en soins infirmiers. Soin direct. Soin indirect.

SOINS LIÉS AUX FONCTIONS D'ENTRETIEN ET DE CONTINUITÉ DE LA VIE n. m. pl.

☑ DÉFINITION

Ensemble d'actes de soins infirmiers*, relevant du rôle propre*, qui visent à suppléer partiellement ou totalement à l'état de dépendance* d'une personne ou d'un groupe.

NOTES

1. Ces soins ont pour but de répondre aux besoins fondamentaux d'une personne et prennent en compte les habitudes de vie, les coutumes, les croyances, les valeurs de la personne ou du groupe auquel ils s'adressent.
2. Ils sont souvent désignés improprement par le terme anglais de *nursing*.
3. Les termes suivants sont aussi employés pour désigner ces soins : soins courants, soins coutumiers, soins de base, soins habituels, soins de maintenance, soins du rôle propre infirmier, soins de suppléance, soins fondamentaux.
4. L'expression « soins d'entretien et de continuité de la vie » a été introduite vers 1970 par Marie-Françoise Collière, au cours de l'enseignement des soins infirmiers dispensé à l'École internationale d'enseignement infirmier supérieur de Lyon. Il est attesté en 1981 par le premier décret relatif aux actes professionnels infirmiers (décret n° 81-539 du 12 mai 1981 relatif à l'exercice de la profession d'infirmier(ère) et repris dans les décrets successifs en 1984 et 1993, abrogés).
5. Décret n° 2002-194 du 11 février 2002 relatif aux actes professionnels et à l'exercice de la profession d'infirmier(ère), art. 3.
6. 1981.

➢ **VOIR AUSSI** Autonomie de la personne soignée. Besoin fondamental. Habitudes de vie. Nursing. Rôle propre de l'infirmier(ère). Soins d'accompagnement aux personnes en fin de vie. Soins infirmiers.

SOINS PALLIATIFS n. m. pl.

☑ DÉFINITION

Ensemble de soins* donnés à une personne en phase évolutive ou terminale d'une maladie* potentiellement mortelle. Ces soins actifs et continus sont pratiqués par une équipe pluridisciplinaire* en institution ou à domicile. Ils visent à assurer le confort physique de la personne, à soulager sa douleur, à apaiser sa souffrance psychique, à sauvegarder sa dignité et à soutenir son entourage.

NOTES

1. Outre la prise en charge relationnelle de la personne, ils nécessitent la maîtrise du traitement de la douleur, la connaissance de la pathologie et de ses symptômes. Ils n'excluent pas, le cas échéant, la poursuite du traitement curatif.
2. L'équipe pluridisciplinaire peut faire intervenir des bénévoles formés à « une

démarche collective d'attention, de suivi et d'évaluation permanente ».

3. Les soins palliatifs s'adressent notamment aux personnes atteintes de cancer, de sclérose en plaques, de la maladie de Parkinson, du sida et de la maladie d'Alzheimer. Ils peuvent être développés en milieu hospitalier ou au domicile du patient. Pour soigner leur malade, les proches peuvent obtenir un « congé d'accompagnement ».

4. Le Dr Cicely Saunders, fondatrice du Saint Christopher's Hospice de Londres, a été pionnière en ce domaine en 1967.
En France, les soins palliatifs ont été introduits progressivement, à partir des années 1970, grâce à l'action du Père Verspieren et de quelques médecins dont le Dr Sebag-Lanoë.

5. Circulaire du 26 août 1986 relative à l'organisation des soins et à l'accompagnement des malades en phase terminale.
Circulaire DGS/DH n° 98-586 du 24 septembre 1998 relative à la mise en œuvre du plan d'action triennal de lutte contre la douleur dans les établissements de santé publics ou privés.
Circulaire DGS/902/DH/DAS du 11 février 1999 relative à la mise en place de protocoles de prise en charge de la douleur aiguë par les équipes pluridisciplinaires médicales et soignantes des établissements de santé et institutions médico-sociales.
Loi n° 99-477 du 9 juin 1999 visant à garantir le droit à l'accès aux soins palliatifs.
Décret n° 2002-194 du 11 février 2002 relatif aux actes professionnels et à l'exercice de la profession d'infirmier(ère), art. 2.
Loi n° 2005-370 du 22 avril 2005 relative aux droits des malades et à la fin de vie.

6. Vers 1980.

➢ **VOIR AUSSI** Accompagnement. Aide et soutien psychologiques. Évaluation de la douleur. Prise en charge de la douleur. Relation soignant-soigné. Soins d'accompagnement aux personnes en fin de vie. Soins relationnels.

SOINS PERSONNALISÉS
n. m. pl.

➢ **VOIR** Soins individualisés.

SOINS PRÉVENTIFS
n. m. pl.

DÉFINITION
Interventions qui visent à prévenir les maladies*, les handicaps et les accidents, ainsi qu'à les combattre afin d'en diminuer l'incidence*, la prévalence* et les conséquences.

NOTES
1. Décret n° 2002-194 du 11 février 2002 relatif aux actes professionnels et à l'exercice de la profession d'infirmier(ère), art. 2.

2. Déb. XXe siècle.

➢ **VOIR AUSSI** Éducation pour la santé. Prévention primaire. Prévention secondaire. Prévention tertiaire. Soins de santé primaires.

SOINS RELATIONNELS
n. m. pl.

DÉFINITION
Interventions verbales et/ou non verbales visant à établir une communication en vue d'apporter aide et soutien psychologiques* à une personne ou à un groupe.

NOTES

1. Ces interventions sont réalisées lors d'entretiens avec le patient ou le groupe de patients et/ou lors de tout acte de soins infirmiers. Elles se fondent sur le dialogue, l'écoute et les techniques de communication.

2. Ces soins ont été reconnus comme actes de soins infirmiers relevant du rôle propre en 1981 (décret n° 81-539 du 12 mai 1981 relatif à l'exercice de la profession d'infirmier(ère) repris dans les décrets successifs en 1984 et en 1993, abrogés).

3. Décret n° 2002-194 du 11 février 2002 relatif aux actes professionnels et à l'exercice de la profession d'infirmier(ère), art. 2, 5 et 6.

4. Vers 1970.

➢ **VOIR AUSSI** Entretien d'accueil privilégiant l'écoute de la personne avec orientation si nécessaire. Entretien individuel à visée psychothérapique. Relation d'aide. Relation d'aide thérapeutique. Utilisation au sein d'une équipe pluridisciplinaire de techniques de médiation à visée thérapeutique ou psychothérapique.

SOINS SECONDAIRES
n. m. pl.

DÉFINITION

Interventions à visées diagnostique et thérapeutique qui nécessitent des moyens spécifiques en personnel et en matériel. Ces soins* sont dispensés soit en établissements de santé, soit en secteur extrahospitalier*.

NOTE

Vers 1980.

➢ **VOIR AUSSI** Soins de santé primaire. Soins tertiaires.

SOINS TECHNIQUES
n. m. pl.

DÉFINITION

Actes de soins infirmiers* effectués selon des procédures spécifiques et impliquant l'usage de produits et/ou de matériels appropriés.

NOTES

1. Ils requièrent habileté, dextérité, connaissances. Ils évoluent avec le développement scientifique et technologique des différentes disciplines qui intéressent la santé.

2. Enseignés et pratiqués depuis la fin du XIXe siècle par les infirmiers(ères), ces soins deviennent de plus en plus nombreux et complexes à partir du milieu du XXe siècle.

3. Décret n° 2002-194 du 11 février 2002 relatif aux actes professionnels et à l'exercice de la profession d'infirmier(ère), art. 5 à 13.

4. Fin XIXe siècle.

➢ **VOIR AUSSI** Charge de travail en soins infirmiers. Exercice de la profession d'infirmier(ère). Pratique infirmière. Protocole de soins infirmiers. Technique de soins.

S

SOINS TERTIAIRES
n. m. pl.

DÉFINITION

Interventions hautement spécialisées à visées diagnostique et thérapeutique qui nécessitent des moyens adaptés en personnels et en équipements. Ces soins* sont dispensés dans des établissements de santé notamment en service de réanimation, de chirurgie cardiaque, de transplantation d'organes.

NOTE

1. Vers 1980.

➢ **VOIR AUSSI** Soins de santé primaires. Soins secondaires.

SORTIE D'ESSAI n. f.

DÉFINITION

Retour temporaire dans son milieu de vie* d'une personne hospitalisée sans son consentement dans un service de psychiatrie. Elle a pour but de tester, sous responsabilité médicale et administrative, la capacité de réinsertion* du patient*.

NOTES

1. Loi n° 90-527 du 27 juin 1990 relative aux droits et à la protection des personnes hospitalisées en raison de troubles mentaux ainsi qu'à leurs conditions d'hospitalisation.

2. Vers 1960.

➢ **VOIR AUSSI** Hospitalisation d'office. Hospitalisation sans consentement. Hospitalisation sur demande d'un tiers. Projet de soins. Projet thérapeutique. Registre de la loi.

SORTIE THÉRAPEUTIQUE n. f.

DÉFINITION

Déplacement à l'extérieur de l'établissement de santé d'un groupe de patients* encadré par des soignants*. Il vise à confronter les patients aux réalités de la vie en société, afin d'induire un changement de comportement*.

NOTES

1. Les activités proposées au cours de la sortie sont sociales, culturelles, sportives et/ou de contact avec la nature.

Les soignants observent le comportement de chaque patient, évaluent les motivations, les capacités d'adaptation et de concentration. Les observations recueillies sont discutées en réunion de synthèse.

L'expérience de la sortie constitue un sujet d'échanges entre le patient, l'équipe ou la famille.

2. Les frais de sortie sont le plus souvent pris en charge par l'établissement.

3. Développée initialement en psychiatrie, la sortie thérapeutique est aussi pratiquée dans d'autres domaines notamment chez les personnes âgées.

4. Vers 1960.

➢ **VOIR AUSSI** Projet de soins. Projet thérapeutique. Séjour thérapeutique.

STAGE n. m.

DÉFINITION

Période durant laquelle l'étudiant en soins infirmiers* ou l'élève est placé en situation professionnelle sur un terrain de stage*. Elle lui permet d'assimiler les connaissances théoriques et pratiques et d'acquérir des comportements professionnels.

NOTES

1. La formation en stage est une des caractéristiques essentielles de l'enseignement infirmier. Cet enseignement dans lequel alternent cours théoriques et stages pratiques, date de la création officielle des écoles d'infirmières et répondait au vœu du Conseil supérieur de l'assistance publique qui, dans sa séance du 19 mars 1898, préconisait que dans toutes les grandes villes, des établissements hospitaliers devraient être invités à créer des écoles qui dispenseraient un enseignement théorique et pratique aux futurs infirmiers et infirmières. L'école professionnelle des infirmiers de l'Hospice de la Charité des Hospices civils de Lyon (HCL) avait innové en la matière en 1889.

2. Décret n° 92-264 du 23 mars 1992 modifiant le décret n° 81-306 du 2 avril 1981 modifié relatif aux études conduisant au diplôme d'état d'infirmier et d'infirmière.
Arrêté du 13 juillet 1983 relatif au diplôme d'État de puéricultrice.
Arrêté du 22 juillet 1994 relatif au certificat d'aptitude aux fonctions d'aide-soignant(e) et au certificat d'aptitude aux fonctions d'auxiliaire de puériculture.
Arrêté du 28 septembre 2001 modifiant l'arrêté du 23 mars 1992 modifié relatif au programme des études conduisant au diplôme d'État d'infirmier(ère).
Arrêté du 22 octobre 2001 relatif à la formation conduisant au diplôme d'État d'infirmier(ère) de bloc opératoire.
Arrêté du 17 janvier 2002 relatif à la formation conduisant au diplôme d'État d'infirmier(ère) anesthésiste.

3. [Fin XIXe siècle] – 1923.

➢ **VOIR AUSSI** Apprentissage. Enseignement clinique. Évaluation de stage. Formation infirmière. Mise en situation professionnelle.

STAGIAIRE n.

DÉFINITION

Personne qui, dans le cadre d'un apprentissage* professionnel, effectue un stage* ou participe à une session de formation continue*.

NOTES

1. Dans la fonction publique, se dit aussi d'une personne qui se trouve dans la situation administrative préalable à la titularisation.

2. Fin XIXe siècle.

➢ **VOIR AUSSI** Stage. Terrain de stage.

STÉRILISATION n. f.

DÉFINITION

Suite d'opérations qui permettent d'éliminer ou de tuer les micro-organismes portés par des milieux inertes contaminés afin d'obtenir l'état de stérilité.

NOTES

1. Les étapes préalables à toute stérilisation sont la prédésinfection (décontamination), le nettoyage et le conditionnement pour conserver l'état de stérilité. Pour qu'un dispositif médical soit considéré « stérile », la probabilité théorique qu'un micro-organisme viable soit présent sur un dispositif doit être égale ou inférieure à 1 pour 10^6. Le maintien de l'état stérile obtenu dépend notamment de la qualité du conditionnement, du procédé de stérilisation et également des conditions de stockage, cet état est limité dans le temps. La stérilisation est soumise à l'obligation de traçabilité tant au niveau du produit fini que des appareils de stérilisation.

2. Les procédés de stérilisation : chaleur humide, gaz (oxyde d'éthylène), radiations ionisantes, état plasmatique sont les plus couramment employés.

3. À partir de 1970, les activités de stérilisation sont regroupées dans des services centraux où tout est mis en œuvre pour obtenir des résultats qui offrent les conditions de sécurité optimale. La stérilisation des dispositifs médicaux est dévolue aux pharmacies à usage intérieur dûment autorisées à cet effet, en application des dispositions prévues par le décret du 26 décembre 2000 et l'arrêté du 22 juin 2001 relatifs aux bonnes pratiques de pharmacie hospitalière. La loi de modernisation sociale du 17 janvier 2002 stipule que la pharmacie à usage intérieur est notamment chargée d'assurer, dans le respect des règles qui régissent le fonctionnement de l'établissement, la gestion des dispositifs médicaux.

4. Les premiers procédés de stérilisation notamment par immersion dans de l'eau portée à ébullition ou par chaleur sèche (appareil de Poupinel), furent enseignés et utilisés de la fin du XIXe siècle à la fin des années soixante-dix au XXe siècle. Le procédé par chaleur humide sous pression (autoclave), mis au point par Chamberlain, est toujours utilisé. La stérilisation était réalisée dans les services de soins et dans les blocs opératoires ; les matériels étaient réutilisés. Le personnel soignant devait veiller au bon déroulement et à l'efficacité des moyens et techniques utilisés selon les méthodes préconisées.

5. Décret n° 2000-1316 du 26 décembre 2000 relatif aux pharmacies à usage intérieur et modifiant le *Code de la Santé publique*.
Loi n° 2002-73 du 17 janvier 2002 de modernisation sociale.
Décret n° 2002-194 du 11 février 2002 relatif aux actes professionnels et à l'exercice de la profession d'infirmier(ère) art. 5 et 12.
Décret n° 2002-587 du 23 avril 2002 relatif au système permettant d'assurer la qualité de la stérilisation des dispositifs médicaux dans les établissements de santé et les syndicats interhospitaliers.
Arrêté du 3 juin 2002 relatif à la stérilisation des dispositifs médicaux.

6. Fin XIXe siècle.

➢ **VOIR AUSSI** Décontamination. Désinfection. Dispositif médical. Traçabilité.

STOMIE n. f.

DÉFINITION

Abouchement à la paroi, intentionnel et chirurgical, temporaire ou définitif, d'un viscère creux ou d'un conduit naturel.

NOTES

1. Il est destiné soit à la collecte ou à l'évacuation des effluents digestifs, urinaires ou bronchiques, dès lors que leur élimination par les voies naturelles est impossible, soit à l'apport alimentaire ou médicamenteux lorsque l'alimentation *per os* n'est plus possible.

2. Cet abouchement peut être réalisé également par la mise en communication, à l'intérieur du corps, de deux organes qui normalement ne communiquent pas entre eux, notamment dans les cas d'urétérostomies transintestinales non continentes.

3. La stomie porte le nom du segment d'organe ou de l'organe concerné.

4. [Mil. XXe siècle] – 1993.

➢ **VOIR AUSSI** Alimentation entérale. Appareillage, irrigation et surveillance d'une stomie.

STRUCTURE DE SANTÉ n. f.

DÉFINITION
Ensemble organisé de ressources humaines et matérielles qui concourt à la mise en œuvre de la politique de santé*. Chaque structure contribue, selon sa finalité, à la réalisation d'objectifs spécifiques notamment dans les domaines des soins, de la prévention, de l'éducation, de l'enseignement et de la recherche.

NOTE
Vers 1970.

➢ **VOIR AUSSI** Besoin de santé. Programme de santé. Promotion de la santé. Structure de soins.

STRUCTURE DE SOINS n. f.

DÉFINITION
Ensemble organisé de ressources humaines et matérielles qui concourt à la prestation de soins. Chaque structure contribue selon sa spécificité à la réalisation des objectifs de la politique de santé* et au fonctionnement du système de santé.

NOTE
Vers 1970.

➢ **VOIR AUSSI** Besoin de santé. Programme de santé. Promotion de la santé. Structure de santé.

STRUCTURE INTERMÉDIAIRE n. f.

DÉFINITION
Structure de soins* et lieu de vie*, avec ou sans hébergement, intégrée dans le dispositif de la sectorisation psychiatrique* qui se situe entre l'hôpital et le milieu de vie* naturel.

NOTES
1. Dans le cadre d'un projet thérapeutique de réinsertion, la structure intermédiaire permet de limiter l'hospitalisation.
2. Décret n° 86-602 du 14 mars 1986 relatif à la lutte contre les maladies mentales et à l'organisation de la sectorisation psychiatrique.
Circulaire du 14 mars 1990 relative aux orientations de la politique de santé mentale.
3. Vers 1970.

➢ **VOIR AUSSI** Lieu de soins. Projet thérapeutique. Réinsertion. Structure de santé.

STRUCTURE SANITAIRE n. f.

➢ **VOIR** Structure de santé.

SUIVI n. m.

DÉFINITION
Dispositif d'accompagnement médical, infirmier*, psychologique, social et administratif d'une personne soignée*. Il a pour but d'assurer la continuité des soins* dans le cadre d'un projet de soins*.

NOTE
Vers 1970.

➢ **VOIR AUSSI** Soins d'accompagnement aux personnes en fin de vie.

SUIVI PÉDAGOGIQUE n. m.

DÉFINITION

Pratique pédagogique d'accompagnement individuel ou collectif réalisée tout au long d'un processus de formation.

NOTES

1. Il a pour but d'aider l'étudiant à faire face aux situations de formation et à élaborer son identité professionnelle.
2. Le suivi pédagogique peut faire l'objet d'un contrat, écrit ou non, entre le formé et les formateurs. Les programmes des études conduisant au diplôme d'État d'infirmier(ère) et aux diplômes d'infirmiers(ères) spécialisés(es) prévoient un temps de suivi pédagogique par étudiant.
3. [Vers 1980] – 1992.

➢ **VOIR AUSSI** Contrat pédagogique. Guidance. Projet pédagogique. Projet professionnel.

SUPERVISEUR n. m.

DÉFINITION

Personne qui a qualité pour suivre un(e) professionnel(le) afin de faciliter son propre développement à partir de l'analyse de sa pratique.

NOTE

Vers 1960.

➢ **VOIR AUSSI** Supervision.

SUPERVISION n. f.

DÉFINITION

Mode de formation individuel ou collectif qui implique une relation avec un superviseur*. La supervision a pour but le développement personnel et professionnel du ou des supervisés à partir de l'analyse de la pratique.

NOTE

Vers 1960.

➢ **VOIR AUSSI** Superviseur.

SURVEILLANCE n. f.

DÉFINITION

Action ou ensemble d'actions permettant d'observer et d'évaluer de façon continue les soins* dispensés, l'effet des traitements et les modifications de l'état de santé de la personne soignée*.

NOTES

1. La surveillance fait l'objet d'un certain nombre d'actes de soins infirmiers contenus dans le décret n° 2002-194 du 11 février 2002 relatif aux actes professionnels et à l'exercice de la profession d'infirmier(ère). Elle est reconnue comme acte infirmier depuis 1981 (décret n° 81-539 du 12 mai 1981 modifié en 1984 et en 1993, abrogés).
2. [Mil. XVIIIe siècle] – 1981.

SURVEILLANCE D'UNE PERSONNE EN CHAMBRE D'ISOLEMENT n. f.

DÉFINITION

Acte de soins infirmiers*, relevant du rôle propre*, qui consiste à observer et évaluer les réactions psychiques et l'état somatique d'un patient mis en chambre d'isolement*. Il a pour but de mesurer les effets produits par l'isolement* et d'éclairer la décision médicale de maintien ou de sortie de la chambre d'isolement.

NOTES

1. L'évaluation de l'état de la personne soignée requiert l'observation :
- des paramètres ;
- de l'alimentation et de l'hydratation ;
- de l'hygiène, du confort et de la sécurité ;
- de la vigilance et de l'état de conscience ;
- de la prise du traitement médicamenteux et de ses effets ainsi que le repérage de l'évolution des symptômes ayant motivé sa mise en chambre d'isolement.

2. Cet acte de soins a été reconnu comme acte de soins infirmiers relevant du rôle propre en 2002.

3. *Audit clinique appliqué à l'utilisation des chambres d'isolement en psychiatrie*, Anaes, juin 1998.
Décret n° 2002-194 du 11 février 2002, relatif aux actes professionnels et à l'exercice de la profession d'infirmier(ère), art. 5.

4. Fin XIXe siècle.

➢ **VOIR AUSSI** Appréciation des principaux paramètres servant à la surveillance de l'état de santé de la personne. Paramètre. Surveillance. Soins liés aux fonctions d'entretien et de continuité de la vie.

SURVEILLANCE DE CATHÉTERS VEINEUX CENTRAUX ET DE MONTAGES D'ACCÈS VASCULAIRE IMPLANTABLES MIS EN PLACE PAR UN MÉDECIN n. f.

➢ **VOIR** Surveillance de cathéters veineux centraux mis en place par un médecin. Surveillance de montages d'accès vasculaire implantables mis en place par un médecin.

SURVEILLANCE DE CATHÉTERS VEINEUX CENTRAUX MIS EN PLACE PAR UN MÉDECIN n. f.

☑ DÉFINITION

Acte de soins infirmiers*, sur prescription médicale*, qui consiste à observer le dispositif veineux central afin de s'assurer de son bon fonctionnement, de dépister tout signe d'intolérance aux produits injectés, de prévenir les complications et de noter les réactions du patient* dans le dossier de soins infirmiers*.

NOTES

1. Généralement un protocole est mis à la disposition de l'infirmier(ère). Il porte sur la surveillance régulière notamment de :
- la perméabilité du cathéter en contrôlant le retour veineux ;
- la fixation et le positionnement du cathéter ;
- les signes locaux d'inflammation, d'infection ou d'intolérance ;
- l'étanchéité du pansement afin de prévenir les incidents et les complications.

2. Ce soin a été reconnu en 1993, comme acte de soins infirmiers sur prescription médicale (décret n° 93-345 du 15 mars 1993, abrogé).

3. Décret n° 2002-194 du 11 février 2002 relatif aux actes professionnels et à l'exercice de la profession d'infirmier(ère), art. 6.

4. [Vers 1980] – 1993.

➢ **VOIR AUSSI** Montage d'accès vasculaire implantable. Surveillance de montages d'accès vasculaire implantables mis en place par un médecin.

SURVEILLANCE DE L'ÉLIMINATION INTESTINALE n. f.

DÉFINITION

Acte de soins infirmiers*, relevant du rôle propre*, qui vise à contrôler le volume, l'aspect, la fréquence et la composition des selles, ainsi qu'à apprécier la maîtrise sphinctérienne.

NOTES

1. La surveillance et les soins liés à l'élimination intestinale ont pour objet :
– d'entendre et de comprendre les demandes de la personne ;
– d'adapter le régime alimentaire à ses besoins ;
– de contrôler les effets de l'alimentation sur le transit intestinal ;
– de vérifier la reprise du transit intestinal après une intervention chirurgicale ;
– de noter la fréquence, le volume et la consistance des selles ;
– de déceler la présence de sang dans les selles ou toute autre anomalie ;
– d'effectuer des prélèvements en vue de coproculture, de recherche de parasites ou de substances particulières ;
– de faciliter ou renforcer les capacités d'orientation (reconnaissance des toilettes) ;
– d'éduquer la personne (apprentissage de la propreté chez le jeune enfant, de l'hygiène alimentaire, de l'activité physique, de l'hygiène corporelle) ;
– d'effectuer les soins de stimulation fécale, si nécessaire.

2. Pratiqués depuis la fin du XVIIIe siècle, ces soins ont été reconnus comme acte de soins infirmiers relevant du rôle propre en 1981 (décret n° 81-539 du 12 mai 1981 et dans les décrets successifs en 1984 et 1993, abrogés).

3. Décret n° 2002-194 du 11 février 2002 relatif aux actes professionnels et à l'exercice de la profession d'infirmier(ère), art. 5.

4. [Fin XVIIIe siècle] – 1981.

➢ **VOIR AUSSI** Extraction de fécalomes. Pose et surveillance de goutte-à-goutte rectal. Lavement. Pose d'une sonde rectale. Surveillance de l'hygiène et de l'équilibre alimentaires. Surveillance du régime alimentaire du nourrisson.

SURVEILLANCE DE L'ÉLIMINATION INTESTINALE ET URINAIRE ET CHANGEMENT DE SONDES VÉSICALES n.

➢ **VOIR** Changement de sonde vésicale. Surveillance de l'élimination intestinale. Surveillance de l'élimination urinaire.

SURVEILLANCE DE L'ÉLIMINATION URINAIRE n. f.

DÉFINITION

Acte de soins infirmiers*, relevant du rôle propre*, qui vise à mesurer le volume, à contrôler l'aspect et la composition des urines, à évaluer les mictions et à apprécier la maîtrise sphinctérienne.

NOTES

1. La surveillance et les soins liés à l'élimination urinaire ont pour objet :

– d'entendre et de comprendre les demandes de la personne ;
– d'établir une courbe de diurèse horaire, journalière ou plurijournalière ;
– de comparer les entrées liquidiennes entérales et parentérales au volume des urines émises ;
– de dépister la présence d'éléments tels que le sang, les protéines, le glucose… ;
– d'effectuer des prélèvements en vue d'examens cytobactériologiques ou de dosages médicamenteux ;
– d'éduquer le patient (apprentissage de la propreté chez le jeune enfant, rééducation vésicale, hygiène corporelle, prévention de l'incontinence nocturne) ;
– de faciliter ou renforcer les capacités d'orientation (reconnaissance des toilettes).

2. Ils concernent :
– l'élimination par voie naturelle ou par cathétérisme ;
– la pose de sonde vésicale ;
– le lavage de vessie ;
– le changement de la sonde vésicale.

3. Pratiqués depuis la fin du XVIIIe siècle, ces soins ont été reconnus comme acte de soins infirmiers relevant du rôle propre en 1981 (décret n° 81-539 du 12 mai 1981 et dans les décrets successifs en 1984 et 1993, abrogés).

4. Décret n° 2002-194 du 11 février 2002 relatif aux actes professionnels et à l'exercice de la profession d'infirmier(ère), art. 5.

5. [Fin XVIIIe siècle] – 1981.

➢ **VOIR AUSSI** Changement de sonde vésicale. Mesure du volume de la diurèse. Premier sondage vésical chez l'hommel. Pose de sondes vésicales en vue de prélèvement d'urine, de lavage, d'instillation ou d'irrigation de la vessie. Recueil aseptique des urines. Recueil des données biologiques obtenues par des techniques à lecture instantanée.

SURVEILLANCE DE L'HYGIÈNE ET DE L'ÉQUILIBRE ALIMENTAIRES n. f.

DÉFINITION

Acte de soins infirmiers* relevant du rôle propre* qui vise à contrôler et adapter éventuellement les apports alimentaires qualitatifs et quantitatifs destinés à satisfaire les besoins nutritionnels d'une personne selon son âge, ses activités, son état de santé, ses habitudes de vie* et selon ses besoins socioculturels.

NOTES

1. La surveillance de l'hygiène et de l'équilibre alimentaires a pour objet de veiller à :
– la satisfaction de l'ensemble des besoins alimentaires tant sur un plan physiologique que psychologique et/ou socioculturel ;
– la préservation ou la stimulation de l'appétit et du plaisir à se nourrir ;
– la préservation autant que faire se peut des habitudes alimentaires de la personne soignée selon ses coutumes et ses croyances ;
– l'application des procédures de préparation, d'acheminement et de distribution des repas, ainsi que le stockage des aliments ;
– un renforcement de l'action des thérapeutiques médicamenteuses prescrites.

S

2. La surveillance de l'hygiène et de l'équilibre alimentaires porte notamment sur le contrôle de l'état buccodentaire, de la composition des repas et des régimes alimentaires, de la courbe pondérale, de l'appétit, des apports alimentaires en dehors des repas, de l'élimination urinaire et fécale. Elle doit permettre d'évaluer les connaissances de la personne et de son entourage pour mettre en œuvre, le cas échéant, un programme d'éducation.

3. Enseignés et pratiqués depuis la fin du XVIIIe siècle, ces soins ont toujours fait l'objet de nombreux développements dans l'instruction et la pratique des soignants ; ils ont été reconnus comme acte de soins infirmiers relevant du rôle propre en 1981 (décret n° 81-539 du 12 mai 1981 et dans les décrets successifs en 1984 et 1993, abrogés).

4. Décret n° 2002-194 du 11 février 2002 relatif aux actes professionnels et à l'exercice de la profession d'infirmier(ère), art. 5. Circulaire DHOS/E1/2002/186 du 29 mars 2002 relative à l'alimentation et la nutrition dans les établissements de santé.

5. [Fin XVIIIe siècle] – 1981.

➢ **VOIR AUSSI** Administration de l'alimentation par sonde gastrique. Éducation pour la santé. Sécurité sanitaire. Soins et surveillance de patients en assistance nutritive entérale. Soins et surveillance de patients en assistance parentérale. Surveillance de l'élimination intestinale. Surveillance de l'élimination urinaire. Surveillance des mensurations. Surveillance du poids. Surveillance du régime alimentaire du nourrisson.

SURVEILLANCE DE MONTAGES D'ACCÈS VASCULAIRE IMPLANTABLES MIS EN PLACE PAR UN MÉDECIN n. f.

☑ DÉFINITION

Acte de soins infirmiers sur prescription médicale* qui consiste à observer le site d'implantation afin de s'assurer du bon fonctionnement du dispositif, de dépister tout signe d'intolérance aux produits injectés et/ou au matériel utilisé, de prévenir les complications et de noter les réactions du patient* dans le dossier de soins infirmiers*.

NOTES

1. Généralement, un protocole décrit les éléments sur lesquels porte la surveillance. Parmi ces éléments figurent l'observation et la palpation du site, le contrôle d'une héparinisation régulière en dehors des traitements et la détection des complications et des incidents liés au matériel.

2. Ce soin a été reconnu en 1993, comme acte de soins infirmiers sur prescription médicale (décret n° 93-345 du 15 mars 1993, abrogé).

3. Décret n° 2002-194 du 11 février 2002 relatif aux actes professionnels et à l'exercice de la profession d'infirmier(ère), art. 6.

4. [Vers 1980] – 1993

➢ **VOIR AUSSI** Montage d'accès vasculaire implantable. Protocole de soins infirmiers. Surveillance de cathéters centraux mis en place par un médecin.

SURVEILLANCE DE PATIENTS AYANT FAIT L'OBJET DE PONCTION À VISÉE DIAGNOSTIQUE OU THÉRAPEUTIQUE n. f.

DÉFINITION
Acte de soins infirmiers*, relevant du rôle propre*, qui consiste à observer les réactions locales et/ou générales pouvant survenir chez des patients* ayant subi une ponction. Il a pour but de dépister et de prévenir les complications éventuelles, d'être attentif aux réactions de la personne et de lui apporter aide et soutien psychologiques*.

NOTES
1. Cette surveillance implique la mise en œuvre de protocoles spécifiques.
2. Enseigné et pratiqué depuis 1950, ce soin a été reconnu comme acte de soins infirmiers relevant du rôle propre en 1993 (décret n° 93-345 du 15 mars 1993 abrogé).
3. Décret n° 2002-194 du 11 février 2002 relatif aux actes professionnels et à l'exercice de la profession d'infirmier(ère), art. 5.
4. [Vers 1950] – 1993.

➢ **VOIR AUSSI** Protocole de soins infirmiers.

SURVEILLANCE DES CATHÉTERS COURTS, VEINEUX, ARTÉRIELS OU ÉPICRÂNIENS n. f.

DÉFINITION
Observation* par l'infirmier(ère)* du matériel et des sites de ponctions et d'injections* réalisées à l'aide de cathéters courts, par voie veineuse, artérielle, épicrânienne. Cette observation a pour but de contrôler notamment la fixation et la perméabilité du cathéter et de dépister les hématomes, les hémorragies, les signes locaux d'infiltration, d'inflammation, d'infection, d'intolérance.

NOTES
1. Enseigné et pratiqué depuis la moitié du XXe siècle, ce soin a été reconnu comme acte de soins infirmiers relevant du rôle propre en 1981 (décret n° 81-539 du 12 mai 1981 et dans les décrets successifs en 1984 et 1993, abrogés ; non repris en ces termes dans le décret n° 2002-194 du 11 février 2002 relatif aux actes professionnels et à l'exercice de la profession d'infirmier(ère).
2. [Vers 1970] – 1981.

SURVEILLANCE DES CATHÉTERS OMBILICAUX n. f.

DÉFINITION
Observation* par l'infirmier(ère)* du matériel et du site d'implantation d'un cathéter par voie ombilicale chez le nouveau-né. Elle a pour but de contrôler la fixation, la perméabilité, les déplacements éventuels du cathéter et de dépister les hématomes, les hémorragies, les signes de risque thrombo-embolique ou nécrotique, les risques d'infiltration, d'inflammation, d'infection, d'intolérance.

S

NOTES
1. Enseigné et pratiqué depuis la moitié du XXe siècle, ce soin a été reconnu comme acte de soins infirmiers relevant du rôle

propre en 1993 : décret n° 93-345 du 15 mars 1993 ; non repris en ces termes dans le décret n° 2002-194 du 11 février 2002 relatif aux actes professionnels et à l'exercice de la profession d'infirmier(ère).
2. [Vers 1970] – 1993.

SURVEILLANCE DES CATHÉTERS, SONDES ET DRAINS n. f.

➢ **VOIR** Surveillance des cathéters courts, veineux, artériels ou épicrâniens. Surveillance des cathéters ombilicaux. Surveillance des drains.

SURVEILLANCE DES DRAINS n. f.

DÉFINITION

Acte de soins infirmiers*, relevant du rôle propre*, qui consiste à contrôler l'efficacité et l'innocuité d'un dispositif de drainage.

NOTES

1. La surveillance porte sur le volume, l'aspect, l'odeur des écoulements liquidiens provenant des cavités naturelles ou néoformées, éliminés par le dispositif mis en place. Elle porte également sur le pansement, l'état de la peau, la fixation, l'étanchéité du système et sur la tolérance du patient.
2. Ces soins ont été reconnus, en 1981, comme actes de soins infirmiers sur prescription médicale (décret n° 81-539 du 12 mai 1981 et repris dans les décrets successifs en 1984 et 1993, abrogés) ; le décret de 2002 habilite l'infirmier(ère) à accomplir cet acte dans le cadre de son rôle propre.
3. Décret n° 2002-194 du 11 février 2002 relatif aux actes professionnels et à l'exercice de la profession d'infirmier(ère), art. 5.
4. [Vers 1970] – 1981.

➢ **VOIR AUSSI** Drainage. Renouvellement et ablation des systèmes de drainages.

SURVEILLANCE DES FONCTIONS VITALES ET MAINTIEN DE CES FONCTIONS PAR DES MOYENS NON INVASIFS ET N'IMPLIQUANT PAS LE RECOURS À DES MÉDICAMENTS n.

DÉFINITION

Ensemble d'actes de soins infirmiers*, relevant du rôle propre*, qui permet d'assurer le contrôle des paramètres* concernant les fonctions cérébrales et cardiorespiratoires et de mettre en œuvre les gestes de survie appropriés.

NOTES

1. Les premiers paramètres surveillés sont l'état de conscience et les réflexes pupillaires, la fréquence respiratoire, la coloration des téguments et la fréquence cardiaque.
2. Les gestes de survie peuvent être : la libération des voies aériennes supérieures, la position latérale de sécurité, la ventilation par bouche à bouche ou par insufflateur manuel, le coup de poing sternal, le massage cardiaque externe, l'utilisation du défibrillateur semi-automatique. Les actes formulés en ces termes apparaissent pour la première fois dans le décret de 2002.

3. Décret n° 2002-194 du 11 février 2002 relatif aux actes professionnels et à l'exercice de la profession d'infirmier(ère), art. 5.
4. [XIXe siècle] – 2002.

➢ **VOIR AUSSI** Acte conservatoire. Appréciation des pulsations. Appréciation des réflexes de défense cutanée. Appréciation des réflexes pupillaires. Appréciation du rythme respiratoire. Maintien de la liberté des voies aériennes supérieures. Utilisation d'un défibrillateur semi-automatique et surveillance de la personne placée sous cet appareil.

SURVEILLANCE DES MENSURATIONS n. f.

DÉFINITION

Acte de soins infirmiers*, relevant du rôle propre*, qui consiste à mesurer les dimensions corporelles notamment : la taille, le périmètre crânien, le périmètre thoracique, celles des membres supérieurs et inférieurs. Les mensurations sont notées sur la feuille de surveillance par l'infirmier(ère)*.

NOTES

1. La taille se mesure en centimètres à l'aide d'une toise ou d'un mètre ruban. La taille et le poids doivent s'interpréter ensemble ; ils permettent de calculer la surface corporelle.
2. Enseigné et pratiqué depuis le début du XXe siècle, ce soin a été reconnu comme acte de soins infirmiers relevant du rôle propre en 1984 (décret n° 84-689 du 17 juillet 1984 repris dans celui de 1993, abrogés).
3. Décret n° 2002-194 du 11 février 2002 relatif aux actes professionnels et à l'exercice de la profession d'infirmier(ère), art. 5.
4. [Déb. XXe siècle] – 1984.

SURVEILLANCE DES PATIENTS PLACÉS SOUS DES APPAREILS DE VENTILATION ASSISTÉE OU DE MONITORAGE n. f.

DÉFINITION

Acte de soins infirmiers*, sur prescription médicale*, destiné à observer l'état des patients* bénéficiant d'une ventilation artificielle ou de monitorage* ou d'un contrôle électronique continu des principaux paramètres*.

NOTES

1. Pour les patients placés sous un appareil de ventilation assistée, la surveillance porte notamment sur :
- la fréquence cardiaque, la température, la pression artérielle, l'état de conscience ;
- la respiration (fréquence, liberté des voies aériennes) ;
- la pression veineuse centrale ;
- les téguments (coloration, sueur) ;
- l'adaptation du patient au respirateur ;
- la douleur.

2. Pour les patients sous monitorage, la surveillance porte sur la fréquence cardiaque, la pression artérielle, la température et les gaz expirés, la saturation en oxygène.
3. Ce soin a été reconnu, en 1984, comme acte de soins infirmiers sur prescription médicale (décret n° 84-689 du 17 juillet 1984 et dans celui de 1993, abrogés).
4. Décret n° 2002-194 du 11 février 2002 relatif aux actes professionnels et à l'exercice de la profession d'infirmier(ère), art. 6.

5. [Mil. XXe siècle] – 1984.

➢ **VOIR AUSSI** Appréciation des pulsations. Appréciation des réflexes de défense cutanée. Appréciation des réflexes pupillaires. Appréciation du rythme respiratoire. Contrôle des différents paramètres des appareils de ventilation assistée ou de monitorage. Maintien de la liberté des voies aériennes supérieures. Monitorage. Vérification du fonctionnement des appareils de ventilation assistée ou de monitorage.

SURVEILLANCE DES SCARIFICATIONS, INJECTIONS ET PERFUSIONS n. f.

DÉFINITION

Acte de soins infirmiers*, relevant du rôle propre*, qui consiste à contrôler les effets, les réactions, les évolutions, les résultats obtenus après scarification*, injection* et perfusion*. Elle vise également à dépister et à prévenir les complications éventuelles.

NOTES

1. Enseigné et pratiqué depuis la fin du XIXe siècle, ce soin a été reconnu comme acte de soins infirmiers relevant du rôle propre en 1993 (décret n° 93-345 du 15 mars 1993, abrogé).

2. Décret n° 2002-194 du 11 février 2002 relatif aux actes professionnels et à l'exercice de la profession d'infirmier(ère), art. 5.

3. [Fin XIXe siècle] – 1993.

➢ **VOIR AUSSI** Scarifications et injections destinées aux vaccinations ou aux tests tuberculiniques.

SURVEILLANCE DU POIDS n. f.

DÉFINITION

Acte de soins infirmiers*, relevant du rôle propre*, qui vise à contrôler l'évolution pondérale d'une personne.

NOTES

1. Le poids se mesure en kilogramme et varie en fonction du sexe, de la taille et de l'âge de l'individu et/ou des pathologies. La courbe de poids est tracée sur la feuille de surveillance par l'infirmier(ère).

2. Enseigné et pratiqué depuis la fin du XIXe siècle, ce soin a été reconnu comme acte de soins infirmiers relevant du rôle propre en 1984 (décret n° 84-689 du 17 juillet 1984 et dans celui de 1993, abrogés).

3. Décret n° 2002-194 du 11 février 2002 relatif aux actes professionnels et à l'exercice de la profession d'infirmier(ère), art. 5.

4. [Fin XIXe siècle] – 1984.

SURVEILLANCE DU RÉGIME ALIMENTAIRE DU NOURRISSON n. f.

DÉFINITION

Acte de soins infirmiers* visant à contrôler et à adapter éventuellement, les apports qualitatifs et quantitatifs destinés à satisfaire les besoins nutritionnels d'un enfant d'un mois à deux ans et d'en mesurer les effets.

NOTES

1. La surveillance du régime alimentaire du nourrisson présentant des troubles nutritionnels a été reconnue comme acte de soins infirmiers sur prescription médicale en 1984. Le décret du 11 février 2002 attribue cet acte de soins prioritairement aux infirmiers(ères) titulaires du diplôme d'État de puéricultrice ou en cours de formation préparant à ce diplôme et ne limite plus cette surveillance aux nourrissons présentant des troubles de la nutrition.

2. Décret n° 2002-194 du 11 février 2002 relatif aux actes professionnels et à l'exercice de la profession d'infirmier(ère), art. 11.

3. [Fin XIXe siècle] – 1984.

➢ **VOIR AUSSI** Auxiliaire de puériculture. Surveillance de l'hygiène et de l'équilibre alimentaires. Surveillance du poids. Puériculteur(trice).

SURVEILLANCE ET ÉVALUATION DES ENGAGEMENTS THÉRAPEUTIQUES QUI ASSOCIENT LE MÉDECIN, L'INFIRMIER(ÈRE) ET LE PATIENT n. f.

DÉFINITION

Ensemble d'actes de soins infirmiers*, relevant du rôle propre*, qui consiste, dans le domaine de la santé mentale*, à observer les effets et à apprécier les résultats des moyens thérapeutiques convenus avec le patient.

NOTES

1. Ces moyens doivent être acceptés après information par le patient* et/ou son entourage. Le terme engagement thérapeutique est introduit pour la première fois dans le décret relatif aux actes professionnels et à l'exercice de la profession d'infirmier(ère) en 2002.

2. Décret n° 2002-194 du 11 février 2002 relatif aux actes professionnels et à l'exercice de la profession d'infirmier(ère), art. 5.

3. 2002.

➢ **VOIR AUSSI** Contrat de soins. Projet thérapeutique. Suivi.

SURVEILLANT(E) CHEF DES SERVICES MÉDICAUX n.

DÉFINITION

Grade de la fonction publique hospitalière attribué à un(e) surveillant(e) des services médicaux, chargé(e) de l'organisation et du fonctionnement d'un secteur composé de plusieurs unités de soins ou de plusieurs services, de l'encadrement du personnel de ces services et du contrôle des activités. Dans son secteur, le(la) surveillant(e) chef met en œuvre la politique de soins infirmiers* de l'établissement. Des fonctions de coordination, de conseil, de formation ou de recherche dans un domaine spécifique peuvent lui être confiées.

NOTES

1. À l'Assistance publique – hôpitaux de Paris, ce grade correspond à celui de surveillant(e) général(e).

2. Depuis 1960, le terme de surveillant(e) chef remplace, dans certaines administrations hospitalières, celui de surveillant(e) général(e) et d'infirmier(ère) major. Depuis le décret du 31 décembre 2001, le grade de surveillant(e) chef a été supprimé, le reclassement s'effectue dans le grade de cadre supérieur de santé.

3. Vers 1960.

S

➢ **VOIR AUSSI** Cadre supérieur de santé.

SURVEILLANT(E) DES SERVICES MÉDICAUX n.

DÉFINITION

Grade de la fonction publique hospitalière attribué à un(e) infirmier(ère) responsable de la gestion des soins, de l'organisation et du fonctionnement d'une unité de soins. Le(la) surveillant(e) exerce des fonctions d'animation, d'encadrement, d'évaluation et de recherche, conformément à la politique de soins infirmiers* de l'établissement.

NOTES

1. Dans certains établissements, les termes d'infirmier(ère) chef ou responsable infirmier d'unité de soins ou infirmière première étaient employés.

2. Le terme de surveillant(e) a été attesté lors de la laïcisation des hôpitaux de l'Assistance publique de Paris vers 1880. Dans les administrations hospitalières, les termes d'infirmier(ère) en chef, de surveillant(e) de salle, de cheftaine ont été également employés. À partir de 1980, le terme de cadre infirmier s'est imposé. Depuis le décret du 31 décembre 2001, le grade de surveillant(e) des services médicaux a été supprimé, le reclassement s'effectue dans le grade de cadre de santé.

3. Vers 1880.

➢ **VOIR AUSSI** Cadre de santé.

TÂCHE INFIRMIÈRE n. f.

DÉFINITION

Unité d'œuvre constituant la plus petite division de l'activité infirmière* qu'il s'agisse de soin direct* ou indirect*.

NOTES

1. Dans les études de charge de travail, les tâches sont classées selon leur nature et/ou leur complexité.

2. Vers 1980.

TAMPONNEMENT n. m.

DÉFINITION

Introduction d'un tampon compressif ou d'une mèche de gaze dans une cavité naturelle ou dans une plaie* afin d'enrayer un écoulement liquidien, de stopper une hémorragie ou d'appliquer localement un produit médicamenteux.

NOTE

1771. *Le Robert. Dictionnaire historique de la langue française.* Paris, 1992.

➢ **VOIR AUSSI** Renouvellement et ablation des systèmes de tamponnement.

TAUX DE MORBIDITÉ n. m.

DÉFINITION

Rapport entre le nombre de cas de maladies observés pendant l'année ou pendant une période déterminée et l'effectif total de la population étudiée.

NOTE

Mil. XIXe siècle.

➢ **VOIR AUSSI** Épidémiologie. Morbidité. Taux de mortalité.

TAUX DE MORTALITÉ n. m.

DÉFINITION

Rapport entre le nombre de décès pendant l'année ou pendant une période déterminée et l'effectif total de la population à la même période.

NOTES

1. Le taux de mortalité est exprimé pour 1 000 habitants selon le sexe, l'âge, la profession, la cause de décès, la région géographique.

2. 1935. *Le Robert. Dictionnaire historique de la langue française.* Paris, 1992.

➢ **VOIR AUSSI** Épidémiologie. Morbidité. Taux de morbidité.

TECHNICIEN(NE) DES HÔPITAUX DU SERVICE DES ARMÉES n.

➢ **VOIR** Militaire infirmier(ère) technicien(ne) des hôpitaux de l'armée (Mitha).

TECHNIQUE DE SOINS n. f.

DÉFINITION
Ensemble de procédés utilisés méthodiquement dans la prestation des soins infirmiers*, qu'ils soient curatifs*, éducatifs*, relationnels*, d'entretien ou de continuité de la vie*.

NOTES
1. Ces procédés font l'objet d'un enseignement en formation infirmière initiale et/ou d'un consensus professionnel.
2. Fin XIXe siècle.

➢ **VOIR AUSSI** Pratique infirmière. Protocole de soins infirmiers. Soins techniques.

TEMPÉRATURE n. f.

➢ **VOIR** Prise de température.

TERRAIN DE STAGE n. m.

DÉFINITION
Lieu d'apprentissage* de la pratique d'un métier.

NOTES
1. La liste des terrains de stage retenus par les instituts de formation en soins infirmiers est transmise pour avis au médecin inspecteur de santé publique de la direction départementale des affaires sanitaires et sociales. Pour les écoles préparant à une spécialité infirmière, la liste des terrains de stage est transmise à la direction régionale des affaires sanitaires et sociales pour agrément. L'avis est délivré pour une période déterminée par les textes se rapportant aux études.
2. Arrêté du 13 juillet 1983 relatif à la formation conduisant au diplôme d'État de puéricultrice.
Décret n° 92-254 du 23 mars 1992 modifiant le décret n° 81-306 du 2 avril 1981 modifié relatif aux études conduisant au diplôme d'État d'infirmier ou d'infirmière.
Arrêté du 30 mars 1992 relatif aux conditions de fonctionnement des centres de formation en soins infirmiers, art. 7.
Arrêté du 22 octobre 2001 relatif à la formation conduisant au diplôme d'État d'infirmier(ère) de bloc opératoire.
Arrêté du 17 janvier 2002 relatif à la formation conduisant au diplôme d'État d'infirmier(ère) anesthésiste.
3. Déb. XXe siècle.

➢ **VOIR AUSSI** Encadrement de stage. Enseignement clinique. Évaluation clinique. Évaluation de stage. Mise en situation professionnelle. Stage. Stagiaire.

TEST À LA SUEUR n. m.

DÉFINITION
Épreuve de stimulation permettant de provoquer une hypersudation en vue de mesurer le taux de sodium et de chlore dans la sueur, chez le nouveau-né et le jeune enfant.

NOTES
1. La méthode physique nécessite d'immobiliser et d'emmitoufler l'enfant afin qu'il transpire abondamment. Au bout d'une à deux heures, on recueille la sueur sur le front ou le thorax de l'enfant. Ce prélèvement s'effectue à l'aide d'un buvard préalablement pesé. La surveillance per-

manente de l'enfant s'impose en raison du risque d'hyperthermie.

La méthode physicochimique est réalisée soit en service de pédiatrie, soit en laboratoire. Elle comporte les étapes suivantes :
– préparation de l'ampèremètre à ionisation et de la solution de pilocarpine à 0,064 % (en imbiber l'anode) ;
– installation du brassard sur l'avant-bras, mise en marche de l'ampèremètre (courant 4 mA durant 5 minutes) ;
– retrait du brassard et lavage de la peau avec de l'eau distillée puis séchage ;
– mise en place à l'endroit de l'ionisation d'un papier filtre préalablement pesé ;
– pose par dessus d'un plastique souple maintenu par du sparadrap ;
– après 30 à 40 minutes retrait du papier filtre et nouvelle pesée.

Le prélèvement doit être transporté immédiatement en laboratoire dans le récipient fourni à cet effet.

2. Le test est prescrit essentiellement pour le dépistage de la mucoviscidose chez le nouveau-né et le jeune enfant. La concentration de sodium ou de chlore est alors supérieure à 60 mEq/L.

3. Vers 1960 (découverte de Di Sant' Agnese).

➢ **VOIR AUSSI** Participation à la réalisation des tests à la sueur. Prise de température.

TEST TUBERCULINIQUE n. m.

DÉFINITION

Technique utilisée pour éprouver l'immunité d'une personne à la tuberculose en utilisant une substance antigénique extraite du bacille de Koch (BK).

NOTES

1. Les techniques utilisées sont : la bague tuberculinique, la cutiréaction, l'intradermoréaction.

2. La mesure du résultat du test est faite à l'aide d'une réglette spécifique qui délimite en millimètres le diamètre de l'induration (seuil de positivité IDR. : 5 mm) ; la palpation permet d'apprécier le degré d'induration.

3. Le test est obligatoire pour l'inscription dans un établissement scolaire ou pour l'exercice de certaines professions, notamment des professions de santé.

4. Arrêté du 5 septembre 1996 relatif à la pratique de la vaccination par le vaccin antituberculeux BCG et aux tests tuberculiniques.

Arrêté du 13 juillet 2004 relatif à la pratique de la vaccination par le vaccin antituberculeux BCG et aux tests tuberculiniques

5. [Déb. XXe siècle] – 1984.

➢ **VOIR AUSSI** Injections destinées aux tests tuberculiniques Pose de timbres à la tuberculine et lecture. Scarifications destinées aux vaccinations et aux tests tuberculiniques.

THÉORIE DE SOINS INFIRMIERS n. f.

DÉFINITION

Construction intellectuelle, scientifiquement acceptable, visant à expliquer des faits observés, à orienter la pratique infirmière* et susceptible d'enrichir la discipline des soins infirmiers*.

NOTES

1. Il est généralement admis que la première conception de soins infirmiers fût développée par Florence Nightingale, en 1859. Depuis, les théories de soins infirmiers les plus connues sont anglo-saxonnes. Elles furent diffusées en France, à l'exception de celle de Virginia Henderson, grâce à la publication, en 1977, d'un ouvrage d'école : *Acta nursologica* par Rosette Poletti à l'école d'infirmières genevoise du Bon Secours. Cette première contribution fut plus largement répandue en 1979, par sa publication dans la collection « Infirmières d'aujourd'hui », au Centurion, sous le titre : *Soins infirmiers, Théories et concepts*.

Ces théories sont toutes fondées sur les concepts de l'homme, de sa santé et de son environnement. Plusieurs écoles et courants existent, à savoir :

– l'école de « l'interaction » avec notamment : Hildegarde Peplau (1952), Ida Orlando, Joséphine Paterson, Loretta Zderad (1962), Joyce Travelbee (1964), Imogène King (1968) ;

– l'école des « besoins fondamentaux » et des « auto-soins » avec notamment : Virginia Henderson, Dorothy Orem (à partir de 1955), Faye Abdellah (1980) ;

– l'école des « effets souhaités » avec notamment : Lydia hall, Dorothy Johnson (1961), Myra Levine (1967), Callista Roy (1971), Betty Neuman (1975) ;

– l'école de « la promotion de la santé » avec notamment Moyra Allen (1963) ;

– l'école de « l'être humain vécu comme un tout », avec notamment : Martha E. Rogers (1970), Margareth Newman (1979), Rosemarie Piro-Parse (1980) ;

– l'école du « Caring » avec notamment : Madeleine Leininger (1978), Jean Watson (1979).

En France, c'est plus particulièrement la théorie de Virginia Henderson, développée dans son livre *Principes fondamentaux des soins infirmiers* qui, depuis la réforme des études de 1972 imprègne l'enseignement et la pratique des soins infirmiers.

2. Vers 1980.

➢ **VOIR AUSSI** Art infirmier. Cadre conceptuel. Conception des soins infirmiers. Modèle de soins infirmiers. Science infirmière.

THÉRAPIE D'OCCUPATION n. f.

➢ **VOIR** Activités occupationnelles.

TOILETTE PÉRINÉALE n. f.

DÉFINITION

Acte de soins infirmiers*, relevant du rôle propre*, qui consiste à assurer la propreté de la région génito-anale dans un but d'hygiène, de confort ou d'asepsie. Cet acte est réalisé avant et/ou après une intervention chirurgicale sur la sphère ano-génitale ou lors d'examens à visée diagnostique, ainsi que chez la femme pendant la période périnatale.

NOTES

1. Ce soin a été reconnu, en 1993, comme acte de soins infirmiers sur prescription médicale (décret n° 93-345 du 15 mars 1993, abrogé) et dans le cadre du rôle propre en 2002.

2. Décret n° 2002-194 du 11 février 2002 relatif aux actes professionnels et à l'exercice de la profession d'infirmier(ère), art. 5.

3. [Fin XIXe siècle] – 1993.

➢ **VOIR AUSSI** Soins d'hygiène corporelle et de propreté. Soins d'hygiène et de confort. Surveillance de l'élimination intestinale. Surveillance de l'élimination urinaire.

TRAÇABILITÉ n. f.

DÉFINITION

« *Aptitude à retrouver l'historique, l'utilisation ou la localisation d'une entité au moyen d'identifications enregistrées* » Norme EN Iso 8402.

NOTES

1. La traçabilité peut concerner un produit, un service et porte sur les processus qui les accompagnent. Elle est une composante indispensable de la qualité car elle permet de remonter jusqu'à l'origine d'un problème. Elle consiste en la collecte et l'archivage des données générées tout au long de la boucle qualité. Elle s'impose pour la sécurité du malade, la protection des acteurs de santé et des utilisateurs, la limitation de l'étendue d'un problème et la détermination des responsabilités.

2. La circulaire du 20 octobre 1997 précise : « *les besoins en traçabilité sont identifiés en fonction des dispositifs* ». La traçabilité des dispositifs médicaux concourt à l'exercice de la matériovigilance. Elle est indispensable pour les procédés de stérilisation des instruments et les actes invasifs. Elle n'est pas exigée pour les instruments utilisés lors des actes non invasifs.

3. Dans le cadre des risques de transmission de la maladie de Creutzfeldt Jakob, la connaissance du malade à risques est obligatoire et fait l'objet d'une traçabilité.

4. L'origine de la traçabilité dans les établissements de santé date des premières unités de stérilisation centrale (1970) qui, grâce à l'édition d'un numéro de charge permettaient de suivre chaque objet stérilisé. En 1992, la mise en œuvre de la sécurité transfusionnelle a imposé la traçabilité du sang et de ses dérivés entre le donneur et le receveur. La circulaire du 10 mai 1995 préconise la traçabilité des dispositifs médicaux implantables (en particulier les dispositifs médicaux implantables à long terme) et charge la commission nationale de matériovigilance de recenser les dispositifs médicaux implantables ou non qui devront faire l'objet d'une traçabilité.

5. Circulaire du 10 mai 1995, relative à l'organisation de la matériovigilance. Circulaire du 20 octobre 1997, relative à la stérilisation des dispositifs médicaux dans les établissements de santé.

6. Fin XXe siècle.

➢ **VOIR AUSSI** Dispositif médical. Hémovigilance. Gestion des risques. Matériovigilance, Pharmacovigilance. Sécurité sanitaire. Vigilance.

TRACHÉOTOMIE n. f.

DÉFINITION

Incision chirurgicale de la face antérieure de la trachée, suivie de la mise en place d'une canule endotrachéale, pour assurer la liberté des voies aériennes supérieures,

t

dans les cas d'obstructions ou de difficultés respiratoires momentanées ou permanentes.

NOTES

1. Pratiquée en urgence ou de façon programmée, elle permet de maintenir et d'assurer une ventilation efficace et continue, d'aspirer les mucosités de la trachée et des grosses bronches. Elle permet aussi de court-circuiter les voies aériennes supérieures et d'isoler les voies aérodigestives.
2. Fin XIXe siècle.

➢ **VOIR AUSSI** Aspiration des sécrétions d'un patient qu'il soit intubé ou trachéotomisé. Maintien de la liberté des voies aériennes supérieures. Soins et surveillance d'un patient intubé ou trachéotomisé.

TRANSMISSION DES INDICATIONS TECHNIQUES SE RAPPORTANT AUX PRÉLÈVEMENTS EN VUE D'ANALYSES DE BIOLOGIE MÉDICALE n. f.

DÉFINITION

Activité de soins infirmiers*, sur prescription médicale*, qui consiste à adresser au laboratoire les informations nécessaires à une bonne exécution des analyses et à l'interprétation des résultats.

NOTES

1. Le *Code de la Santé publique* entend par analyses de biologie médicale : « tous les examens biologiques qui concourent au diagnostic, au traitement ou à la prévention des maladies humaines ou qui font apparaître toute autre modification de l'état physiologique ».
2. Les informations à transmettre pour une bonne exécution des analyses médicales comprennent notamment :
– l'identité du patient ;
– la date et l'heure du prélèvement ;
– la nature de l'échantillon,
– l'identité et la qualité du préleveur.
Une fiche de renseignements cliniques établie par le médecin prescripteur doit être jointe chaque fois qu'elle est utile à la réalisation correcte de l'analyse et à son interprétation.
3. La transmission de ces indications techniques a été reconnue comme acte de soins infirmiers en 1984 (décret n° 84-689 du 17 juillet 1984 et dans celui de 1993, abrogés).
4. Décret n° 2002-194 du 11 février 2002 relatif aux actes professionnels et à l'exercice de la profession d'infirmier(ère), art. 6.
Guide de bonne exécution des analyses médicales (GBEA).
Arrêté du 2 novembre 1994 relatif à la bonne exécution des analyses de biologie médicale.
5. [Mil. XXe siècle] – 1984.

TRANSMISSIONS n. f. pl.

DÉFINITION

Informations orales et/ou écrites permettant à chaque membre de l'équipe soignante* de dispenser des soins infirmiers* adaptés à l'évolution de l'état de santé de la personne soignée*. Elles sont indispensables à la continuité des soins*.

NOTES

1. Ces informations sont utilisées en particulier au moment de la relève des équipes de soins. C'est la raison pour laquelle, par glissement de sens, le terme de transmissions est parfois employé pour désigner ce temps d'échange.

2. Mil. XXe siècle.

➢ **VOIR AUSSI** Anamnèse infirmière. Démarche de soins infirmiers. Diagnostic infirmier. Diagramme de soins. Dossier de soins infirmiers. Notes infirmières. Recueil de données. Transmissions ciblées.

TRANSMISSIONS CIBLÉES n. f.

DÉFINITION

Mode d'organisation et d'enregistrement de la partie narrative des informations infirmières transcrites dans le dossier de soins infirmiers*, afin de mettre en évidence les changements dans l'état de santé du patient*, les priorités d'actions et les résultats obtenus. L'information est structurée en cibles exprimées en mots-clés correspondant à un événement significatif ou un problème.

NOTES

1. Les informations sont libellées en :

– Données (D) décrivant ou précisant la cible ;

– Actions (A) concernant les soins effectués ou à réaliser ;

– Résultats (R) décrivant les données nouvelles, suite aux actions entreprises.

2. Le diagramme de soins et les plans de soins guides sont les compléments indispensables aux transmissions ciblées.

3. Ce type de transmission a été élaboré vers 1980 aux États-Unis par S. Lampe et introduit en France dans la décennie suivante, pour éviter les écrits répétitifs.

4. Vers 1990.

➢ **VOIR AUSSI** Anamnèse infirmière. Démarche de soins infirmiers. Diagramme de soins. Notes infirmières. Plan de soins guide. Recueil de données. Soins infirmiers. Transmissions.

TRANSPORT SANITAIRE MÉDICALISÉ DU LIEU DE LA DÉTRESSE VERS UN ÉTABLISSEMENT DE SOINS EFFECTUÉ DANS LE CADRE D'UN SERVICE MOBILE D'URGENCE ET DE RÉANIMATION n. m.

DÉFINITION

Prise en charge et acheminement médicalisés de malades* ou de blessés en état de détresse vers l'établissement de santé capable de leur assurer les soins* nécessaires. Lors de l'intervention du Service mobile d'urgence et de réanimation (Smur), l'infirmier(ère) se charge des actes de soins infirmiers*, surveille le patient* et apporte au médecin l'aide technique lors de la prestation des soins médicaux ou chirurgicaux.

NOTES

1. Ce mode de prise en charge est communément appelé « transport primaire ».

2. Ce transport ne peut être réalisé qu'en présence d'un médecin spécialisé accompagné en priorité par un(e) infirmier(ère) anesthésiste diplômé(e) d'État, (décret n° 2002-194 du 11 février 2002, art. 10). Il est assuré par ambulance ou par hélicoptère.

3. Décret n° 697-619 du 30 mai 1997 relatif à l'autorisation des services mobiles d'urgence et de réanimation et modifiant le *Code de la Santé publique*.
Décret n° 2002-194 du 11 février 2002 relatif aux actes professionnels et à l'exercice de la profession d'infirmier(ère), art. 9 et 10.
4. [Vers 1970] – 1993.

➢ **VOIR AUSSI** Transport sanitaire urgent entre établissements de soins effectués dans le cadre d'un service mobile d'urgence et de réanimation.

TRANSPORT SANITAIRE URGENT ENTRE ÉTABLISSEMENTS DE SOINS EFFECTUÉ DANS LE CADRE D'UN SERVICE MOBILE D'URGENCE ET DE RÉANIMATION n. m.

DÉFINITION

Prise en charge médicalisée pour assurer le transfert d'un patient* en état de détresse vitale, patente ou potentielle vers un établissement plus adapté à son état de santé. Au cours du transport assuré par le service mobile d'urgence et de réanimation, l'infirmier(ère) assure les actes de soins infirmiers*, surveille le patient et apporte au médecin une aide technique.

NOTES

1. Ce mode de transport est motivé par un acte diagnostique ou thérapeutique non réalisable sur place ou par une hospitalisation dans un service spécialisé. Il est communément appelé « transport secondaire ».
2. Ce transport doit être réalisé en présence d'un médecin spécialisé, éventuellement accompagné en priorité par un(e) infirmier(ère) anesthésiste diplômé(e) d'État. Il est assuré par ambulance ou par hélicoptère.
3. Décret n° 697-619 du 30 mai 1997 relatif à l'autorisation des services mobiles d'urgence et de réanimation et modifiant le *Code de la Santé publique*.
Décret n° 2002-194 du 11 février 2002 relatif aux actes professionnels et à l'exercice de la profession d'infirmier(ère), art. 9 et 10.
4. [Vers 1970] – 1993.

➢ **VOIR AUSSI** Soins et surveillance des patients lors des transports sanitaires programmés entre établissements de soins.

TRAVAIL DE FIN D'ÉTUDES n. m.

DÉFINITION

Production d'un écrit personnel par l'étudiant(e) infirmier(ère) en fin de formation, traitant d'un thème professionnel. Ce travail présenté et soutenu devant un jury constitue l'épreuve écrite de validation du diplôme d'État.

NOTES

1. Le thème du travail est choisi par l'étudiant(e), en accord avec l'équipe enseignante de l'institut de formation en soins infirmiers.
2. Le jury est constitué de deux personnes désignées par le(la) directeur(trice) de l'institut dont relève l'étudiant(e) : un cadre enseignant et une personne qualifiée dans le domaine traité, dont l'un deux n'assure pas d'enseignement dans l'institut précité.

3. Le travail de fin d'études vise à sensibiliser l'étudiant(e) aux méthodes de recherche et à faire évoluer sa réflexion personnelle et son positionnement professionnel.

4. Cette épreuve est mise en œuvre pour la première fois pour l'obtention du diplôme d'État de la session d'automne 2004.

5. L'arrêté du 18 novembre 1974 portant sur les épreuves du diplôme d'infirmier et d'infirmière introduit cette production, au cours de l'évaluation continue des connaissances, sous forme d'un travail écrit personnel en rapport avec le stage à temps complet, qui évalue pour moitié la sixième période des études infirmières de 1972. L'arrêté du 6 août 1979 en précise les modalités ; le sujet n'est plus nécessairement en lien avec le stage. En 1992, cet écrit prend la dénomination de travail de fin d'études.

6. Arrêté du 6 septembre 2001 (modifié par l'arrêté du 8 novembre 2001 et l'arrêté du 22 mars 2002), relatif à l'évaluation continue des connaissances et des aptitudes acquises au cours des études conduisant au diplôme d'État d'infirmier(ère), art. 13.

➢ **VOIR AUSSI** Diplôme d'État d'infirmier(ère). Évaluation normative. Évaluation sommative. Mémoire. Recherche infirmière.

TRAVAILLEURS SANITAIRES ET SOCIAUX n. m. pl.

DÉFINITION

Ensemble de personnes qui exercent leur activité dans le domaine de la santé* et de la protection sociale.

NOTE

Vers 1970.

TRAVAUX DIRIGÉS n. m. pl.

DÉFINITION

Activités pratiquées en groupe restreint qui permettent à l'étudiant(e) ou l'élève d'appliquer et de développer ses connaissances sous le contrôle et avec le concours d'un enseignant.

NOTE

Vers 1970.

➢ **VOIR AUSSI** Apprentissage.

TRAVAUX PRATIQUES n. m. pl.

DÉFINITION

Exercices d'application des techniques de soins* en situation simulée en vue de l'apprentissage* de la pratique infirmière*. Sous la conduite d'un(e) infirmier(ère), d'un cadre de santé* de l'institut de formation en soins infirmiers* ou d'une structure de soins*, ils sont effectués en petits groupes. Les participants jouent un rôle actif.

NOTE

Vers 1970.

➢ **VOIR AUSSI** Démonstration.

TUBAGE GASTRIQUE n. m.

DÉFINITION

Technique de soins* qui consiste à prélever une partie du contenu gastrique par l'intermédiaire d'une sonde en vue d'un diagnostic, ou à instiller des produits médicamenteux et/ou physiologiques dans un but thérapeutique.

NOTE

Déb. XXe siècle.

➢ **VOIR AUSSI** Pose d'une sonde gastrique en vue de tubage, d'aspiration, de lavage ou d'alimentation gastrique.

TUTELLE n. f.

DÉFINITION

Régime de protection prévu pour une personne majeure atteinte d'une altération physique ou mentale médicalement reconnue qui l'empêche de gérer ses biens. Dans ce cas, l'incapable majeur doit être représenté dans les actes de la vie civile.

NOTES

1. Elle est prononcée par le juge des tutelles, après expertise médicale.
2. Loi n° 68-5 du 3 janvier 1968 relative à la protection des incapables majeurs.
3. 1968.

➢ **VOIR AUSSI** Curatelle. Sauvegarde de justice. Tuteur.

TUTEUR (DROIT) n. m.

DÉFINITION

Personne désignée par le juge des tutelles pour prendre en charge les intérêts d'un adulte placé sous tutelle* ou d'un mineur.

NOTES

1. Loi n° 68-5 du 3 janvier 1968 relative à la protection des incapables majeurs.
2. 1968.

TUTEUR (ÉDUCATION) n. m.

DÉFINITION

Accompagnateur privilégié d'une personne en situation d'apprentissage*, de formation ou d'adaptation à un emploi.

NOTES

1. Depuis les années 1980, ce terme désigne, dans le domaine de l'éducation, la personne qui suit, assiste et conseille particulièrement un étudiant ou un groupe d'étudiants.
2. Vers 1980.

➢ **VOIR AUSSI** Suivi pédagogique. Supervision. Superviseur.

U

UNITÉ D'ACCUEIL FAMILIAL THÉRAPEUTIQUE n. f.

DÉFINITION
Structure de soins* et d'hébergement pour les personnes de tous âges atteintes de troubles mentaux. Ce peut être une famille au sens traditionnel, une famille constituée spécialement pour accueillir ces malades* ou une communauté d'accueil thérapeutique. Cette structure accueille les patients* à temps plein ou à temps partiel, de manière continue ou intermittente.

NOTES
1. Arrêté du 14 mars 1986 relatif aux équipements et services de lutte contre les maladies mentales comportant ou non des possibilités d'hébergement.
Arrêté du 1er octobre 1990 relatif à l'organisation et au fonctionnement des services d'accueil familial thérapeutique.
Note d'orientation DH/JB n° 91-72 du 27 décembre 1991 sur l'accueil familial thérapeutique des malades mentaux.
2. Vers 1990.

➢ **VOIR AUSSI** Famille d'accueil. Malade mental. Placement familial. Secteur psychiatrique. Sectorisation psychiatrique. Service d'accueil familial thérapeutique.

UNITÉ DE CONSULTATIONS ET DE SOINS AMBULATOIRES (UCSA) n. f.

DÉFINITION
Structure de santé organisée au sein d'un établissement pénitentiaire et rattachée à un établissement public de santé, dont la mission est d'apporter une réponse d'ensemble aux besoins de santé* d'ordre somatique et psychologique des détenus par des actions préventives, curatives et éducatives.

NOTES
1. Cette structure est pleinement intégrée dans l'organisation hospitalière.
2. Une équipe pluridisciplinaire de personnels hospitaliers sous la responsabilité d'un praticien chef de service et d'un cadre de santé infirmier assure cette mission dans des locaux spécifiques aménagés par l'administration pénitentiaire.
3. Cette mission comporte des soins aux détenus dont l'état de santé ne nécessite pas d'hospitalisation, des soins dentaires et des consultations spécialisées.
Elle comporte également une démarche d'éducation pour la santé développée pendant l'incarcération, à l'occasion des soins et d'actions spécifiques et des dispositions prises pour organiser le suivi sanitaire à la sortie du détenu.
4. Le transfert de la prise en charge sanitaire des détenus au service public hospi-

talier a été préconisé par le rapport du Haut comité de la santé publique sur la santé en milieu carcéral publié en 1993 et qui avait mis l'accent sur l'insuffisance et l'inadaptation des réponses qu'apportait à l'époque l'administration pénitentiaire aux problèmes de santé publique de la population pénale. Notamment, en ce qui concerne, la tuberculose, les toxicomanies, le sida et les autres maladies (ou infections) sexuellement transmissibles.

5. Décret n° 94-229 du 27 octobre 1994 relatif aux soins dispensés aux détenus par les établissements de santé assurant le service public hospitalier, à la protection sociale des détenus et à la situation des personnels infirmiers des services déconcentrés de l'administration pénitentiaire.

Circulaire n° 45-DH/DGS/DSS/DAP du 8 décembre 1994 relative à la prise en charge sanitaire des détenus et à leur protection sociale, et guide méthodologique.

6. 1994.

➢ **VOIR AUSSI** Dépistage. Dépistage des maladies (ou infections) sexuellement transmissibles. Dépistage des pratiques addictives. Éducation pour la santé. Équipe pluridisciplinaire. Prévention et éducation en matière d'hygiène, de santé individuelle et collective et de sécurité. Service médicopsychologique régional.

UNITÉ DE VALEUR n. f.

DÉFINITION

Élément d'un programme d'études comportant un nombre déterminé d'heures d'enseignement et faisant l'objet d'une validation spécifique.

NOTES

1. Un certificat ou un diplôme universitaire s'obtient par la validation d'un nombre déterminé d'unités de valeur.

2. Vers 1970.

➢ **VOIR AUSSI** Formation supérieure des infirmiers(ères).

UNITÉ POUR MALADES DIFFICILES (UMD) n. f.

DÉFINITION

Structure psychiatrique hospitalière qui ne relève pas de la sectorisation et qui accueille sous le régime de l'hospitalisation d'office* :

– les détenus souffrant de troubles mentaux graves ;

– les personnes ayant bénéficié d'un non-lieu en vertu de l'article 64 du *Code Pénal* et dont la dangerosité persiste ;

– les malades* présentant un état dangereux majeur, incompatible avec leur maintien dans une unité d'hospitalisation psychiatrique ordinaire.

Les soins* sont assurés selon des protocoles thérapeutiques intensifs et appropriés ; des mesures particulières de sécurité sont appliquées.

NOTES

1. En France, quatre établissements disposent d'unités pour malades difficiles : Cadillac, Montfavet, Sarreguemines et Villejuif.

2. Le premier service de sûreté des hôpitaux a été créé en 1910 à Villejuif. En 1950, une circulaire a reconnu ces services spéciaux pour malades mentaux difficiles sur le plan interdépartemental. Le terme de service de sûreté a été remplacé en 1986 par celui d'unité pour malades difficiles.

3. Arrêté du 14 octobre 1986 relatif au règlement intérieur type des unités pour malades difficiles.

Loi du 27 juin 1990 relative aux droits et à la protection des personnes hospitalisées en raison de troubles mentaux ainsi qu'à leurs conditions d'hospitalisation.

4. [Déb. XXe siècle] – 1986.

➢ **VOIR AUSSI** Malade médicolégal. Malade mental.

USAGER n. m.

DÉFINITION

Personne qui utilise un service de santé. C'est un partenaire direct des professionnels de santé* et, dans certains cas, des gestionnaires de structures de santé*.

NOTES

1. Depuis la loi n° 91-748 du 31 juillet 1991 portant réforme hospitalière, les usagers sont représentés au sein du conseil d'administration des établissements publics de santé avec voix délibérative. Cette même loi prévoit la présence d'un représentant des familles de personnes accueillies en long séjour au conseil d'administration des établissements publics concernés, avec voix consultative. L'ordonnance n° 96-346 du 24 avril 1996 portant réforme de l'hospitalisation publique et privée crée la commission de conciliation dans laquelle siègent les représentants des usagers, membres du conseil d'administration de l'établissement. La loi n° 2002-303 du 4 mars 2002 relative aux droits des malades et à la qualité du système de santé remplace la commission de conciliation par la commission des relations avec les usagers et de la qualité de la prise en charge, renforçant ainsi la participation des usagers au fonctionnement du système de santé.

Seules les associations agréées peuvent représenter les usagers du système de santé dans les instances hospitalières ou de santé publique. Ces représentants ont droit à une formation leur facilitant l'exercice de ce mandat.

2. Ordonnance n° 96-346 du 24 avril 1996 portant réforme de l'hospitalisation publique et privée.

Décret n° 98-1001 du 2 novembre 1998 relatif à la commission de conciliation.

Loi n° 2002-303 du 4 mars 2002 relative aux droits des malades et à la qualité du système de santé.

3. [Vers 1970] – 1991.

➢ **VOIR AUSSI** Commission des relations avec les usagers et de la qualité de la prise en charge. Malade. Personne soignée.

UTILISATION AU SEIN D'UNE ÉQUIPE PLURIDISCIPLINAIRE DE TECHNIQUES DE MÉDIATION À VISÉE THÉRAPEUTIQUE OU PSYCHOTHÉRAPIQUE n. f.

DÉFINITION

Mise en œuvre de l'acte de soins infirmiers*, sur prescription médicale*, qui utilise des techniques de soins verbales et/ou non verbales. Elles favorisent la relation avec le patient* et créent les conditions

u

qui lui permettent d'exprimer sa souffrance. Elles visent à améliorer son équilibre psycho-affectif.

NOTES

1. Les techniques verbales sont notamment : la relation soignant-soigné, la relation d'aide thérapeutique, les thérapies familiales ; les techniques de soins non-verbales sont notamment la relaxation, le toucher, l'art thérapie, le repas thérapeutique, les séjours thérapeutiques. Elles font partie des engagements thérapeutiques associant le médecin, l'infirmier(ère) et le patient.

2. La participation des infirmiers(ères) à ces techniques a été reconnue en 1993 comme acte de soins infirmiers sur prescription médicale.

3. Décret n° 2002-194 du 11 février 2002 relatif aux actes professionnels et à l'exercice de la profession d'infirmier(ère), art. 6.

4. [Mil. xxe siècle] – 2002.

➢ **VOIR AUSSI** Aide et soutien psychologiques. Équipe pluridisciplinaire. Entretien individuel à visée psychothérapique. Projet thérapeutique. Relation d'aide thérapeutique. Relation soignant-soigné. Repas thérapeutique. Séjour thérapeutique.

UTILISATION D'UN DÉFIBRILLATEUR MANUEL n. f.

DÉFINITION

Acte de soins infirmiers*, sur prescription médicale* à condition qu'un médecin puisse intervenir à tout moment, qui consiste en l'application d'un appareil capable de délivrer un courant électrique externe, selon une intensité voulue et définie, au moyen de deux palettes ou électrodes appliquées de chaque côté du thorax d'un patient.

NOTES

1. L'utilisation du défibrillateur manuel doit toujours être associée à une réanimation cardiopulmonaire précoce et efficace.

2. En l'absence d'un médecin, l'infirmier(ère) peut effectuer une défibrillation dans le cadre d'un protocole de soins d'urgence préalablement écrit, daté, signé par le médecin responsable.

3. Le réglage et le déclenchement du défibrillateur sont réalisés par l'opérateur après avoir analysé et interprété le tracé électrique du cœur, et constaté l'arrêt cardiaque par fibrillation ventriculaire.

4. La surveillance repose sur l'analyse du tracé électrocardiographique, la reprise du pouls, la tension artérielle, le comportement du patient et le respect des règles de sécurité.

5. Quelques défibrillateurs manuels ont un module optionnel de stimulation pour les troubles du rythme mal tolérés justifiant un choc électrique externe (cardioversion) ; dans ce cas-là, le patient est sous anesthésie générale.

6. En 1899, Prevost et Batelli introduisent le concept de défibrillation électrique après avoir constaté que l'administration de tensions élevées au cœur d'un animal pouvait interrompre la fibrillation ventriculaire. En 1947, le Docteur Claude Beck rapporta les premiers succès de défibrillation chez l'homme. La première défibrillation externe eut lieu en 1956.

7. Cet acte a été reconnu comme acte de soins infirmiers sur prescription médicale et à condition qu' un médecin puisse intervenir à tout moment, à partir du décret du 11 février 2002.
Décret n° 2002-194 du 11 février 2002 relatif aux actes professionnels et à l'exercice de la profession d'infirmier(ère), art. 8.
8. [1947] – 2002.

➢ **VOIR AUSSI** Acte conservatoire. Recueil des informations de toute nature susceptibles de concourir à la connaissance de l'état de santé de la personne et appréciation des principaux paramètres servant à sa surveillance. Utilisation d'un défibrillateur semi-automatique et surveillance de la personne placée sous cet appareil.

UTILISATION D'UN DÉFIBRILLATEUR SEMI-AUTOMATIQUE ET SURVEILLANCE DE LA PERSONNE PLACÉE SOUS CET APPAREIL n. f.

DÉFINITION

Acte de soins infirmiers*, relevant du rôle propre*, consistant en l'application d'un appareil capable, grâce à des électrodes autocollantes placées sur le thorax de la victime, de reconnaître une fibrillation ventriculaire ou une tachycardie ventriculaire sans pouls, de proposer une séquence de défibrillation en fonction de protocoles préenregistrés et d'analyser le retour à un rythme normal. La surveillance* porte sur l'analyse du tracé électrocardiographique, les pulsations, la tension artérielle et le comportement du patient*.

NOTES

1. L'utilisation du Défibrillateur semi-automatique (DSA) doit toujours être associée à une réanimation cardiopulmonaire précoce et efficace.

2. Le choc électrique doit être déclenché par une manœuvre du sauveteur, dans des conditions de sécurité satisfaisantes pour le patient, l'intervenant et les personnes présentes autour de lui.

3. L'utilisation du défibrillateur semi-automatique se différencie de celle du défibrillateur manuel et de celle du défibrillateur automatique implantable. Un décret du 27 mars 1998, modifié en juillet 2000, fixe les catégories de personnes non-médecins habilitées à utiliser un défibrillateur semi-automatique et précise qu'elles doivent avoir validé une formation spécifique.

4. Dans le décret n° 93-345 du 15 mars 1993, cet acte a été reconnu comme acte de soins infirmiers sur prescription médicale, à condition qu'un médecin puisse intervenir à tout moment, le décret n° 2002-194 du 11 février 2002 habilite l'infirmier à accomplir cet acte dans le cadre de son rôle propre.

5. Dès 1985, le défibrillateur semi-automatique est utilisé aux États-Unis, en Grande Bretagne, en Suède, en Norvège, en Israël et dans de nombreux autres pays. Les études expérimentales ont débuté en France en 1990.

6. Décret n° 98-239 du 27 mars 1998 modifié par le décret n° 2000-648 du 3 juillet 2000 fixant les catégories de personnes non-médecins habilitées à utiliser un défibrillateur semi-automatique.

Arrêté du 4 février 1999 relatif à la formation des personnes non-médecins habilitées à utiliser un défibrillateur semi-automatique.

Arrêté du 10 septembre 2001 relatif à la formation des secouristes à l'utilisation d'un défibrillateur semi-automatique.

Décret n° 2002-194 du 11 février 2002 relatif aux actes professionnels et à l'exercice de la profession d'infirmier(ère), art. 5.

7. 1990.

➢ **VOIR AUSSI** Acte conservatoire. Recueil des informations de toute nature susceptibles de concourir à la connaissance de l'état de santé de la personne et appréciation des principaux paramètres servant à sa surveillance. Utilisation d'un défibrillateur manuel.

V

VACCINATION n. f.

DÉFINITION

Introduction par injection*, par scarification* ou par voie orale, d'une substance antigénique préparée à partir d'agents pathogènes qui, ainsi inoculée dans un organisme vivant, lui permet de fabriquer des anticorps et de s'immuniser contre les maladies infectieuses concernées ou de développer dans l'organisme les défenses contre une infection déjà installée (vaccinothérapie).

NOTES

1. La première vaccination est celle que E. Jenner réalisa en 1796 contre la variole, en inoculant à l'homme l'exsudat de lésions humaines d'une maladie voisine, mais bénigne, la vaccine ou cow-pox. La maladie était ensuite retransmise à une génisse afin de conserver la souche du virus et de procéder aux vaccinations avec le produit des pustules apparaissant sur cet animal. Il fallut attendre les travaux de Louis Pasteur pour que l'immunisation contre une maladie soit obtenue par inoculation de produits pathologiques de la même maladie. Pasteur ouvrit ainsi la voie de l'utilisation des virus atténués en réalisant le vaccin contre la rage et en vaccinant pour la première fois un homme (J. Meister) en 1884. (*Dictionnaire encyclopédique universel Larousse*, Paris, 1990).

2. 1803. *Le Robert. Dictionnaire Historique de la Langue Française*. Paris, 1992.

➢ **VOIR AUSSI** Scarification et injection destinées aux vaccinations ou aux tests tuberculiniques. Surveillance des scarifications, injections, perfusions.

VALIDATION DES ACQUIS n. f.

DÉFINITION

Décision d'un jury d'experts reconnaissant au terme d'une évaluation, les capacités, les connaissances et qualifications d'un candidat, pour l'accès à une formation ou pour l'exercice d'une profession.

NOTES

1. La validation des acquis permet aux candidats non-bacheliers ou non détenteurs d'un titre admis comme dispense, de se présenter aux épreuves de sélection des instituts de formation, arrêté du 23 mars 1992 relatif aux conditions d'admission dans les centres de formation en soins infirmiers préparant au diplôme d'État d'infirmier(ère). Depuis 2000, les personnes justifiant d'une expérience professionnelle de 3 ans après l'obtention du diplôme professionnel d'aide-soignant(e) ou du diplôme professionnel d'auxiliaire de puériculture sont autorisées à se présenter directement aux épreuves de sélection. Depuis 2003, cette mesure est étendue aux titulaires du certificat d'aptitude aux fonctions d'aide médicopsychologique.

2. Arrêté n° 92-264 du 23 mars 1992 relatif aux études conduisant au diplôme d'État d'infirmier ou d'infirmière modifié par l'arrêté du 21 août 2000 et par l'arrêté du 21 mai 2003.

3. Vers 1990.

VENTILATION MANUELLE INSTRUMENTALE PAR MASQUE n. f.

DÉFINITION

Acte conservatoire* réalisé manuellement à l'aide d'un appareil de ventilation pour rétablir la fonction respiratoire d'un patient*.

NOTES

1. L'appareil utilisé est composé d'un masque, d'une valve antireflux et d'un ballon permettant d'insuffler de l'air plus ou moins enrichi en oxygène.

2. Enseigné et pratiqué depuis la moitié du XXe siècle, ce soin a été reconnu comme acte de soins infirmiers relevant du rôle propre en 1993 (décret n° 93-345 du 15 mars 1993, abrogé).

3. Décret n° 2002-194 du 11 février 2002 relatif aux actes professionnels et à l'exercice de la profession d'infirmier(ère), art. 5.

4. [Vers 1960] – 1993.

➢ **VOIR AUSSI** Appréciation du rythme respiratoire. Maintien de la liberté des voies aériennes supérieures.

VÉRIFICATION DE LA PRISE DES MÉDICAMENTS PRÉSENTÉS SOUS FORME NON INJECTABLE, SURVEILLANCE DE LEURS EFFETS ET ÉDUCATION DU PATIENT n. f.

DÉFINITION

Ensemble d'actes de soins infirmiers*, relevant du rôle propre*, visant à s'assurer que les médicaments ont été effectivement pris par le patient*, à contrôler leur efficacité et leur innocuité et à transmettre à la personne tous les éléments lui permettant de s'approprier et de suivre son traitement avec une sécurité optimum.

NOTES

1. La surveillance des effets porte sur l'atténuation ou la disparition des symptômes, l'apparition d'éventuels effets secondaires. Les réactions du patient sont transcrites dans le dossier de soins infirmiers et transmises au prescripteur.

2. Depuis la fin du XVIIIe siècle, ces soins ont fait l'objet de nombreux développements concernant la formation et la pratique des soignants. Ils ont été reconnus comme actes de soins infirmiers relevant du rôle propre en 1981 (décret n° 81-539 du 12 mai 1981 et dans les décrets successifs en 1984, 1993 abrogés) et en 2002.

3. Circulaire DGS/DAS du 4 juin 1999 relative à la distribution des médicaments.
Décret n° 2002-194 du 11 février 2002 relatif aux actes professionnels et à l'exercice de la profession d'infirmier(ère), art. 5.

4. [Fin XVIIIe siècle] – 1981.

➢ **VOIR AUSSI** Administration des médicaments. Aide à la prise des médicaments.

VÉRIFICATION DU FONCTIONNEMENT DES APPAREILS DE VENTILATION ASSISTÉE OU DE MONITORAGE n. f.

DÉFINITION
Acte de soins infirmiers*, relevant du rôle propre*, qui consiste à effectuer des opérations de maintenance et de contrôle, destinées à s'assurer de l'état de marche des appareils usuels de ventilation artificielle ou de monitorage*.

NOTES
1. Elle porte sur :
– les différents témoins de stérilisation de la ligne (tuyaux et mécanismes en contact avec le gaz délivré au patient ou expiré par celui-ci), y compris les filtres bactériologiques et les humidificateurs ;
– la source motrice du ventilateur (les témoins lumineux gaz et électricité) ;
– les alarmes des différents appareils de surveillance ;
– le contrôle du circuit machine qui est obligatoire avant l'utilisation de certains appareils.
2. Les vérifications répondant aux normes de matériovigilance sont assurées selon des procédures établies (arrêté du 3 octobre 1995 relatif aux modalités d'utilisation et de contrôle des matériels et dispositifs médicaux assurant les fonctions et actes cités dans le *Code de la Santé publique*).
3. Reconnu en 1981 comme acte de soins infirmiers sur prescription médicale (décret n° 81-539 du 12 mai 1981 et repris dans les décrets successifs en 1984 et 1993, abrogés) et dans le cadre du rôle propre en 2002.
4. Décret n° 2002-194 du 11 février 2002 relatif aux actes professionnels et à l'exercice de la profession d'infirmier(ère), art. 5.
5. [Mil. XXe siècle] – 1981.

➢ **VOIR AUSSI** Contrôle des différents paramètres des appareils de ventilation assistée ou de monitorage. Monitorage. Surveillance des patients placés sous des appareils de ventilation assistée ou de monitorage.

VÉRIFICATION DU FONCTIONNEMENT DES APPAREILS DE VENTILATION ASSISTÉE OU DU MONITORAGE, CONTRÔLE DES DIFFÉRENTS PARAMÈTRES ET SURVEILLANCE DES PATIENTS PLACÉS SOUS CES APPAREILS n. f.

➢ **VOIR** Contrôle des différents paramètres des appareils de ventilation assistée ou de monitorage. Surveillance des patients placés sous des appareils de ventilation assistée ou de monitorage. Vérification du fonctionnement des appareils de ventilation assistée ou de monitorage.

VIGILANCE n. f.

DÉFINITION
Système de surveillance des problèmes de sécurité sanitaire* qui s'appuie sur un processus continu de recueil, d'analyse et de diffusion standardisée de données. Il a

pour but de contribuer à la maîtrise des processus complexes, en permettant de limiter les effets indésirables et de prendre rapidement des mesures.

NOTES

1. Tous les risques potentiels sont concernés. Certains dispositifs de vigilance sont désormais réglementés notamment la pharmacovigilance, l'hémovigilance, la matériovigilance, l'infectiovigilance, la biovigilance. D'autres font l'objet d'études et de recommandations dans le cadre de la démarche qualité et de la gestion des risques.
2. L'Agence nationale d'accréditation et d'évaluation en santé (Anaes) recommande que les vigilances soient évaluées et coordonnées.
3. La loi n° 98-535 du 1er juillet 1998 relative au renforcement de la veille sanitaire et du contrôle de la sécurité des produits destinés à l'homme, crée l'Agence française de sécurité sanitaire des produits de santé (Afssaps) qui regroupe l'ensemble des dispositifs de sécurité sanitaire au sein de la Haute autorité de santé.
4. Vers 1970.

➢ **VOIR AUSSI** Hémovigilance, Sécurité sanitaire. Gestion des risques. Matériovigilance. Pharmacovigilance.

VISITE À DOMICILE n. f.

DÉFINITION

Toute intervention pratiquée par un professionnel de santé* au domicile de l'usager*. La visite à domicile est effectuée pour des actions de diagnostic, de soins*, de surveillance*, d'aide ou de conseil à la personne et/ou à son entourage.

NOTES

1. La visite à domicile est un élément fondamental de la psychiatrie de secteur et de la protection maternelle et infantile.
2. Déb. XIXe siècle.

➢ **VOIR AUSSI** Hospitalisation à domicile. Maintien à domicile pour personnes âgées. Secteur psychiatrique. Soins à domicile.

VOLUME DE LA DIURÈSE n. f.

➢ **VOIR** Appréciation du volume de la diurèse.

TABLEAU DE CORRESPONDANCE DES RÉFÉRENCES DES ACTES PROFESSIONNELS

Les textes relatifs à l'exercice de la profession d'infirmier(ère) et les actes professionnels sont contenus : dans le Livre III : Auxiliaires médicaux, titre Ier : Profession d'infirmier ou d'infirmière, chapitre Ier : Exercice de la profession, section 1 du *Code de la Santé publique* et dans le décret n° 2002-194 du 11 février 2002 relatif aux actes professionnels et à l'exercice de la profession d'infirmier(ère).

Le dictionnaire des soins infirmiers ne faisant référence qu'au décret relatif aux actes professionnels et à l'exercice de la profession d'infirmier(ère), il nous a semblé opportun, compte tenu de l'importance juridique que cela comporte, de signaler ici la référence du *Code de la Santé publique* adoptée par l'annexe au décret n° 2004-802 du 29 juillet 2004.

Cet index mentionne donc au regard du libellé de chaque acte professionnel la codification du décret 2002-194 du 11 février 2002 : Art. suivie de la référence du *Code de la Santé publique* mise en italique : *Art. R.4311-*
Pour faciliter les recherches, les actes cités dans ces différents articles ont été classés alphabétiquement (voir pages 315 à 322).

Art. 1er. *Art. R.4311-1.* L'exercice de la profession d'infirmier ou d'infirmière comporte l'analyse, l'organisation, la réalisation de soins infirmiers et leur évaluation, la contribution au recueil de données cliniques et épidémiologiques et la participation à des actions de prévention, de dépistage, de formation et d'éducation à la santé.

Dans l'ensemble de ces activités, les infirmières et infirmiers sont soumis au respect des règles professionnelles et notamment du secret professionnel.

Ils exercent leur activité en relation avec les autres professionnels du secteur de la santé, du secteur social et médico-social et du secteur éducatif.

Art. 2. *Art. R.4311-2.* Les soins infirmiers, préventifs, curatifs ou palliatifs, intègrent qualité technique et qualité des relations avec le malade.

Ils sont réalisés en tenant compte de l'évolution des sciences et des techniques. Ils ont pour objet, dans le respect des droits de la personne, dans le souci de son éducation à la santé et en tenant compte de la personnalité de celle-ci dans ses composantes physiologique, psychologique, économique, sociale et culturelle :

1er de protéger, maintenir, restaurer et promouvoir la santé physique et mentale des personnes ou l'autonomie de leurs fonctions vitales physiques et psychiques en vue de favoriser leur maintien, leur insertion ou leur réinsertion dans leur cadre de vie familial ou social ;

2e de concourir à la mise en place de méthodes et au recueil des informations utiles aux autres professionnels, et notamment aux médecins pour poser leur diagnostic et évaluer l'effet de leurs prescriptions ;

3e de participer à l'évaluation du degré de dépendance des personnes ;

4e de contribuer à la mise en œuvre des traitements en participant à la surveillance clinique et à l'application des prescriptions médicales contenues, le cas échéant, dans des protocoles établis à l'initiative du ou des médecins prescripteurs :

5e de participer à la prévention, à l'évaluation et au soulagement de la douleur et de la détresse physique et psychique des personnes, particulièrement en fin de vie et au moyen des soins palliatifs, et d'accompagner, en tant que de besoin, leur entourage.

Art. 3. *Art. R.4311-3.* Relèvent du rôle propre infirmier les soins liés aux fonctions d'entretien et de continuité de la vie et visant à compenser partiellement ou totalement un manque ou une diminution d'autonomie d'une personne ou d'un groupe de personnes.

Dans ce cadre, l'infirmier ou l'infirmière a compétence pour prendre les initiatives et accomplir les soins qu'il juge nécessaires, conformément aux dispositions des Art. 5.et R.4311-5 et R.4311-6.

Il(elle) identifie les besoins de la personne, pose un diagnostic infirmier, formule des objectifs de soins, met en œuvre les actions appropriées et les évalue. Il(elle) peut élaborer, avec la participation des membres de l'équipe soignante, des protocoles de soins infirmiers relevant de son initiative. Il(elle) est chargé de la conception, de l'utilisation et de la gestion du dossier de soins infirmiers.

Art. 4. *Art. R.4311-4.* Lorsque les actes accomplis et les soins dispensés relevant de son rôle propre sont dispensés dans un établissement ou un service à domicile à caractère sanitaire, social ou médico-social, l'infirmier ou l'infirmière peut, sous sa responsabilité, les assurer avec la collaboration d'aides-soignant(e)s, d'auxiliaires de puériculture ou d'aides médicopsychologiques qu'il encadre et dans les limites de la qualification reconnue à ces derniers du fait de leur formation. Cette collaboration peut s'inscrire dans le cadre des protocoles de soins mentionnés aux Art. 3 et R.4311-3.

Art. 5. *Art. R.4311-5.* Dans le cadre de son rôle propre, l'infirmière ou l'infirmier accomplit les actes ou dispense les soins mentionnés dans cet article visant à identifier les risques et à assurer le confort et la sécurité de la personne et de son environnement et comprenant son information et celle de son entourage.

et

Art. R.4311-6. Dans le domaine de la santé mentale, outre les actes et soins mentionnés à l'article R.4311-5, l'infirmier ou l'infirmière accomplit les actes et soins indiqués dans cet article.

Art. 6. *Art. R.4311-7.* L'infirmier ou l'infirmière est habilité à pratiquer les actes mentionnés dans ces articles soit en application d'une prescription médicale qui, sauf urgence est écrite, qualitative, quantitative, datée et signée, soit en application d'un protocole écrit, qualitatif et quantitatif, préalablement établi, daté et signé par un médecin.

Art. 7. *Art. R.4311-8.* L'infirmier ou l'infirmière est habilité à entreprendre et à adapter les traitements antalgiques, dans le cadre des protocoles préétablis, écrits, datés et signés par un médecin. Le protocole est intégré dans le dossier de soins infirmiers.

Art. 8. *Art. R.4311-9.* L'infirmier ou l'infirmière est habilité à accomplir sur prescription médicale écrite, qualitative, quantitative, datée et signée, les actes indiqués dans ces articles, à condition qu'un médecin puisse intervenir à tout moment.

Art 9. *Art. R.4311-10.* L'infirmier ou l'infirmière participe à la mise en œuvre par le médecin des techniques mentionnées dans ces articles.

Art. 10. *Art. R.4311-12.* L'infirmier ou l'infirmière anesthésiste diplômé d'État, est seul habilité, à condition qu'un médecin anesthésiste-réanimateur puisse intervenir à tout moment, et après qu'un médecin anesthésiste-réanimateur a examiné le patient et établi le protocole, à appliquer les techniques mentionnées dans ces articles.

- Il accomplit les soins et peut, à l'initiative exclusive du médecin anesthésiste-réanimateur, réaliser les gestes techniques qui concourent à l'application du protocole.
- En salle de surveillance post-interventionnelle, il assure les actes relevant des techniques d'anesthésie citées dans cet article, et est habilité à la prise en charge de la douleur post-opératoire relevant des mêmes techniques.
- Les transports sanitaires visés aux articles R.4311-10. Art. 9 sont réalisés en priorité par l'infirmier anesthésiste diplômé d'État.

L'infirmier ou l'infirmière en cours de formation préparant à ce diplôme peut participer à ces activités en présence d'un(e) infirmier(ère) anesthésiste diplômé(e) d'État.

Art. 11. *Art. R.4311-13.* Les actes concernant les enfants de la naissance à l'adolescence, et en particulier ceux énumérés sous ces articles, sont dispensés en priorité par un(e) infirmier(ère) titulaire du diplôme d'État de puériculture et l'infirmier ou l'infirmière en cours de formation préparant à ce diplôme.

Art. 12. *Art R.4311-11.* L'infirmier ou l'infirmière titulaire du diplôme d'État de bloc opératoire ou en cours de formation préparant à ce diplôme exerce en priorité les activités décrites dans ces articles. En per-opératoire, l'infirmier ou l'infirmière titulaire du diplôme d'État de bloc opératoire ou l'infirmier ou l'infirmière en cours de formation préparant à ce diplôme exerce les activités de circulant, d'instrumentiste et d'aide opératoire en présence de l'opérateur.

Il est habilité à exercer dans tous les secteurs où sont pratiqués des actes invasifs à visée diagnostique, thérapeutique ou diagnostique et thérapeutique dans les secteurs de stérilisation du matériel médicochirurgical et dans les services d'hygiène hospitalière.

Art. 13. *Art. R.4311-14.* En l'absence d'un médecin, l'infirmier ou l'infirmière est habilité, après avoir reconnu la situation comme relevant de l'urgence ou de la détresse psychologique à mettre en œuvre des protocoles de soins d'urgence, préalablement écrits, datés et signés par le médecin responsable. Dans ce cas, l'infirmier ou l'infirmière accomplit les actes conservatoires nécessaires jusqu'à l'intervention d'un médecin.

Ces actes doivent obligatoirement faire l'objet de sa part d'un compte rendu écrit, daté, signé remis au médecin et annexé au dossier du patient.

En cas d'urgence et en dehors de la mise en œuvre du protocole, l'infirmier ou l'infirmière décide des gestes à pratiquer en attendant que puisse intervenir un médecin. Il prend toutes mesures en son pouvoir afin de diriger la personne vers la structure de soins la plus appropriée à son état.

Art. 14. *Art. R.4311-15.* Selon le secteur d'activité où il exerce, y compris dans le cadre des réseaux de soins, et en fonction des besoins de santé identifiés, l'infirmier ou l'infirmière propose des actions, les organise ou y participe dans les domaines mentionnés dans ces articles. Il participe également à des actions de secours, de médecine de catastrophe et d'aide humanitaire, ainsi qu'à toute action coordonnée des professions de santé et des professions sociales conduisant à une prise en charge globale des personnes.

LISTE ALPHABÉTIQUE DES ACTES PROFESSIONNELS

ACTES DE SOINS INFIRMIERS, ACTIONS INFIRMIÈRES ET TECHNIQUES DE SOINS

a

Ablation de cathéters centraux et intrathécaux. **Art. 8**. *Art. R.4311-9.*

Ablation des dispositifs d'immobilisation et de contention. **Art. 6**. *Art. R.4311-7.*

Ablation du matériel de réparation cutanée. **Art. 6**. *Art. R.4311-7.*

Actions mises en œuvre en vue de faire face à des situations d'urgence vitale. **Art. 9**. *Art. R.4311-10.*

Activités à visée sociothérapeutique individuelle ou de groupe. **Art. 5**. *Art. R.4311-6.*

Activités en équipe pluridisciplinaire, de transplantation d'organes et de greffe de tissus. **Art. 9**. *Art. R.4311-10.*

Administration de l'alimentation par sonde gastrique, sous réserve des dispositions prévues à l'article R.4311-7 et changement de sonde d'alimentation gastrique. **Art. 5**. *Art. R.4311-5.*

Administration des médicaments sans préjudice des dispositions prévues à l'article R.4311-6. **Art. 6**. *Art. R.4311-7.*

Administration en aérosols de produits non médicamenteux. **Art. 5**. *Art. R.4311-5.*

Administration en aérosols et pulvérisations de produits médicamenteux. **Art. 6**. *Art. 4311-7.*

Aide à la prise des médicaments présentés sous forme non injectable ; vérification de leur prise, surveillance de leurs effets et éducation du patient. **Art. 5**. *Art. R.4311-5.*

Aide et soutien psychologiques. **Art. 5**. *Art. R.4311-5.*

Anesthésie générale. **Art. 10**. *Art. R.4311-12.*

Anesthésie loco-régionale. **Art. 10**. *Art. R.4311-12.*

Appareillage, irrigation et surveillance d'une plaie, d'une fistule ou d'une stomie. **Art. 6**. *Art. R.4311-7.*

Application d'un garrot pneumatique d'usage chirurgical. **Art. 8**. *Art. R.4311-9.*

Aspirations des sécrétions d'un patient qu'il soit ou non intubé ou trachéotomisé. **Art. 5**. *Art. R.4311-5.*

b

Bains d'oreilles et instillations médicamenteuses. **Art. 6**. *Art. R.4311-7.*

Branchement, surveillance et débranchement d'une dialyse rénale, péritonéale ou d'un circuit d'échanges plasmatiques. **Art. 6**. *Art. R.4311-7.*

c

Changement de sonde d'alimentation gastrique. **Art. 5**. *Art. R.4311-5.*

Changement de sonde vésicale. **Art. 5**. *Art. R.4311-5.*

Contrôle d'identité et de compatibilité obligatoire. **Art. 8**. *Art. R.4311-9.*

Cures de sevrage. **Art. 8**. *Art. R.4311-9.*

Cures de sommeil. **Art. 8**. *Art. R.4311-9.*

d

Dépistage des maladies endémiques. **Art. 14**. *Art. R.4311-15.*

Dépistage des maladies professionnelles. **Art. 14**. *Art. R.4311*-15.

Dépistage des maladies (ou infections) sexuellement transmissibles. **Art. 14**. *Art. R.4311-15.*

Dépistage des pratiques addictives. **Art. 14**. *Art. R.4311-15.*

Dépistage et évaluation des risques de maltraitance. **Art. 5**. *Art. R.4311-5.*

Dépistage, prévention et éducation en matière d'hygiène, de santé individuelle et collective et de sécurité. **Art. 14**. *Art. R.4311*-15

Détection de parasitoses externes et soins aux personnes atteintes de celles-ci. **Art. 5**. *Art. R.4311-5.*

e

Éducation à la sexualité. **Art. 14**. *Art. R.4311-15.*

Élaboration et mise en œuvre d'une démarche de soins individualisée en bloc opératoire et secteurs associés. **Art. 12**. *Art. R.4311-11.*

Encadrement des stagiaires en formation. **Art. 14**. *Art.R.4311-15.*

Enregistrement d'électrocardiogrammes et d'électro-encéphalogrammes avec épreuves d'effort ou emploi de médicaments modificateurs. **Art. 9**. *Art.R.4311-10.*

Enregistrements simples d'électrocardiogrammes. **Art. 6**. *Art.R.4311-7.*

Enregistrements simples d'électro-encéphalogrammes et de potentiels évoqués sous réserve des dispositions prévues à l'article. **Art. 9**. *R.4311-10.*

Entretien d'accueil du patient et de son entourage. **Art. 5**. *Art R.4311-6.*

Entretien d'accueil privilégiant l'écoute de la personne avec orientation si nécessaire. **Art. 5**. *Art. R.4311-5.*

Entretien individuel et utilisation au sein d'une équipe pluridisciplinaire de techniques de médiation à visée thérapeutique ou psychothérapique. **Art. 6**. *Art. R.4311-7.*

Évaluation de la douleur. **Art. 5**. *Art. R.4311-5.*

Explorations fonctionnelles comportant des épreuves pharmacodynamiques, d'effort, de stimulation ou des tests de provocation. **Art. 9**. *Art. R.4311-10.*

Extraction de fécalomes. **Art. 6**. *Art. R.4311-7.*

f

Formation, éducation, prévention et dépistage notamment dans le domaine des soins de santé primaires et communautaires. **Art. 14**. *Art. R.4311-15.*

Formation initiale et formation continue du personnel infirmier, des personnels qui l'assistent et éventuellement d'autres personnels de santé. **Art. 14**. *Art. R.4311-15.*

g

Gestion des risques liés à l'activité et à l'environnement opératoire. **Art. 12**. *Art. R.4311-11.*

i

Injections autres que celles visées au deuxième alinéa de l'article R.4311-9. **Art. 6**. *Art. R.4311-7.*

Injections de médicaments à des fins analgésiques dans des cathéters périduraux et intrathécaux ou placés à proximité d'un tronc ou d'un plexus nerveux, mis en place par un médecin et après que celui-ci a effectué la première injection. **Art. 8**. *Art. R.4311-9.*

Injections destinées aux vaccinations ou aux tests tuberculiniques. **Art. 6**. *Art. R.4311-7*

Injections et perfusions, à l'exclusion de la première, dans des cathéters veineux centraux et dans les montages d'accès vasculaires implantables mis en place par un médecin :

a) de produits autres que ceux visés au deuxième alinéa de l'article R.4311-9 ;

b) de produits ne contribuant pas aux techniques d'anesthésie générale ou loco-régionale mentionnées à l'article R.4311-12 ; ces injections et perfusions font l'objet d'un compte-rendu d'exécution écrit, daté et signé par l'infirmier et transcrit dans le dossier de soins infirmiers. **Art. 6**. *Art. R.4311-7.*

Injections et perfusions de produits d'origine humaine nécessitant préalablement à leur réalisation, lorsque le produit l'exige, un contrôle d'identité et de compatibilité obligatoire effectué par l'infirmier. **Art. 8**. *Art. R.4311-9.*

Injection vaginale. **Art. 6**. *Art. R.4311-7.*

Installation du patient dans une position en rapport avec sa pathologie ou son handicap. **Art. 5**. *Art. R.4311-5.*

Installation et surveillance des personnes placées sous oxygénothérapie normobare et à l'intérieur d'un caisson hyperbare. **Art.6**. *Art. R.4311-7.*

Installation, surveillance et sortie du nouveau-né placé en incubateur ou sous photothérapie. **Art. 11**. *Art. R.4311-13.*

Instillations. **Art. 6**. *Art. R.4311-7.*

Instillation de collyres. **Art. 5**. *Art. R.4311-5.*

Instillations et pulvérisations. **Art. 5**. *Art. R.4311-7.*

Instillation intra-urétrale. **Art. 6**. *Art. R.4311-7.*

Instillation médicamenteuse auriculaire. **Art. 6**. *Art. R.4311-7.*

Insulinothérapie à visée psychiatrique. **Art. 9**. *Art. R.4311-10.*

Irrigation de l'œil et instillation de collyres. **Art. 5**. *Art. R.4311-5.*

l

Lavage de sinus par l'intermédiaire de cathéters fixés par le médecin. **Art. 6**. *Art. R.4311-7.*

Lavement. **Art. 6**. *Art. R.4311-7.*

Lever du patient et aide à la marche ne faisant pas appel aux techniques de rééducation. **Art. 5**. *Art. R.4311-5.*

m

Mensurations (Voir surveillance des mensurations.). **Art. 5**. *Art. R.4311-5.*

Mesure de la pression veineuse centrale. **Art. 6**. *Art. R.4311-7.*

Mesure de la respiration. **Art. 5**. *Art. R.4311-5.*

Mesure du volume de la diurèse. **Art. 5**. *Art. R.4311-5.*

Mise en œuvre des engagements thérapeutiques qui associent le médecin, l'infirmier(ère) et le patient, et des protocoles d'isolement. **Art. 6**. *Art. R.4311-7.*

Mise en place et ablation d'un cathéter court ou d'une aiguille pour perfusion dans une veine superficielle des membres ou dans une veine épicrânienne. **Art. 6**. *Art. R.4311-7.*

o

Observation et surveillance des troubles du comportement. **Art. 5**. *Art. R.4311-5.*

Organisation et coordination des soins infirmiers en salle d'intervention. **Art. 12**. *Art. R.4311-11.*

p

Participation à des actions de santé publique. **Art. 14**. *Art. R.4311-15.*

Participation à la procédure de désinfection et de stérilisation des dispositifs médicaux réutilisables. **Art. 5**. *Art. R.4311-5.*

Participation à la réalisation des tests à la sueur et recueil des sécrétions lacrymales. **Art. 5**. *Art. R.4311-5.*

Participation à la réalisation d'explorations fonctionnelle, à l'exception de celles mentionnées à l'article R.4311-10, et pratique d'examens non vulnérants de dépistage de troubles sensoriels. **Art. 5**. *Art. R.4311-5.*

Participation à l'élaboration, à l'application et au contrôle des procédures de désinfection et de stérilisation des dispositifs médicaux réutilisables visant à la prévention des infections nosocomiales au bloc opératoire et secteurs associés. **Art. 12**. *Art. R.4311-11.*

Participation à la correction de l'hyperthermie et à l'hypothermie. **Art. 6**. *Art. R.4311-7.*

Participation aux techniques de dilatation de cicatrices ou de stomies. Art. 6. *Art. R.4311-7.*

Pose de bandages de contention. **Art. 6**. *Art. R.4311-7.*

Pose de dispositifs d'immobilisation. **Art. 8**. *Art. R.4311-9.*

Pose de dispositifs transcutanés et surveillance de leurs effets. **Art. 6**. *Art. R.4311-7.*

Pose de sondes gastriques en vue de tubage, d'aspiration, de lavage ou d'alimentation gastrique. **Art. 6**. *Art. R.4311-7.*

Pose de sondes rectales, lavements, extraction de fécalomes, pose et surveillance de goutte-à-goutte rectal. **Art. 6**. *Art. R.4311-7.*

Pose de sondes vésicales en vue de prélèvement d'urines, de lavage, d'instillation, d'irrigation ou de drainage de la vessie, sous réserve des dispositions du troisième alinéa de l'Article R.4311-10. **Art. 6**. *Art. R.4311-7.*

Pose de systèmes d'immobilisation après réduction. **Art. 9**. *Art. R.4311-10.*

Pose de timbres tuberculiniques et lecture. **Art. 5**. *Art. R.4311-5.*

Pose d'une sonde à oxygène. **Art. 6**. *Art. R.4311-7.*

Pose et surveillance de goutte-à-goutte rectal. **Art. 6**. *Art. R.4311-7.*

Prélèvements de sang par ponction artérielle pour gazométrie. **Art. 6**. *Art. R.4311-7.*

Prélèvements de sang par ponction veineuse ou capillaire ou par cathéter veineux. **Art. 6**. *Art. R.4311-7.*

Prélèvements et collecte de sécrétions et d'excrétions. **Art. 6**. *Art. R.4311-7.*

Prélèvements non sanglants effectués au niveau des téguments ou des muqueuses directement accessibles. **Art. 6**. *Art. R.4311-7.*

Premier sondage vésical chez l'homme. **Art. 9**. *Art. R.4311-10.*

Première injection d'une série d'allergènes. **Art. 9**. *Art. R.4311-10.*

Préparation du patient en vue d'une intervention, notamment soins cutanés préopératoires. **Art. 5**. *Art. R.4311-5.*

Préparation et surveillance du repos et du sommeil. **Art. 5**. *Art. R.4311-5.*

Préparation, utilisation et surveillance des appareils de circulation extracorporelle. **Art. 8**. *Art. R.4311-9.*

Pression artérielle. **Art. 5**. *Art. R.4311-5.*

Prévention et dépistage précoce des inadaptations et des handicaps. **Art. 11**. *Art. R.4311-13.*

Prévention et soins d'escarres. **Art. 5**. *Art. R.4311-5.*

Prévention non médicamenteuse des thromboses veineuses. **Art. 5**. *Art. R.4311-5.*

Prise et recueil de pression hémodynamique faisant appel à des techniques à caractère vulnérant autres que celles visées à l'article R.4311-7. **Art. 9**. *Art. R.4311-10.*

Pouls. (Voir appréciation du pouls.) **Art. 5**. *Art. R.4311-5.*

Pulsations. (Voir appréciation du pouls.) **Art. 5**. *Art. R.4311-5.*

Pulvérisations. **Art. 6**. *Art. R.4311-7.*

r

Réalisation et surveillance de pansements spécifiques. **Art. 6**. *Art. R.4311-7.*

Réalisation et surveillance des pansements et des bandages autres que ceux visés à l'article R.4311-7. **Art. 5**. *Art. R.4311-5.*

Réalisation surveillance et renouvellement des pansements non médicamenteux. **Art. 5**. *Art. R.4311-5.*

Réanimation peropératoire. **Art. 10**. *Art. R.4311-12.*

Recherche dans le domaine des soins infirmiers et participation à des actions de recherche pluridisciplinaires. **Art. 14**. *Art. R.4311-15.*

Recherche des signes de complications pouvant survenir chez un patient porteur d'un dispositif d'immobilisation ou de contention. **Art. 5**. *Art. R.4311-5.*

Recueil aseptique des urines. **Art. 6**. *Art. R.4311-7.*

Recueil des données biologiques obtenues par des techniques à lecture instantanée suivantes :

a) urines : glycosurie, acétonurie, protéinurie, recherche de sang, potentiels en ions hydrogène (pH) ;

b) sang : glycémie, acétonémie. **Art. 5**. *Art. R.4311-5.*

Recueil des observations de toute nature susceptibles de concourir à la connaissance de l'état de santé de la personne et appréciations des principaux paramètres servant à sa surveillance : température, pulsations, pression artérielle, rythme respiratoire, volume de la diurèse, poids, mensurations, réflexes pupillaires, réflexes de défense cutanée, observations des manifestations de l'état de conscience, évaluation de la douleur. **Art. 5**. *Art. R.4311-5.*

Réflexes de défense cutanée. (Voir appréciation des réflexes cutanés) **Art. 5**. *Art. R.4311-5.*

Réflexes pupillaires. (Voir appréciation des réflexes pupillaires) **Art. 5**. *Art. R.4311-5.*

Renouvellement du matériel de pansements médicamenteux. **Art. 6**. *Art. R.4311-7.*

Renouvellement et ablation des pansements médicamenteux, des systèmes de tamponnement et de drainage à l'exception des drains pleuraux et médiastinaux. **Art. 6**. *Art. R.4311-7.*

Rythme respiratoire. (Voir mesure de la respiration) **Art. 5**. *Art.R.4311-5.*

S

Saignées. **Art. 6**. *Art. R.4311-7.*

Scarifications, injections et pulvérisations autres que celles visées au deuxième alinéa de l'article R.4311-9. instillations et pulvérisations. **Art. 6**. *Art. R.4311-7.*

Scarifications destinées aux vaccinations ou aux tests tuberculiniques. **Art. 6**. *Art. R.4311-7.*

Sismothérapie et insulinothérapie à visée psychiatrique. **Art. 9**. *Art. R.4311-10.*

Soins de bouche avec application de produits médicamenteux et, en tant que de besoin, aide instrumentale. **Art. 6**. *Art. R.4311-7.*

Soins de bouche avec application d'un produit non médicamenteux. **Art. 5**. *Art. R.4311-5.*

Soins du nouveau-né en réanimation. **Art. 11**. *Art. R.4311-13.*

Soins et procédés visant à assurer l'hygiène de la personne et de son environnement. (Voir soins d'hygiène corporelle et de propreté et soins d'hygiène et de confort.) **Art. 5**. *Art. R.4311-5.*

Soins et surveillance de l'élimination intestinale. **Art. 5**. *Art. R.4311-5.*

Soins et surveillance de l'élimination urinaire. **Art. 5**. *Art. R.4311-5.*

Soins et surveillance de patients en assistance nutritive entérale ou parentérale. **Art. 5**. *Art. R.4311-5.*

Soins et surveillance des patients placés en milieu stérile. **Art. 5**. *Art. R.4311-5.*

Soins et surveillance des patients sous dialyse rénale ou péritonéale. **Art. 5**. *Art. R.4311-5.*

Soins et surveillance des personnes en post-opératoire, sous réserve des dispositions prévues à l'article R.4311-12. **Art. 8**. *Art. R.4311-9.*

Soins et surveillance des personnes lors des transports sanitaires programmés entre établissement de soins. **Art. 6**. *Art. R.4311-7.*

Soins et surveillance d'ulcères cutanés chroniques. **Art. 5**. *Art. R.4311-5*

Soins et surveillance d'un patient intubé ou trachéotomisé, le premier changement de canule de trachéotomie étant effectué par un médecin. **Art. 6**. *Art. R.4311-7.*

Soins et surveillance d'une plastie. **Art. 6**. *Art. R.4311-7.*

Suivi de l'enfant dans son développement et son milieu de vie. **Art. 11**. *Art. R.4311-13.*

Surveillance de cathéters veineux centraux et de montages d'accès vasculaires implantables mis en place par un médecin. **Art. 6**. *Art. R.4311-7.*

Surveillance de l'élimination intestinale et urinaire et changement de sondes vésicales. **Art. 5**. *Art. R.4311-5.*

Surveillance de l'hygiène et de l'équilibre alimentaires. **Art. 5**. *Art. R.4311-5.*

Surveillance de patients ayant fait l'objet de ponction à visée diagnostique ou thérapeutique. **Art. 5**. *Art. R.4311-5.*

Surveillance de scarifications, injections et perfusions mentionnées aux articles R.4311-7 et R.4311-9. **Art. 5**. *Art. R.4311-5.*

Surveillance des cathéters, sondes et drains. **Art. 5**. *Art. R.4311-5.*

Surveillance des fonctions vitales et maintien de ces fonctions par des moyens non invasifs et n'impliquant pas le recours à des médicaments. **Art. 5**. *Art. R.4311-5.*

Surveillance des mensurations. **Art. 5**. *Art. R.4311-5.*

Surveillance des personnes en chambre d'isolement. **Art. 5**. *Art. R.4311-6.*

Surveillance du poids. **Art. 5**. *Art. R.4311-5.*

Surveillance du régime alimentaire du nourrisson. **Art. 11**. *Art. R.4311-13.*

Surveillance et évaluation des engagements thérapeutiques qui associent le médecin, l'infirmier ou l'infirmière et le patient. **Art. 5**. *Art. R.4311-6.*

t

Techniques de régulation thermique y compris en milieu psychiatrique. **Art. 8**. *Art. R.4311-9.*

Température. (Voir prise de température.) **Art. 5**. *Art. R.4311-5.*

Toilette périnéale. **Art. 5**. *Art. R.4311-5.*

Traçabilité des activités au bloc opératoire et en secteurs associés. **Art. 12**. *Art. R.4311-11.*

Transmissions des indications techniques se rapportant aux prélèvements en vue d'analyse de biologie médicale. **Art. 6**. *Art. R.4311-7.*

Transports sanitaires :

a) transports sanitaires urgents entre établissements de soins effectués dans le cadre d'un service mobile d'urgence et de réanimation ;

b) transports sanitaires médicalisés du lieu de détresse vers un établissement de santé effectués dans le cadre d'un service mobile d'urgence et de réanimation. **Art. 9**. *Art. R.4311-10.*

u

Utilisation d'un défibrillateur manuel. **Art. 8**. *Art. R.4311-9.*

Utilisation d'un défibrillateur semi-automatique et surveillance de la personne placée sous cet appareil. **Art. 5**. *Art. R.4311-5.*

V

Ventilation instrumentale manuelle par masque. **Art. 5**. *Art. R.4311-5.*
Vérification de la prise de médicaments et surveillance de leurs effets et éducation du patient. **Art. 5**. *Art. R.4311-5.*
Vérification du fonctionnement des appareils de ventilation assistée ou du monitorage, contrôle des différents paramètres et surveillance des patients placés sous ces appareils. **Art. 6**. *Art. R.4311-7.*
Volume de la diurèse. **Art. 5**. *Art. R.4311-5.*

INDEX GÉNÉRAL ALPHABÉTIQUE

a

b

c

d

e

f

g

h

i

l

m

n

o

p

t

U

V

401760 - (I) - (7) - OSB - A100 - STDI

MASSON Éditeur
21, rue Camille-Desmoulins
92789 Issy-les-Moulineaux Cedex 09
Dépôt légal : septembre 2005

Achevé d'imprimer en août 2005
par Normandie Roto Impression s.a.s.
61250 Lonrai
N° d'impression : 051926

imprimé en France